ナーシング・プロフェッション・シリーズ

がん看護の実践-1
エンドオブライフの
がん緩和ケアと看取り

嶺岸秀子／千﨑美登子 編著

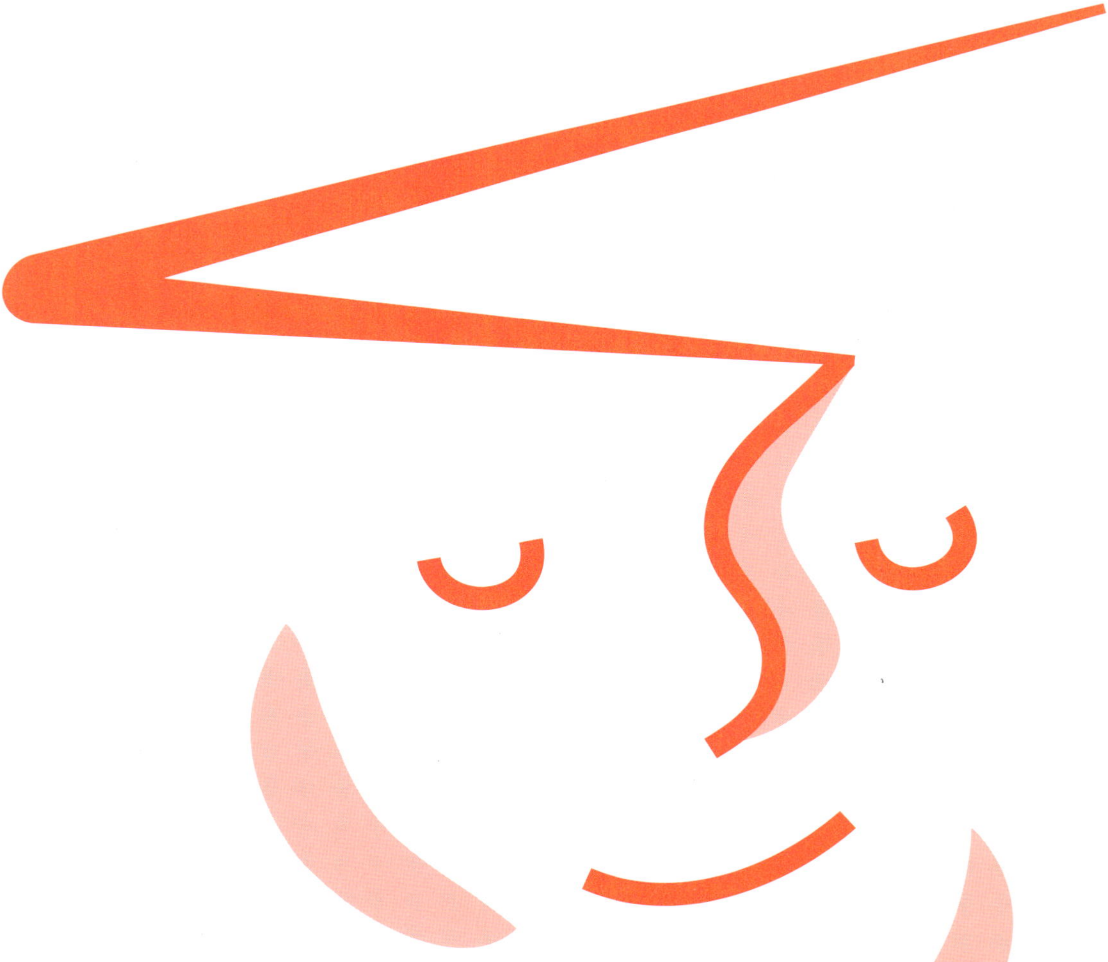

医歯薬出版株式会社

＜執筆者一覧＞

● 編　集
嶺岸　秀子（みねぎし　ひでこ）　北里大学看護学部教授／千﨑美登子（せんざきみとこ）　北里大学病院看護部　がん看護専門看護師

● 執　筆　（五十音順）

池田　牧（いけだ　まき）	鳥取県立中央病院がん相談支援室　がん看護専門看護師	
岩本　純子（いわもと　じゅんこ）	北里大学病院看護部　がん看護専門看護師	
小笠原利枝（おがさわらとしえ）	横浜市立みなと赤十字病院看護部　がん看護専門看護師	
小熊　理恵（おぐま　りえ）	元北里大学大学院看護学研究科	
片塩　幸（かたしお　ゆき）	北里大学東病院看護部　がん性疼痛看護認定看護師	
岸田さな江（きしだ　さなえ）	獨協医科大学病院腫瘍センター　がん看護専門看護師	
栗田かほる（くりた　かほる）	北里大学病院看護部	
玄海　泰子（げんかい　やすこ）	北里大学東病院看護部　緩和ケア認定看護師	
小迫冨美恵（こさこふみえ）	横浜市立市民病院看護部　がん看護専門看護師	
小島ひで子（こじま　ひでこ）	北里大学看護学部	
坂下智珠子（さかした　ちずこ）	北里大学東病院看護部　がん看護専門看護師	
佐藤　美紀（さとう　みき）	北里大学病院看護部　がん看護専門看護師	
鈴木　貴美（すずき　たかみ）	北里大学東病院看護部　がん看護専門看護師	
須藤　章子（すどう　あきこ）	北里大学東病院看護部　精神看護専門看護師	
千﨑美登子（せんざきみとこ）	編集に同じ	
竹村　華織（たけむら　かおり）	海老名総合病院看護部　家族支援専門看護師	
坪井　香（つぼい　かおり）	神奈川県立がんセンター看護局	
中島　朋子（なかじま　ともこ）	東久留米白十字訪問看護ステーション　緩和ケア認定看護師	
樋口さくら（ひぐち　さくら）	北里大学東病院看護部　緩和ケア認定看護師	
久山　幸恵（ひさやま　ゆきえ）	静岡県立静岡がんセンター看護部　がん看護専門看護師	
飛田　篤子（ひだ　あつこ）	衣笠病院看護部　がん性疼痛看護認定看護師，がん看護専門看護師	
松原　康美（まつばら　やすみ）	北里大学東病院看護部　がん看護専門看護師，皮膚・排泄ケア認定看護師	
三浦　里織（みうら　さおり）	首都大学東京健康福祉学部看護学科准教授	
三富　鈴子（みとみ　れいこ）	衣笠病院看護部　IFA認定アロマセラピスト	
嶺岸　秀子（みねぎし　ひでこ）	編集に同じ	
望月　美穂（もちづき　みほ）	北里大学病院看護部	
山田　静子（やまだ　しずこ）	藤田保健衛生大学医療科学部看護学科教授	
横山　利香（よこやま　りか）	北里大学東病院看護部	
我妻　孝則（わがつま　たかのり）	金沢医科大学病院看護部　がん看護専門看護師	

This book was originally published in Japanese under the title of：

NÂSHINGU PUROFESSHON SHIRÎZU
GANKANGO-NO JISSEN-1
ENDO-OBU-RAIFU-NO GANKANWAKEA-TO MITORI
(Practice of Cancer Nursing-1 Palliative Care and Nursing on End of Life)

Editors：
MINEGISHI, Hideko
　　Associate Professor, Oncology Nursing, Kitasato University School of Nursing
SENZAKI, Mitoko
　　Certified Nurse Specialist in Cancer Nursing, Kitasato University Hospital

© 2008　1st ed.

ISHIYAKU PUBLISHERS, INC.
　　7-10, Honkomagome 1 chome, Bunkyo-ku,
　　Tokyo 113-8612, Japan

はじめに

　1950年代半ばから70年代にかけた我が国の高度経済成長にともない，看取りの場が在宅から医療機関へと移行してきました．したがって，21世紀は，看取りの体験をもたない新人看護師がほとんどです．新人看護師が緩和ケアや看取りのケアを実際に臨床で提供するには，先輩看護師の支援が重要になってきます．しかし，現場でそのような支援が十分になされているでしょうか？　編者らが，がん看護専門看護師を目指す大学院生と対話をするとき，提供したケアについて「あれで良かったのだろうか？」と，昇華できない思いを抱えていることも少なくありません．そのため，本書では，緩和ケアや看取りの過程に取り組み始めた看護職者の方々にも，わかりやすいように，図，写真，イラストを多く用い，文章も平易にして事例やコラムなどを挿入しました．また，総論では，緩和ケアへの最近の考え方から，治療内容，補完代替療法，がん患者・家族の全体像の捉え方を概観しました．

　各論では「看取りのケア」に関しても言及しました．看取りのケアは，プロセスであり「死に向かう3カ月の期間が重要[注]」と，言われています．本書では，週単位あるいは臨終前後のケアにも焦点をあて，特に，臨床の場で日常，提供されている鎮静と死後のケアを具体的に説明しています．エンドオブライフ（end of life）にあるがん患者とその家族へ緩和ケアを提供するとき，看護師は，どうしても「患者のとりきれない苦痛症状」「身辺に迫っている死」「大切な人を失う家族の苦悩」に向き合わなければなりません．そして，自ら提供したケアに看護師自身が意味づけできない限り「悶々とした思い」を引きずることが，筆者らの研究からもわかってきています．そのため，6章からなる各論では，症状コントロールの実際や精神面のケアだけでなく，家族・遺族ケア，患者の意思を尊重した日常生活のケアに加え，QOL・希望・意味をテーマとしたケアも収めました．さらに，最近では医療制度の変革などに伴い，在宅もしくは住み慣れた地域で看取る機会が少しずつ増えると考え，「病院から在宅への調整」「在宅での看取りのケア」も組み入れました．

　本書を読む皆様が，人生の最期の時を自分らしく生きるがん患者の方々と，それを見守るご家族に寄り添い，辛い思いだけではなく，ケアリングを通し，相互に癒される体験をしていただけることを心から願っております．

（注：藤腹明子：看取りの心得と作法17カ条．pp47-54，青海社，2004）

2008年1月
編者　嶺岸秀子，千﨑美登子

もくじ

総論　緩和ケアとは

1　緩和ケアについて　1（小迫冨美恵）
1） 緩和ケアの定義　1
2） 全人的苦痛とは　2
3） トータルペインへの対応　3
まとめ　5

2　エンドオブライフ・ステージに化学療法・放射線治療・手術療法を受ける患者へのケア　6（池田　牧）
はじめに　6
1） 治療を行う際に必要なアセスメントとケア　6
　　アセスメント 6／ケア 7
2） がん治療と基本的ケア　8
　　化学療法 8／放射線治療 9／手術療法 9
3） 事　例　10
　　プロフィール 10／問題となる状況―アセスメント 10／ケアの方向・ゴールと実際―実践 10／成果・変化―評価 10
まとめ　11

3　緩和ケアとしての補完代替療法：アロマセラピー・マッサージ　12
　　　　（酒井篤子／三富鈴子）
1） 補完代替療法とは　12
　　緩和ケアにおける補完代替療法 12
2） 緩和ケアにおけるアロマセラピー　13
　　アロマセラピーの基本知識 13／精油の副作用と安全性 14／緩和ケアにおけるアロマセラピーの活用 14／アロマセラピー・マッサージの日常の看護ケアへの取り入れ方 16／終末期にあるがん患者への施行時の注意点 18／アロマセラピー・マッサージの実際（手技）18
まとめ　20

4　エンドオブライフ・ステージにある患者・家族の全体像の把握―臨床現場における4つのプロセス　22（鈴木貴美／片塩　幸）
はじめに　22
1） 全体像の把握とは　22
2） 全体像の把握に向けた4つのプロセス　22
　　家族との信頼関係を構築する 23／身体症状を緩和する 23／日常生活の援助のなかでの信頼関係の構築 24／精神的な思いやスピリチュアルな側面など，患者の内面の理解 26／看取りが近づいたとき―その人らしさを大切にしたケアが中心の時期 27
まとめ　28
コラム　患者を尊重し安全面に配慮した環境　25

各論 1. がん患者が体験する身体面の主な症状コントロールの実際　29

1　疼痛マネジメントが困難ながん患者へのケア　29（片塩　幸）

はじめに　29
1) 疼痛マネジメント　29
2) 疼痛マネジメントが困難な場合　29
　原因と病態から痛みに関連している症状 30／鎮痛剤の有効性の評価 30／日常生活への影響 32／全人的視点 32／目標の達成度と患者の満足度の評価 32
3) 疼痛マネジメントの実際　33
　プロフィール 33／問題となる状況 33／再アセスメント―ケアの方向性，実際 33／介入の実際と評価―成果，変化 34
まとめ　34

2　呼吸困難を抱えるがん患者へのケア　35（我妻孝則）

はじめに　35
1) アセスメントと症状マネジメント　36
　呼吸困難を抱えるがん患者の観察ポイント 36／呼吸困難のアセスメント 37／呼吸困難のマネジメント 38
2) トータルアセスメントと看護ケア　40
　トータルディスニア（total dyspnea）40／看護ケア 41
3) 事　例　43
　プロフィール 43／看護ケアの実際 43
おわりに　43

3　倦怠感を訴えるがん患者へのケア　45（岩本純子）

はじめに　45
1) 倦怠感とは　45
2) 倦怠感のアセスメント　46
3) 看護ケア　47
　倦怠感を体験している患者への看護ケア 47／チーム医療におけるナースの役割 48／家族への援助 49
4) 事　例　49
　プロフィール 49／看護ケアの実際 49
　おわりに　50

4　口渇・口腔乾燥のあるがん患者へのケア　51（山田静子）

はじめに　51
1) 口腔乾燥症とは　51
2) 口腔乾燥のある患者のアセスメント　52

Q&A —アセスメントの前に 52／アセスメントに必要な情報（観察事項）53
3）口腔ケアの実際　54
　　口腔ケアのポイント 54／事例 55
おわりに　56

5　消化器症状（嘔気・嘔吐，腹部膨満感，下痢・便秘）に苦しむがん患者へのケア　57（佐藤美紀）

はじめに　57
1）嘔気・嘔吐　57
　　症状について 57／要因 57／問題の明確化（アセスメント）とケア 58
2）腹部膨満感　59
　　症状について 59／要因 59／問題の明確化（アセスメント）とケア 60
3）下痢・便秘　61
　　症状について 61／要因 61／問題の明確化（アセスメント）とケア 61
4）事　例　62
　　プロフィール 62／アセスメントとケア 62
おわりに　63

6　排尿障害を訴えるがん患者へのケア　64（岸田さな江）

はじめに　64
1）排尿障害とは　64
　　排尿障害の定義 64／排尿障害の原因 64
2）排尿障害のアセスメント　65
　　観察ポイント 66／援助者との関係 66／治療・看護方針 66
3）看護ケア　66
　　尿失禁のケア 66／排尿困難・尿閉 68／尊厳を保つケア 69
4）看護の実際　70
　　身体的側面 70／心理的側面 70／社会的側面 70／スピリチュアルな側面 70／プロフィール 70／アセスメントとケア 71
おわりに　71

7　浮腫に苦しむがん患者へのケア　72（佐藤かほる／望月美穂）

はじめに　72
1）浮腫とは　72
　　浮腫の分類 72／浮腫のメカニズム 73
2）浮腫のアセスメント　73
3）浮腫のケアの実際　74
　　安楽な体位の工夫 74／体圧コントロール 74／スキンケア 74／マッサージ 74／圧迫療法 76／運動療法 76／安全な移動の援助 76／栄養状態の改善 76／輸液の管理 77／排泄の援助 77／安楽な着衣 77
4）浮腫を抱える終末期がん患者への看護介入の実際　77
　　プロフィール 77／アセスメント 78／患者目標の設定と看護方針の明確化 78／具体的なケアの立案（患者の希望に沿って実践可能なものを選択）78／看護実践 78／具体的なケア

の評価・修正 79／看護介入の成果 79

おわりに　79

各論 2. がん患者が体験する精神面の主な症状コントロールの実際　81

1　せん妄のあるがん患者へのケア　81（須藤章子）

はじめに　81

1) せん妄とは　81
　　せん妄の症状 82／せん妄はなぜ起こるのか 82

2) せん妄の治療　83

3) せん妄状態にある患者へのケアの実際　84
　　患者へのケア 84／家族へのケア 85

おわりに　85

2　不安のあるがん患者へのケア　86（須藤章子）

はじめに　86

1) 不安とは　86
　　がん患者の不安の分類 86／不安のレベルと反応 87

2) 不安の治療　88

3) 不安状態にある患者へのケアの実際　88
　　把握しておくべき情報 88／ケアの実際 88

おわりに　89

コラム　精神看護の基本的援助技術：傾聴と共感，そして受容について　90

3　抑うつのあるがん患者へのケア　91（須藤章子）

はじめに　91

1) 抑うつとは　91

2) 抑うつ状態にある患者の治療　92

3) 抑うつ状態にある患者へのケアの実際　92
　　情報収集とアセスメント 92／ケアの実際 93

おわりに　93

4　希死念慮のあるがん患者へのケア　95（須藤章子）

はじめに　95

1) 希死念慮とは　95

2) 希死念慮のある患者への治療　95

3) 希死念慮のある患者へのケアの実際　96
　　問診 96／共感 96

おわりに　96

コラム　精神看護の基本的援助技術：共感した内容の伝え方　97

各論 3. がん患者の意思を尊重した日常生活援助の実際 98

1 がん患者の栄養・水分補給への援助 98（千﨑美登子）
1) エンドオブライフ・ステージにある患者の栄養障害 98
2) 経口摂取が可能な場合の援助の実際 99
   食事の環境を整える 99 ／口腔内のケアを行う 99 ／誤嚥をしないように体位や食事の形態を整えて与える 99 ／適宜，水分を補給する 100
3) 人工的な栄養・水分補給の実際 100
   がん患者のQOLを念頭においた投与経路の選択 100 ／経腸栄養法の場合 100 ／輸液療法の場合 100
4) 心理面・社会面への援助 103
   プロフィール 103 ／ケア 103
おわりに 103

2 がん患者の清潔への援助 105（三浦里織）
はじめに 105
1) 清潔ケアのアセスメント 105
2) 清潔ケアの実際 106
   洗顔 106 ／口腔ケア 107 ／入浴，シャワー浴，部分浴 108 ／全身清拭 108 ／洗髪 109 ／陰部洗浄 110
おわりに 110

3 がん患者の排泄への援助 111（久山幸恵）
はじめに 111
1) 排泄のマネジメント 111
   患者の排泄機能の理解 111 ／患者の排泄に対する思いや価値観の理解 112 ／排泄ケアのアセスメント 112
2) 実際のケアの方法 113
   腸管への物理的な刺激によるケア 113
おわりに 116

4 がん患者の褥瘡予防への援助 117（松原康美）
はじめに 117
1) 褥瘡ケアを行ううえでの問題点 117
   病状の悪化に伴う褥瘡発生リスク 117 ／褥瘡発生危険因子のすべてを取り除くことが困難 117 ／症状緩和を前提とした褥瘡ケアの必要性 118
2) 褥瘡予防への援助 118
   褥瘡発生のリスクアセスメント 118 ／十分な痛みのコントロール 119 ／寝心地を考慮した体圧分散マットレスの選択 119 ／安楽な体位の調整 120 ／脆弱な皮膚に対するケア 122
3) 褥瘡予防ケアの評価 122

各論 4. 大切な人を喪失する人々とのコミュニケーションの実際　124

1　がん患者・家族・遺族における喪失体験の理解と予期的悲嘆ケア　124
（小熊理恵）

はじめに　124
1）死生観を模索するがん患者・家族　124
2）予期的悲嘆とは　124
3）エンドオブライフ・ステージにある人への援助　125
4）ボディイメージの変化やコントロール感覚を喪失した人への援助　126
5）意思決定と事前指示書　126
6）エンドオブライフ・ステージにある患者の家族への援助　127
　家族の定義 127／家族へのケアの必要性 127／エンドオブライフ・ステージを迎える患者の家族の心理とニード 128／家族へのケアの実際 129
7）遺族へのケア　130
8）事例：看護ケアやがん体験の語りを通した終末期患者の妻への介入　130
　プロフィール 130／看護アセスメント 130／看護方針 131／看護介入と家族の変化 131／成果 131

2　がん患者・家族の希望の尊重と意味を見いだすことへの支援　133
（坪井　香／嶺岸秀子）

はじめに　133
1）"意味"とは　133
2）"希望"とは　134
3）意味づけが促されることを意図した看護ケアと希望　134
4）患者から実現不可能と思われる希望の表出があり，混乱する看護師への支援　135
5）意味づけへのアプローチ　136
6）ケア（コミュニケーション）の実際　137
　プロフィール 137／看護介入およびAさんの変化 137／おわりに 138

3　がん患者・家族のQOLを配慮した支援　140　（坂下智珠子）

1）概念・用語の定義　140
2）エビデンスに基づくアプローチの方略　142
3）ケアの実際　143
　身体的安寧・症状 143／精神的安寧 144／社会的安寧 144／霊的安寧 145
おわりに　145

各論 5. 家族・遺族ケア：大切な人を喪失する配偶者・子ども・両親への対応とケアのプロセス　147

1　配偶者へのケア　147　（横山利香）

はじめに　147

1) がん患者と配偶者との関係のアセスメント 147
　　患者と配偶者の関係を把握する 147 ／夫婦のライフサイクルからみたアセスメント 148
2) エンドオブライフ・ステージに向けた配偶者へのケアのポイント 149
　　入院時 149 ／治療期 149 ／エンドオブライフ・ステージ 150 ／死後 150
3) 混乱している患者・配偶者へ向き合う担当看護師へのサポート 150
　　看護ケアを展開して混乱している時期 151 ／患者が亡くなったあと：デスカンファレンス 151
4) 事例：終末期の患者の希望を支える配偶者に対するケア 152
　　プロフィール 152 ／初回入院時の配偶者へのケア 152 ／治療期の配偶者へのケア 152 ／エンドオブライフ・ステージの配偶者へのケア 152 ／患者の死後 153
おわりに　153

2　子どもへのケア　154（小島ひで子）

はじめに　154
1) 死の概念の発達と子どもの悲嘆の特徴 154
　　子どもの死の概念の発達 154 ／子どもの悲嘆の特徴 155
2) エンドオブライフ・ステージにある患者の子どもの反応とケア 156
　　子どもの反応 156 ／子どものケア 156
3) 家族と死別後の子どもの反応とケア 159
　　臨終時のかかわり 159 ／葬儀への子どもの参列 159 ／悲嘆反応持続時への対応 159 ／死別ケアプログラムの実践 160
4) 看護師へのサポート 160
　　メンタルケア 160 ／教育的かかわり 160
おわりに　161

3　両親へのケア　162（竹村華織）

はじめに　162
1) 平均的な家族の発達段階から考えた両親の課題 162
2) 死別体験に伴う悲嘆への影響要因 164
3) 小児領域における終末期の家族の特徴 165
4) 高齢がん患者を看取る老親の悲嘆の背景特徴 165
　　意思決定のキーパーソンとなりえない老親 165 ／子どもの家族への配慮 165 ／介護力の維持困難 165 ／老親自身の死と向き合うことへの葛藤 165
5) 子どもを失いつつある両親へのケア 166
おわりに　168

各論6.　看取りのケア　169

1　看取りのケアにおける鎮静　169（小笠原利枝）

はじめに　169
1) 持続的に深い鎮静を行う要件 170
2) 鎮静の展開 171
　　プロフィール 171 ／鎮静の提案から鎮静の実施 171 ／鎮静効果の指標 174 ／成果・変化 174

おわりに　175

2　臨終前後のケア　176（樋口さくら）

はじめに　176

1）臨終前のケア　176
家族が看取りをどのように受け止めているか理解して援助する　176／患者をどのように看取りたいか理解して援助する　177／家族とともに看取りの過程をたどる　177

2）死亡宣告時のケア　178
宣告に立ち会うべき家族や友人がそろっているかを確認する　178／患者との惜別の時間を確保する　178

3）臨終後のケア　178
家族とともに患者の闘病生活をねぎらい，患者への畏敬の気持ちを表す　178／遺族ケア　180

おわりに　180

3　遺族へのケア　181（玄海泰子）

はじめに　181

1）悲嘆へのケア　181
正常な悲嘆の心理過程　181／悲嘆のケアの実際　183

2）焼香の仕方　183

3）出棺時の対応　184

4）遺族への言葉かけ　185

おわりに　187

4　在宅での看取りのケア　188（中島朋子／千﨑美登子）

はじめに　188

1）在宅での看取りのケアの実際　189
死の準備教育―臨死期に予測される主な変化を教える　189／在宅での死亡確認　189／死後のケア　190／グリーフケア―悲嘆作業・喪の作業　190

2）在宅療養における緩和ケア　190
疼痛マネジメント　190／呼吸困難マネジメント　192

3）在宅療養の維持から看取りまでの支援　193
社会資源を活用した在宅ケアマネジメント　193／在宅における介護支援　193／自己実現への援助　194／意思決定への支援　194

おわりに　195

コラム　退院時の在宅調整で重要なこと―在宅ケアのキーパーソンの見極め　189
　　　死の準備教育　189
　　　在宅医療チーム　193

索引　196

表紙／本文デザイン：小川さゆり

総論 緩和ケア

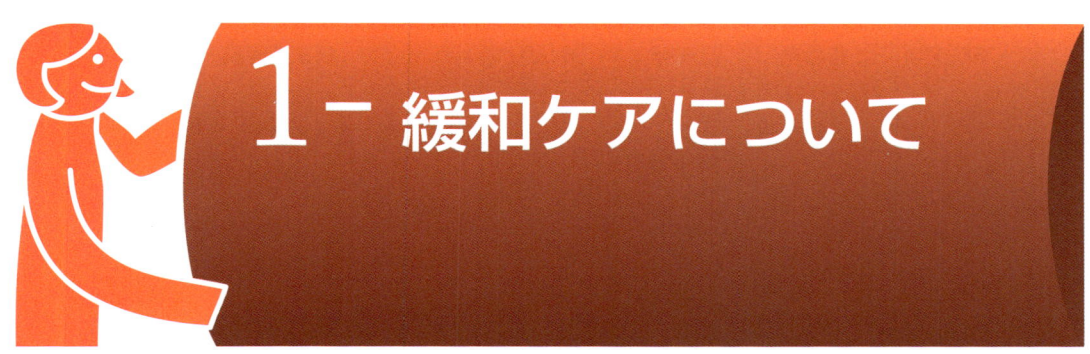

1） 緩和ケアの定義

　WHO（世界保健機関）では，1990年に「緩和ケアとは，治癒を目的とした治療に反応しなくなった疾患を持つ患者に対して行われる積極的で全体的な医学的ケア」と定義している．緩和ケアの目標は，患者と家族にとって可能なかぎり良好なQOL（quality of life；生活の質）を実現することにある．このような目標をもつので，「緩和ケアは終末期だけでなく，もっと早い病期の患者に対しても病変の治療と並行して実施すべき多くの利点をもっている」[1]，ということを示した．さらに2002年には，「緩和ケアとは，生命を脅かす疾患による問題に直面している患者とその家族に対して，疾患の早期より痛み，身体的問題，心理社会的問題，スピリチュアルな（霊的な，魂の）問題に関してきちんとした評価を行い，それが障害とならないように予防したり対処したりすることで，クオリティー・オブ・ライフ（生活の質，生命の質）を改善するためのアプローチである」[2]と説明しており，療養の早期からの適応を勧めている（図1）．
　緩和ケアの原則とは表1のようなことである．

■ 表1　緩和ケアの原則

1. 痛みや様々な苦痛症状を緩和する
2. 生きることを肯定し，死の過程を正常なものとして尊重する
3. 死を早めることも，死を遅らせることもしない
4. 心理的なケアやスピリチュアルなケアを統合して行う
5. 死が訪れるまで患者ができるだけ積極的に生きていけるよう患者に支援体制を提供する
6. 患者が病気に苦しんでいる間も，患者と死別したあとも家族が対処できるように支援する
7. チームアプローチを用いて必要時には，患者・家族の求めに応じて悲嘆カウンセリングなどを提供する
8. 生活の質を向上させ，病気の経過にも良い影響を与える
9. 病気の初期から適用し，延命のために行う治療（化学療法や放射線治療など）と同時に行うことができる．また不快な合併症をよく理解し，マネジメントするための検査なども含まれる

（WHO[3] より筆者訳）

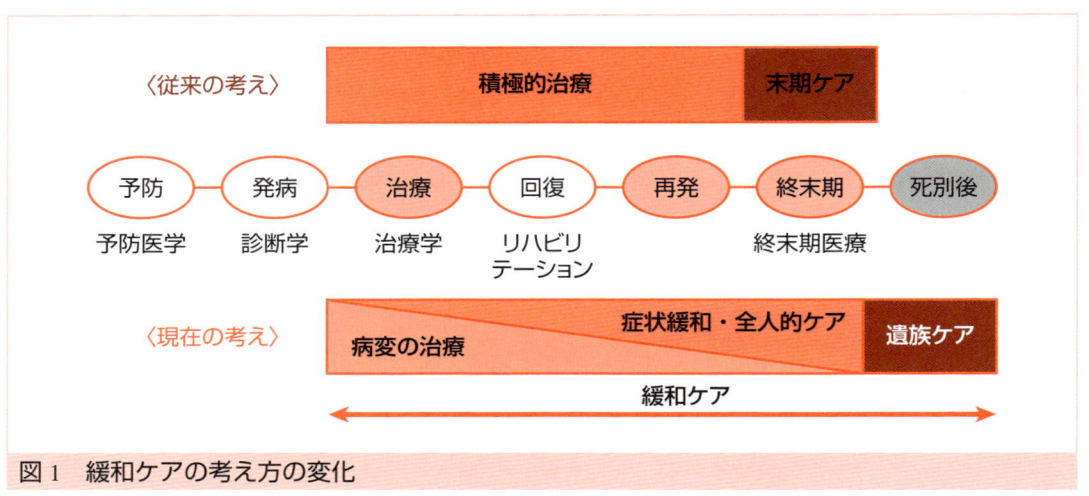

図1　緩和ケアの考え方の変化

2) 全人的苦痛とは

　緩和ケアでは，人の苦痛を全人的に理解することが大切である．シシリー・ソンダース（Saunders C）は身体的苦痛，精神的苦痛，社会的苦痛，スピリチュアルペイン（spiritual pain；霊的苦痛・実存的苦痛）を合わせてトータルペイン（total pain；全人的苦痛）としてとらえている（図2）．

　身体的苦痛は，痛みをはじめとして，様々な苦痛症状と，それによって起こる日常生活の障害を含んでいる．人は，苦痛が対処されないまま放置される時間が続くと，希望を失い，日常生活の自律が奪われ，自分らしい生活を営めなくなる．精神的苦痛には，不安，苛立ち，孤独感，恐れ，うつ状態，怒りといったものがある．病気のことや，将来の見通しをもてずに不確かさのなかで苦しむ人もいる．社会的苦痛には，仕事や家庭の事情，経済的な負担，人間関係の変化，

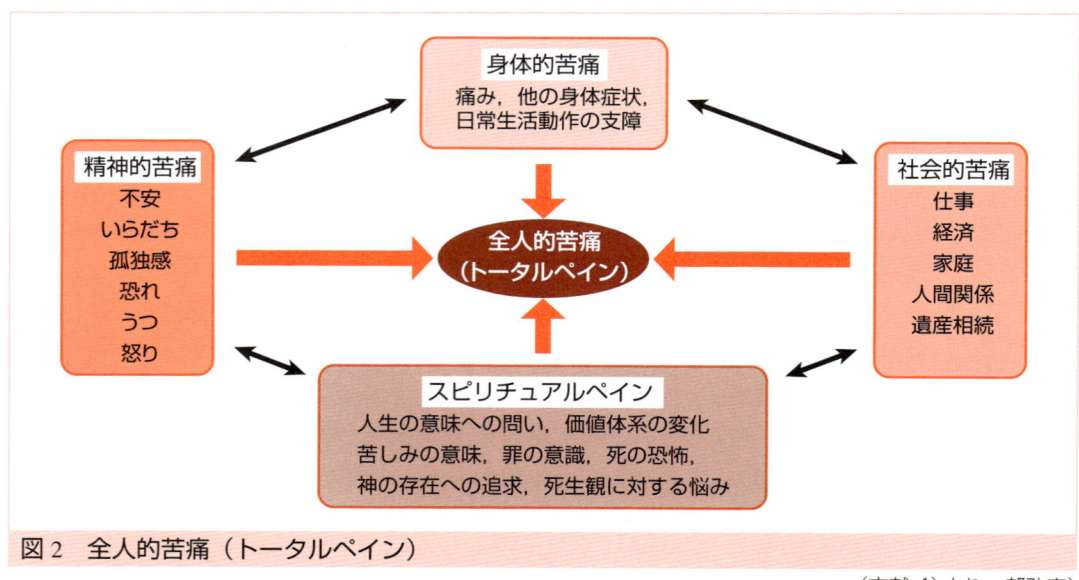

図2　全人的苦痛（トータルペイン）

（文献4）より一部改変）

遺産や相続に関する悩みなどがあるが，患者・家族は，医療者には明らかにしないことが多い．スピリチュアルペインは，人生の意味への問い，罪の意識，神の存在への問い，死への恐怖，人生観，価値観の変化などがある．これらは，これまでの日常では意識されたことはなく，いのちを脅かされるような事態に直面して初めて現れる苦悩である．「なぜ私がこんな目にあうのか，そしてなぜ今なのか」「今までの行いが悪かったための罰なのか」「神も仏もいないのか」「今までの人生は何だったのか」「こんな状態で生きている意味がない」など，心の奥底からの叫びと，自分の存在を根底から揺るがされる体験をしている（図3）．

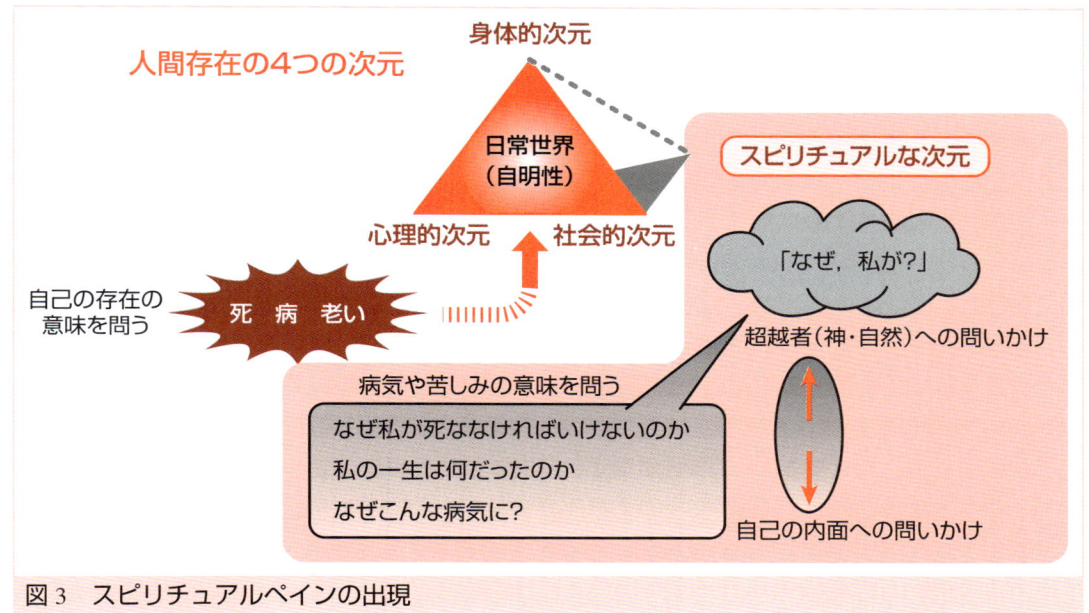

図3　スピリチュアルペインの出現

（文献5）より筆者作成）

3）トータルペインへの対応

　トータルペインの4つの側面は，互いに絡み合っているため，何か1つの問題だけを解決しようとしてもうまくいかない．それぞれの苦痛の関連性をみて全体としてのその人の苦悩をわかろうとすることが大切である．例えば痛みや吐き気，呼吸困難といった症状が長く続き，うまくコントロールできないと，「死が近づいているのではないか」という不安が起こる．家族や医療者に疑問をぶつけても，はっきりしたことを話してもらえず，皆がよそよそしく，あたりさわりのない会話が続くことで，疎外感を感じる．入院が長引くと，仕事への復帰が難しくなり，医療費や生活費の負担，「家族に迷惑をかけているだけだ，自分が生きながらえることに意味がないのではないか」と気分が落ち込み，ますます痛みや不安が増すという悪循環が生じることがある．
　エンドオブライフ・ステージでは，病気や症状の変化，治療のストレスや医療従事者との関係性，家族や周囲の人との関係性の変化や喪失，経済的負担，自分の人生や価値観に対する疑念や後悔，

生きる意味の喪失などがいっきに迫ってくるため，家族を一体として支えるケアが必要である．家族を単に患者の介護者としてとらえるのではなく，患者とともにエンドオブライフを生きていく人として理解する．スピリチュアルな側面を含めてトータルペインを理解するには，表2のようなサインをキャッチすることが重要である．

■ 表2　スピリチュアルペインのサインへの気づき

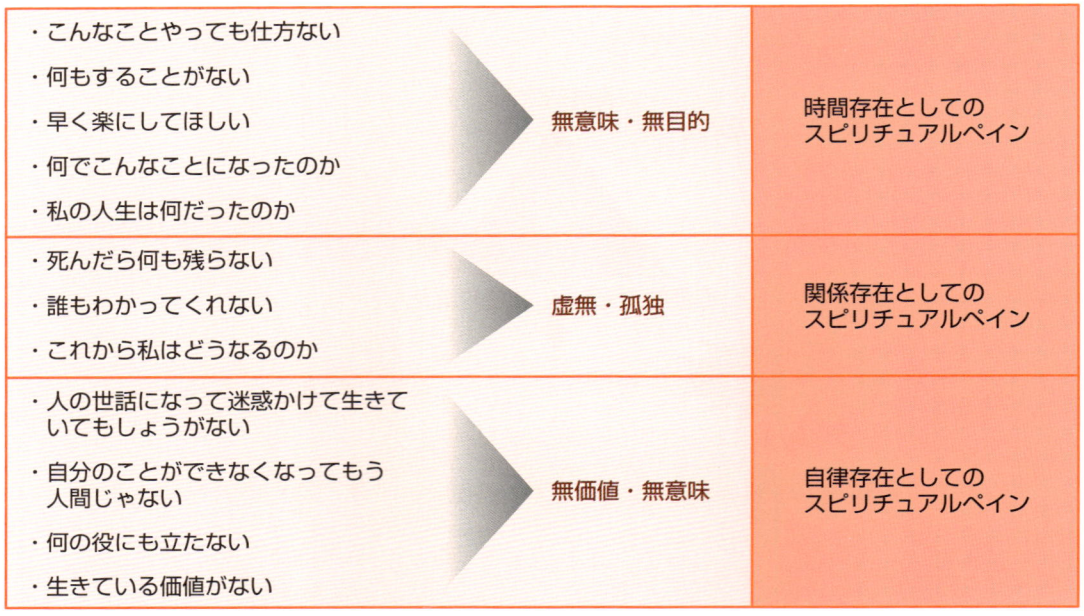

（文献6）より筆者作成）

村田[5-8]は，スピリチュアルペインへのケアの指針として，時間存在のスピリチュアルペインに対しては死をも超えた将来を見いだすことによって新たな現在の意味の回復が図れる．関係存在のスピリチュアルペインに対しては死をも超えた他者を見いだすことによってその他者から自己の存在意味を与えられる．自律存在のスピリチュアルペインに対しては知覚，思考，表現，行為を通して自己決定と自律の回復が図られる，という．

これをトータルペインの看護ケアの可能性に置き換えて考えてみると，表3のようになる．

■ 表3　トータルペインの看護ケアの可能性

その人の人生の回顧（ライフレビュー）におけるかかわり	看護師は，患者・家族が生きてきた「過去」を振り返るとき，確かにそれを聞き届け，その意味づけをしていく過程に参加する存在になる．
看護師としての患者・家族との出会い ↓ 人と人としての出会いへ	お互いに援助関係で始まった関係性を通して「人は他者の存在があるからこそ，そのなかで自分の存在の意味が与えられている」ということに気づき，人の間で「生かされている」ことの実感を得る．
日常生活援助のなかの意図的なケア（飲食，排泄，保清，移動，体位）	身体的・社会的に依存しながら生きていくなかでもなお，患者が「自分には自分の意思で決定できることがある」と実感し，それを尊重し，守ってくれる人（看護師・家族）の存在によってみじめな思いを深めることなく，「依存しながらうまく生きていける」という自律性に患者が気づく．

まとめ

　緩和ケアは，療養の早期から病変の治療と共に行うべきであり，患者・家族のQOLを改善する．全人的苦痛（トータルペイン）とは，身体的苦痛，精神的苦痛，社会的苦痛，スピリチュアルペインが互いに絡み合ったものである．患者・家族は，療養プロセスのなかで自分の命や存在の意味を脅かされるような体験が重なっていくため，エンドオブライフ・ステージでは，潜在していたスピリチュアルペインが現れやすい．看護師は，スピリチュアルペインのサインに気づき，基本的な日常生活援助のなかの意図的なケアや，人間対人間の関係性を構築することを通して，患者・家族が人生を回顧し，意味づけをしていく過程に参加する存在となり，トータルペインを抱える人へのケアを行うことができる．

（小迫冨美恵）

■ 文献
1) 世界保健機関 編（武田文和 訳）：がんの痛みからの解放とパリアティブ・ケア―がん患者の生命へのよき支援のために．pp5-6，金原出版，1993.
2) 日本ホスピス緩和ケア協議会ホームページ：http://www.hpcj.org/
3) 世界保健機関（WHO）ホームページ：http://www.who.int/cancer/palliative/definition/en/
4) 恒藤　暁：最新緩和医療学．pp6-7，最新医学社，1999.
5) 村田久行：スピリチュアルケアとは何か．ターミナルケア，12(4)：324-327，2002.
6) 村田久行：スピリチュアルペインをキャッチする．ターミナルケア，12(5)：420-424，2002.
7) 村田久行：スピリチュアルペインの構造とケアの指針．ターミナルケア，12(6)：521-525，2002.
8) 村田久行：スピリチュアルケアの実際 (3) スピリチュアルケアのプランニング（指針）と方法．ターミナルケア，13(3)：209-213，2003.

総論　緩和ケア

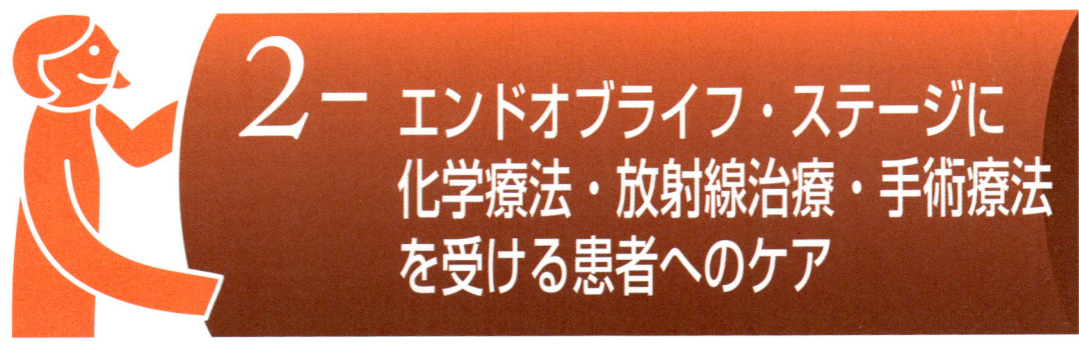

2 — エンドオブライフ・ステージに化学療法・放射線治療・手術療法を受ける患者へのケア

はじめに

　WHOは，がんと診断を受けた時点からがん治療と緩和的医療を並行して行うことの必要性を述べている．がんの進行に伴い，がんの3大治療である化学療法，放射線治療，手術療法は，根治的治療から進行抑制治療へ，そして対症療法へと移行する（図1 p.2参照）．この時期の患者・家族は，がん治療ができなくなることへの不安や，何としてもがんを治したいという願いから，何らかの治療を求めることも多い．そこには，生きることへの強い思いがあり，人としての根源的な思いを感じる．緩和的医療を積極的に受け，「最後は苦しみたくない」と話す多くの患者・家族に対する看護師には，がん治療と緩和的医療に希望をつなぐ患者・家族の思いを理解して寄り添うことが求められる．

1）治療を行う際に必要なアセスメントとケア

(1) アセスメント

　この時期の患者に対しては，① 安全で円滑な治療の遂行，② 治療に対する患者・家族の思い，をアセスメントする必要がある（表1）．

❶ 安全で円滑な治療の遂行

　安全で円滑な治療が行われることは最も重要なことである．特にこの時期においては，全身状態が不良であったり，副作用が出現すると，全身状態を悪化させる要因となる．よって，医療者は治療によってもたらされる利益を最大に，副作用を最小に抑え，QOLを維持する．

　具体的なアセスメントで強調されるのは以下の3点である．

a. 治療の目標は何か

　この時期に行われる治療の目標はがんの根絶や縮小よりも，症状の緩和を目指すことが多い．どのような症状が緩和されうるかを理解しておく[1]．

■ 表1　エンドオブライフ・ステージに治療を受ける患者のアセスメント項目

> 1. 安全で円滑な治療の遂行
>   ・治療の目標は？
>   ・治療によってもたらされるメリット・デメリットは？
>   ・患者・家族のセルフケア能力は？
> 2. 治療に対する患者・家族の思い
>   ・どのような経過をたどってきたのか
>   ・治療への意思決定はどのように行われたのか
>   ・治療をどのように理解しているのか
>   ・治療への思いをどのように表現しているのか

b. 治療によってもたらされるメリット・デメリットは何か

治療によるメリットとして疼痛などのつらい症状が緩和されること、デメリットとして化学療法に伴う嘔気や、放射線治療による粘膜障害などがある．

c. 患者・家族は治療に関するセルフケア能力をどの程度もっているか

この時期の患者は、自身で治療の副作用へ対応することが困難なことも多い．化学療法による骨髄抑制に対し感染予防行動をとる必要があるが、うがいや手洗いなどの清潔行動が自身でどのくらいできるのか、家族の協力は得られるかなどを把握する必要がある．

❷ 治療に対する患者・家族の思い

治療に対する患者・家族の思いは、以下の点からアセスメントを行う．

a. これまでどのような経過をたどってきたか

患者は治療を繰り返していることが多い．患者がこの時期に治療を行うことを決めた背景を理解することで患者の思いに近づくよう努める．

b. 治療への意思決定はどのように行われたか

治療の決定は本人が行うことが原則であるが、患者が決定することが難しい場合、また家族の強い希望により治療が決定されることもある．患者の本心、家族の思いそれぞれを理解する．

c. 治療をどのように理解しているか

治療のメリット・デメリットが正しく情報提供されているかを確認する．患者・家族の言動から、治療について正しい認識が得られているかを確認する．

d. 治療への思いをどのように表現しているか

この時期の患者には「これまで行ってきた治療を続けたい」「可能性があるならば何としても治療したい」といった様々な思いがある．それぞれの思いを受け止めて理解する．

(2) ケ　ア

体力の消耗の激しいこの時期に治療を受ける患者に対して、看護師には治療過程を通して安全・安楽を保証することや、治療効果の有無を超えた人生の締めくくりへの支援が必要となる．具体的には、① 治療の安全・安楽を積極的に図る，② 精神的ケア・スピリチュアルケアを行う，という2点が重要となる（表2）．

■ 表2 エンドオブライフ・ステージに治療を受ける患者へのケア

> 1. 治療への安全・安楽を積極的に図る
>   - 治療への不安内容を明らかにして軽減する
>   - 治療に伴う副作用・合併症対策を積極的に行う
> 2. 精神的ケア・スピリチュアルケアを行う
>   - 治療に対する思いや期待を理解する
>   - これまでの体験や病気・治療体験について語る機会を提供する

❶ 治療の安全・安楽を積極的に図る

a. 治療への不安内容を明らかにし不安を軽減する

治療が安全で安楽なものとなるためには，患者・家族の準備状況を整えることが前提である．特にこの時期の患者・家族は，全身状態が以前より不良であることに対し不安をもつことが多い．それに対して看護師が具体的にどのようなケアを提供しうるかを説明し，安心感を与える必要がある．

b. 治療に伴う副作用，合併症対策を積極的に行う

患者はすでに痛みなどの身体症状を有していることが多い．治療による副作用がさらにその症状を悪化させることもあるため，症状の原因の見極めと積極的な緩和的薬剤の使用，さらにタッチングやマッサージなどの看護独自の介入を行うことが必要である．

❷ 精神的ケア・スピリチュアルケアを行う

a. 治療に対する思いや期待を理解する

上記のアセスメントで患者の思いや背景を理解できれば，患者と同じ目線で，思いを傾聴することが患者の安心感と癒しにつながる．特に患者の思いは否定することなく，理解して受け止めることに重点を置く．

b. これまでの体験や病気・治療体験について語る機会を提供する

人生の終焉は，人生の統合の時期でもある．敬意をもって患者の歴史を共有することが，患者のこれまでの人生を意味づけする手助けとなる．

2) がん治療と基本的ケア

化学療法，放射線治療，手術療法の特徴と必要な基本的ケアについて述べる．また，人生の最期まで化学療法を続けた患者を事例としてケアを振り返る．

(1) 化学療法

がんに対する化学療法の有効性は，がんの種類によって異なる．化学療法が進歩，発展してきた現在でも化学療法単独で治癒が望めるものは白血病や悪性リンパ腫と，ごく一部の固形がんなどいまだ少数にすぎない．この時期においても，様々ながんに対し化学療法の適応が検討される．化学療法の多くは殺細胞作用をもつ抗がん剤によるものであり，全身の正常な細胞も傷害される

ため,副作用は避けられない.がん性疼痛などの症状をすでに有していることも多い終末期では,新たな苦痛症状が増大する可能性が高い.よって化学療法を受ける患者に対しては,① 副作用を最小限にするための予防と早期発見,② 副作用が与える生活への影響の早期発見,対処と指導,③ 治療過程での精神的ケア,が必要となる.

(2) 放射線治療

放射線治療は,放射線発生装置や放射性同位元素を用いてがんの治療を行うもので,「切らずに治す」治療として注目されている.終末期における放射線治療の果たす役割は,がんを根絶または縮小させることではなく,できるだけ有害事象を少なくし,症状を緩和することである.

放射線治療については,一般的に正しい知識と理解が得られているとはいいがたく,怖いというイメージをもつ患者も少なくない.よって放射線治療を受ける患者に対しては,① 放射線治療に関する正しい知識の提供と不安の軽減,② 治療中の安心感の提供,③ 放射線宿酔症状や皮膚反応に対するケア,が必要である.近年,放射線治療の有用性が高まってきており,以下のようなものがある[2].

a. 骨転移の放射線治療

骨転移では薬物療法による除痛が不十分なことも多いため,放射線治療により除痛,QOL の改善を図る.

b. 脊髄硬膜外転移への放射線治療

脊髄硬膜外転移では背部痛,運動障害,知覚障害,直腸膀胱障害などの脊髄圧迫症状がみられる.不全麻痺の段階で早期診断し早期に治療することが必要である.

c. 脳転移への放射線治療

手術療法の適応とならない多くの症例に放射線治療が行われる.脳転移の多くは,多発性・深在性の転移がある.

(3) 手術療法

固形がんにおいては,根治を目指した手術療法が治療の主流である.この時期に対症療法としての手術を受けることは,根治を目指す手術と異なるため,「体力がもつのか」「どうなってしまうのか」という不安や恐怖を抱えることも多い.手術療法を受ける患者に対しては,① 手術前の十分な説明と不安の軽減,② 術後合併症の予防・早期発見・対処,③ ボディイメージの変容などに対する精神的ケアが必要である.対症療法としての手術療法が行われる例として以下のものがある[3].

a. 腫瘍転移部分のみの摘出手術

転移部分のみを摘出し,腫瘍の大きさを削減して周囲の組織への圧迫を軽減し,痛みを緩和する.

b. 腫瘍部位への抑圧の軽減のための手術

脊椎切除により脊椎への抑圧を軽減する.

c. 狭窄部位への治療

腸の狭窄に対してオストミーをつくり，小腸への負担を削減する．

3) 事 例

プロフィール

角さん(仮名)，60代，女性．夫とは離別し，2人の子どもは独立し，ひとり暮らしをしていた．
角さんは白血病の再発により呼吸困難，発熱，全身倦怠感が出現したため緊急入院し，症状緩和のために大量 Ara-C（キロサイド®）による化学療法が施行された．感染予防のためクリーンルームに隔離された角さんは「先がみえない」と涙を流すことが多かった．

問題となる状況—アセスメント

① 化学療法に伴う骨髄抑制症状から苦痛が増強し，生命の危機となる可能性がある．
② 身体症状の悪化，隔離された状況下で精神的苦痛が増強する可能性がある．

ケアの方向・ゴールと実際—実践

a. 副作用を最小限にするための予防と早期発見

日々検査データをチェックし感染，貧血，出血症状の観察に努めた．うがいや手洗い，保清を介助し感染予防を行った．貧血に対してはできるだけ安静にするよう促した．また，出血しやすい時期には排便時のいきみに気をつけることを指導した．

b. 副作用が与える生活への影響の早期発見，対処と指導

Ara-C による嘔気がみられ，適宜制吐剤を使用し，食べられそうなものはないか検討した．

c. 治療過程での精神的ケア

これまでの病気や治療体験，治療への思いなどを中心に，タッチングを取り入れながら傾聴する時間をもった．

成果・変化—評価

化学療法は円滑に進み，骨髄抑制はみられたが，著明な感染症や出血などの合併症を起こさず経過できた．また，不安やこれまでの体験を語るなかで角さんは徐々に笑顔を取り戻して「家に帰って身辺整理をしたい」とはっきり希望を述べ実現でき，満足そうな笑顔をみせてくれた．

まとめ

　患者・家族は，がん治療を受けながら様々な思いを抱えて終末期に至る．看護師は，それぞれの治療についての正確な知識，治療が与える身体的・精神的状況の事前の予測，そして何より患者・家族の思いに添う姿勢が重要である．

（池田　牧）

■ 文献

1) 的場元弘：第Ⅳ章 がん患者と家族の緩和ケア 第1節 緩和治療．新しいがん看護，pp333-340，ブレーン出版，1999．
2) 広川　裕：特集 もっと知りたい放射線治療 緩和ケアにおける放射線治療．緩和ケア，15(3)：186-190，2005．
3) 住吉蝶子：がん治療に伴う看護．OCN による直接的ケアの実際，別冊ナーシング・トゥデイ⑩ 専門看護師／クリニカル・ナーススペシャリストによる最新がん看護の知識と技術 診断から末期までの看護アプローチ，pp61-88，日本看護協会出版会，1997．
4) 奈良林至：特集 もっと知りたい化学療法による症状緩和 緩和的化学療法とは何か．緩和ケア，17(1)：6-12，2007．
5) 小澤桂子：特集 もっと知りたい化学療法による症状緩和 緩和的化学療法における患者・家族への看護援助．緩和ケア，17(1)：30-34，2007．
6) 祖父江由紀子：特集 もっと知りたい放射線治療 放射線治療中の看護―化学療法を併用する患者へのケアを中心に．緩和ケア，15(3)：207-211，2005．
7) 松村由紀：がん化学療法の臨床―標準的治療と看護のポイント．造血器がん (2) 白血病患者の看護のポイント，がん看護1月増刊号，11(2)：303-306，2006
8) 関口健次・他：4-3 緩和医療としての放射線療法．一歩進んだがん疼痛マネジメント，がん看護1月増刊号，12(2)：191-198，2007．
9) 佐々木常雄：4-4 緩和医療としての化学療法．一歩進んだがん疼痛マネジメント，がん看護1月増刊号，12(2)：199-204，2007．

総論　緩和ケア

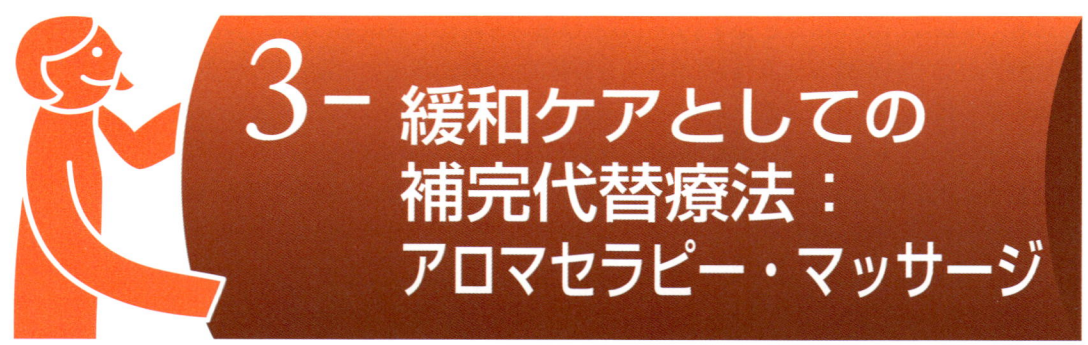

3 — 緩和ケアとしての補完代替療法：アロマセラピー・マッサージ

1) 補完代替療法とは

　高度医療の発展によりcure技術（「攻める」技術）への依存性が高まり，本来人に備わっている回復力や治癒力などが見落とされがちになってきた．そうした背景のなか，現代医学を補完するための補完代替療法（complementary and alternative medicine；CAM）への関心が高まってきている．CAMとは，care技術（「護る」ことを主眼においた技術）を大切にし，人々の生命力や回復力に着目した全人的医療といえる[1]．

　また近年では，患者の身体・精神・心を統合的にとらえた統合医療（integrative medicine）という概念が生まれている[2]．統合医療は，西洋医学と補完代替療法の双方を組み合わせて行う医療であり，患者自身が主体となって自らの体験を信頼し，ライフスタイルそのものを変化させることにより，その人自身の癒しの力を最大限に発揮させる医療といえる．

緩和ケアにおける補完代替療法

　緩和ケアの目標は，患者とその家族にとってできるかぎり可能な最高のQOL（quality of life；QOL）を実現することである．環境や生活などの全体性へアプローチするCAMは，患者・家族のQOLを向上するものとして，特に緩和ケア領域において着目されてきている[3]．しかしながら，がん医療の現場では，個別性を意識した多様なアプローチを試みることにはまだまだ消極的といわざるを得ない．

　また，CAMの科学的検証と社会的容認は必ずしも一致していないため，CAM活用に際しては，その安全性と効力を見極める必要がある．

　緩和ケアにおける補完代替医療を表1[4]に示した．

■ 表1　緩和ケアにおける補完代替療法

リラックス系療法	アロマセラピー，セラピューティックタッチ，リフレクソロジー，イメージ療法，呼吸療法，瞑想療法など
ストレス発散系療法	カラーセラピー，園芸療法，音楽療法，芸術療法，アニマルセラピー，ダンスセラピーなど
治療的療法	健康食品，漢方薬，丸山ワクチン，ホメオパシー，鍼灸，アーユルベーダ，ハーブ療法，磁石療法など

2）緩和ケアにおけるアロマセラピー

　アロマセラピーはCAMのなかでも普及が進んでいるものの1つである．すでに日常のケアとして取り入れている施設も多く，ホスピス・緩和ケア病棟におけるアロマセラピーの実施状況の調査では，回答（回収率74％）した52％の施設が導入している[5]．

　死と向き合って日々の生活を営む終末期がん患者は，全人的苦痛（total pain）を体験している．このようながん患者に対して，アロマセラピーは全身倦怠感や不安，抑うつを緩和し，疼痛の緩和にも有益である[6-8]．また，アロマセラピーはストレス緩和，患者のエンパワメント，タッチを通してのコミュニケーションなどの心理的効果をもたらす[9]．

　このように，アロマセラピーは，ストレスの緩和，精神の高揚，心の強化と再活性化，そして病気に伴う苦痛の軽減と快適感などの提供によって，患者のQOLを向上させる[10]．アロマセラピーは，患者とその家族ががんとともに生きるプロセスにおいて，「治し」が望めないなかでも「癒し」を提供するCAMとして，看護ケアの可能性を広げるものといえる．

(1) アロマセラピーの基本知識

　アロマセラピーは，植物の花・葉・種子・枝葉・樹脂・根茎・果皮などから抽出された純粋な天然精油（エッセンシャルオイル）を吸入や塗布などの方法で使用し，心身の調和を図り，自然治癒力を高める芳香療法である．

　芳香成分は，主に呼吸器（嗅覚，吸入）や皮膚を介して体内に取り入れられ，肝臓や腎臓を経由し尿中に排泄される（表2）．

■ 表2　精油の吸収経路

〔呼吸器系〕	〔皮膚吸収〕
嗅覚： 　鼻腔から分子が吸収され，嗅細胞 ⇒ 神経インパルス ⇒ 大脳辺縁系，視床下部へ作用 吸入： 　呼吸器官から肺胞に達し，外呼吸におけるガス交換で血中に入る ⇒ 嗅覚路で吸収 ⇒ 中枢へ作用	表皮 ⇒ 毛包・汗腺 ⇒ 細胞間に進入 ⇒ 真皮 ⇒ 血管・リンパ管 ⇒ 各臓器や器官へ作用

精油は身体に適用した場合，生理学的・精神学的・薬理学的作用を示し，神経系，内分泌系，免疫系の相互作用から心身へ影響を与える（表3）．

■ 表3　精油の作用

・循環促進・血管収縮・血管拡張作用	・発汗・利尿・解毒作用
・鎮痛・抗炎症作用	・肉芽形成促進作用
・殺菌・興奮作用	・ホルモン・強壮作用
・抗真菌・抗ウイルス作用	

(2) 精油の副作用と安全性

精油は適切に使用すれば，一般的には安全である．しかし，植物の精油の合成は，外敵から身を守る目的もあるため，一般的に用いられる精油にも微量ながら毒性成分を含んでおり，望まれない副作用が存在することは否定できない（表4）．

看護ケアにおける精油の使用には，安全性の確保と副作用出現の予防のために，必要とされる専門知識をもつことが不可欠となる．

■ 表4　精油の主な副作用

〔毒　性〕：精油の量に依存する	〔刺　激〕：精油の量に依存する	〔感　作〕：精油の量にかかわらず微量でも出現する
光毒性： 　精油を皮膚塗布したあとに日光にあたることで皮膚と成分が反応し色素沈着や炎症反応などを起こす．基本的にオイルをぬって日光にあてた部分に反応が出現する． **急性皮膚毒性：** 　皮膚に塗布したときに生じる重篤な症状をきたす毒性 **慢性毒性：** 　微量でも長期使用により肝毒性，腎毒性，神経毒性，発がんやその他重篤な症状をきたす毒性	**粘膜刺激：** 　痛みや焼灼感などを伴う粘膜への刺激 **皮膚刺激：** 　痛みや焼灼感などを伴う皮膚への刺激	**光感作：** 　免疫システムに基づくアレルギー反応．紫外線に反応するとかゆみや発赤などのアレルギー症状が生じ，皮膚の炎症が起こる．塗布した部分だけでなく全身に反応が出ることもある． **特異体質性感作：** 　アレルゲンによるアレルギー反応

(3) 緩和ケアにおけるアロマセラピーの活用（表5）

a. 全身倦怠感へのケア

全身倦怠感は，終末期がん患者のほとんどにみられる主要な身体症状である．がん悪液質などによる極度の全身倦怠感は薬物療法だけで緩和することは難しく，疲労感，脱力感，無力感などが患者のQOLを著しく低下させる．

全身倦怠感へのアロマセラピーの有用性には，精油を用いたマッサージや部分浴などを行うことにより，患者の心身の緊張を和らげ，全身の血行を促進し，リンパ系を賦活させる効果がある．

このことにより疲労物質の排出が促され，筋疲労の回復により全身倦怠感を緩和することができる．

b. 痛みへのケア

終末期がん患者の2/3は痛みを抱えているといわれ，疼痛緩和は緩和ケアにおいて最大の課題といえる．がんの痛みは多種多様であり，侵される部位や障害の程度によりその性質や強さは異なり，心理的な影響も大きく作用している[12]．

疼痛緩和におけるアロマセラピーの有用性は，精油の消炎作用，血管拡張作用，交感神経遮断作用などから鎮痛効果を発揮すると考えられている．また，血流増加作用のある精油とマッサージを組み合わせることで，全身の循環促進による発痛物質の排泄，ゲート・コントロール作用，さらにリラックスすることによる脳内モルヒネの放出促進作用などから痛みを緩和することが期待できる．また，持続する痛みは交感神経系の緊張から睡眠障害や食欲低下，抑うつなどを出現させる．アロマセラピーは心身の緊張を解き，疼痛閾値を上昇させて痛みの緩和に効果を発揮する．

c. 便秘へのケア

終末期がん患者の便秘は，消化管への腫瘍の直接浸潤・転移，脊椎圧迫による膀胱直腸障害などによるがんに直接起因するものと，がんに伴う二次的な影響（食事摂取量の低下，医療用麻薬の内服，活動量の低下など）が原因で出現する．また，精神的ストレスによる交感神経の緊張なども便秘に関与する．

便秘に対するアロマセラピーは，消化促進作用や血行促進作用のある精油を用いた腹部のマッサージや温湿布を施すことにより，副交感神経が活性され，腸蠕動が促進されて便秘の改善につながる．

d. スキンケア・関節のケア

終末期がん患者は低栄養や苦痛症状に伴う体動困難などにより，褥瘡や関節拘縮の発現リスクが高い．精油を用いたマッサージは，皮膚のpHバランスを保ち，精油による皮膚の保護作用，皮脂再生促進作用，皮膚の落屑や老廃物の排泄作用によって，皮膚の柔軟性を回復し，褥瘡を予防することができる．また，マッサージにより筋の血流量や柔軟性が増し，運動能力が拡大されることによって関節の癒着や拘縮の予防につながる．

e. 精神面へのケア

終末期がん患者の80％は，苛立ちや不安，抑うつなどの精神症状を抱えている[13]．また，呼吸困難は不安や死の恐怖へつながりやすく，「呼吸が止まるのではないか」という恐怖感からパニックに陥る患者も少なくない．

このような終末期がん患者の抱える様々な精神症状に対し，精油の抗不安作用，鎮静作用，抗うつ作用[14]などが患者の精神安定を促進する．さらに患者のストレス耐性を強化することは，免疫機能を高め，上気道感染などの予防にもつながるとの報告もある．

また，マッサージによるタッチングは抑圧された感情の開放を助け，「愛されたい」「認められたい」「尊敬されたい」「安全でありたい」「自信をもちたい」などの人間的な欲求を満たすための援助として有効である．マッサージには，隔絶感の緩和，人の温もりの伝達，人間同士の親密さ，

心の落ち着きを取り戻すなどの効果がある[15].

f. 環境整備
　進行乳がんや直腸がんなどの腫瘍自潰部，頭頸部がん，皮膚がんなどは悪臭を伴うことが多い．このようなとき，精油をエアスプレーとして用いることで精油の消臭作用により病室内の環境改善を図ることができる．

　また，談話室や面談室で芳香浴を用いることで，精油の心理的作用が患者，家族の精神的緊張をほぐし，穏やかな気持ちで過ごすための環境を提供することができる．さらに，精油の抗菌作用によって空気が清浄され，院内感染に防御的に働くことも示唆されている．

g. 家族へのケア
　終末期ケアでは，家族へのケアも重要な課題となる．芳香浴は，張り詰めた家族の心を癒し，時には家族へハンドマッサージなどを施すことにより心身の疲労が緩和され，家族と看護師との間に非言語的なコミュニケーションをもつ空間ができる．また，「何もしてあげることができない」と嘆く家族には，家族が主体となって患者の好みに合わせたアロマセラピーを行うことで，患者ケアに参加する機会をもつことができる．

h. エンゼルケア
　家族にとって故人が人としての尊厳にふさわしい旅立ちができたと思えることは大きな慰めとなる．

　エンゼルケアでは，精油を用いた清拭や芳香浴を行うことによって，家族の悲しみを和らげ，ゆったりとした別れの空間を提供することができる．また精油の防腐作用によりご遺体をきれいに保管する効果もある．

■ 表5　緩和ケアでのアロマセラピーの活用例

- 心身のリラクセーション
- 身体症状の緩和（倦怠感・痛み・浮腫・便秘などの緩和，褥瘡予防，関節拘縮予防）
- 精神的安定の促進（不安や抑うつの緩和，安眠促進）
- 環境整備（消臭，談話室・面談室などの芳香）
- 家族へのケア
- エンゼルケア

（4）アロマセラピー・マッサージの日常の看護ケアへの取り入れ方

❶ 準　備

a. インフォームド・コンセント
　患者にマッサージの目的と方法，場所や所要時間を説明する．その際に，香りやマッサージの部位など患者の希望を確認する．

b. 環境調整
・静かで暖かな部屋を用意する．

- 肌の露出を最小限にし，声かけをして患者の緊張を和らげる．
- 施術者（以下看護師）の手が冷たいと不快感を与えるため，施行前に手を温めておく．
- バスタオル，枕，クッションなどを用い，患者の安楽な体位を確保する．
- 看護師の感情（忙しさや集中力のなさ）が手を通して伝わるため，施行時には，マッサージに専念できる時間を十分確保して行う．

❷ 施行時

マッサージ方法と所要時間

- 代表的なマッサージ方法
   エフルラージュ：身体の表面を軽くなでるようにマッサージする．
   ニーディング：母指や掌全体を使い，こねる，揉むなどして，リンパ液の流れや筋肉組織などの深い部分へ働きかける．
- 体幹部と体肢部との境界のリンパを効率よく流すため，上下肢のマッサージは体幹部に近いところから行う．
- 精油自体に血行を促進したり，緊張を和らげる効果があるため，強く揉む必要はない．加齢や低栄養などにより皮下組織が脆弱になっている場合はソフトなタッチを心がける．
- 看護師は，優しい手によるタッチングで，心や身体に深く働きかけていくというイメージで行う．
- マッサージ中は，必要な会話以外は控える．
- 施行時間は全体を15分程度で終わらすとよい．定期的に継続する方が効果的である．

❸ 終了時

マッサージ後のケア

- 基本的にはオイルは拭き取らなくてもよいが，転倒が懸念される場合は足底のオイルを拭き取る．
- 肌が過敏な患者には，はじめにパッチテストを行い，精油の濃度を薄くする．マッサージ後にぬれタオルで拭き取るとよい．
- マッサージ後，老廃物の排泄を促すため，温かいお茶などを勧める．
- 施術することにより，看護師自身も対象の影響を受けやすいため，心身のケアに努める．

〈マッサージに使用するオイル〉

　マッサージで使用する場合，ベースオイル*で精油を0.5～2％に希釈し，マッサージオイルとして使用する．

　精油1滴は0.03～0.05m*l* に相当するので，植物オイル10m*l* に対して，2～5滴を目安にする．
例）2％希釈の場合：植物オイル5m*l* に対し，精油2滴
　　　　　　　　下肢マッサージの場合，1回5m*l* 程度が適量

*ベースオイル（キャリアオイル）の作用
マッサージオイルをつくるときの基材（ベース）となる植物油をベースオイルという．皮膚を保護する作用があり，精油を皮下に運び，肌の奥深くに浸透することを助けるキャリア（運ぶもの）とも呼ばれている．

(5) 終末期にあるがん患者への施行時の注意点

- 筋肉の量や質に応じて適切な圧, リズム, スピードで負担のないように行う.
- がん患者に用いるオイルは, 精油濃度1〜2%くらいに希釈する.
- 脆弱な皮膚, 湿疹, 放射線療法後の皮膚は敏感なため, マッサージの施行にあたっては主治医の許可を得る.
- 化学療法中の患者は皮膚が脆弱しているため, 低濃度に希釈したマイルドなオイルを使用し, 局所的なマッサージを行う.
- 骨転移のある患者は骨折の危険性があるため, 主治医の許可を得て, かける圧力に十分注意する.
- 敏感肌, 皮膚疾患・損傷がある場合に避ける精油:シナモンリーフ, ユーカリレモン, レモングラス, メリッサ, タイムなど.
- エストロゲン依存性のがん (乳がん, 子宮がんなど) で避ける精油:クラリーセージ, バジル, フェンネルなど.
- 発熱, 感染症, 血栓症, 静脈炎, 静脈瘤, 不安定な心疾患などがある場合はマッサージは避ける.

(6) アロマセラピー・マッサージの実際 (手技)

アロマセラピー・マッサージの手技 (下肢前面の場合)

a. 準 備
用意するもの:2%ブレンドオイル5ml, バスタオル, 枕, クッションなどを用い, 患者が安楽な体位を確保する (膝下にバスタオルを入れるとよい).

b. 基本動作 (順序)
下肢全体 (つま先から大腿) のエフルラージュ (擦る) ⇒ 大腿部 ⇒ 膝部 ⇒ 下大腿 ⇒ 足関節 ⇒ 足背 ⇒ 足趾 ⇒ 足底 ⇒ 最後に下肢全体 (つま先から大腿) のエフルラージュ

マッサージ方法は, 各部位のエフルラージュ⇒ ニーディング (揉む・こねる) ⇒ エフルラージュ, の順序で施行. 一連の動作は数回繰り返して行う.

c. 気持ちの良いマッサージのコツ
患者から常に手を離さず密着させる. 流れるような動作を心がけ体重移動を行う. ゆったりした気持ちでリラックスさせることが大切である.

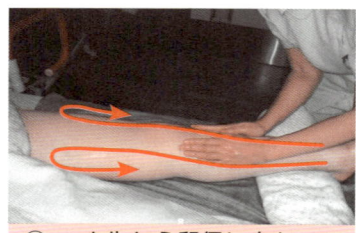

① つま先から鼠径に向かって下肢全体の組織液・リンパ液の循環を促進する.
鼠径リンパ節 → リンパ節へ流し込むように手のひらを密着させ心臓方向へ圧をかける.

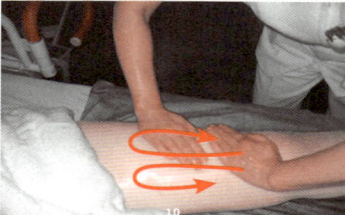

② 大腿部の短いエフルラージュ. 両手を横向きにして心臓方向へ圧をかけ, 横へ流し, ニーディングを行う.
筋肉の老廃物を除去し滋養を高める.

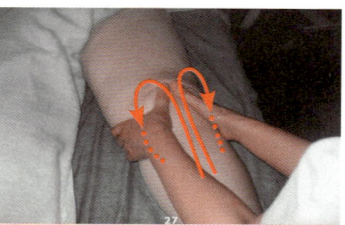

③ 膝部へ働きかける.
手のひら全体で膝部のエフルラージュし, 膝窩リンパ節へ流し込む. 膝蓋骨周囲を指圧する.

つづく

3- 緩和ケアとしての補完代替療法：アロマセラピー・マッサージ

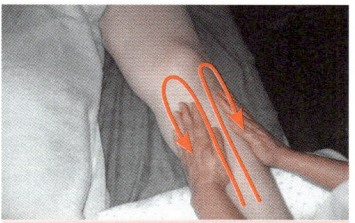

④ 下腿へ働きかける．脛骨を避けて下腿全体をエフルラージュ．前面と背面を行う．

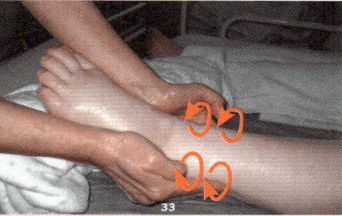

⑤ 足関節・アキレス腱に働きかける．足関節周囲を両手の指先で小さく円を描くように圧をかけ，同様にアキレス腱を上から下に圧をかける．

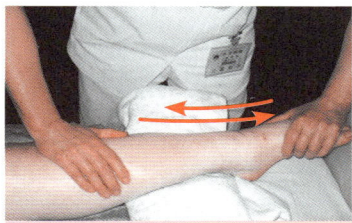

⑥ 足関節可動域に働きかける．可動性の維持（伸展・屈曲）を図りながら，ゆっくりと行う．

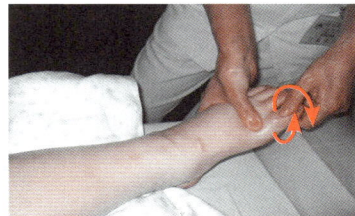

⑦ 各足趾の付け根を支え，ニーディングのあとに，1本ずつ左右へ3回ずつまわし，軽く引き離す．

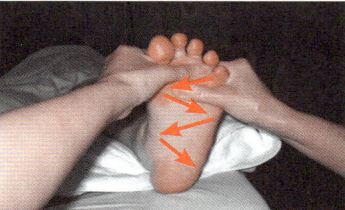

⑧ 足底全体のエフルラージュのあと，足趾から踵へ向かって，両母指でジグザグと交互に円を描きながら圧をかけていく．

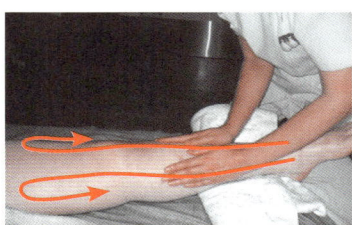

⑨ 最後に下肢全体をつま先から鼠径部に向かってエフルラージュで整える．

※ここに示したマッサージの手技は，リラクセーションの促進を目的とし，初心者でも安全に行える基本的な動作を紹介している．症状緩和を目的としたより効果的なマッサージを行う場合には，専門的な知識と技術を身につける必要がある．

■ 表6　緩和ケアのアロマレシピ（一例）

適用	精油〔作用〕	使用方法（例）
全身倦怠感	ローズマリー・カンファージュニパー真正ラベンダー〔鎮静作用〕	〔精油2滴＋キャリアオイル5m*l*（スイートアーモンド，ホホバオイルなどの植物オイル）〕のブレンドオイルでマッサージ，または塗布
痛み	真正ラベンダーペパーミント〔リラックス作用〕〔鎮痛作用〕	〔精油2滴＋キャリアオイル5m*l*〕のブレンドオイルでマッサージ，または塗布
便秘	フェンネルペパーミントブラックペッパー〔消化促進作用〕〔腸蠕動刺激作用〕	〔精油2滴＋キャリアオイル5m*l*〕のブレンドオイルでマッサージ，または塗布精油を5滴入れた洗面器のお湯を使用し温湿布
精神的ケア	ネロリオレンジ・スウィートマンダリン〔抗うつ作用〕	ディフューザー*を使用し芳香浴枕カバーやリネンに1～2滴つける

つづく

消臭	ユーカリ・ラジアタ 真正ラベンダー オレンジ・スウィート ペパーミント ティートリー 〔抗感染作用〕	ディフューザーを使用し芳香浴 〔精油20～30滴＋精製水70ml＋無水エタノール30ml〕 をスプレー容器に入れ噴霧
室内芳香	真正ラベンダー ペパーミント オレンジ・スウィート 〔リラックス作用〕 〔強壮作用〕	ディフューザーを使用し芳香浴
家族ケア	真正ラベンダー ネロリ 〔鎮静作用〕 〔抗うつ作用〕	ディフューザーを使用し芳香浴
エンゼルケア	真正ラベンダー サンダルウッド ゼラニウム フランキンセンス 〔鎮静作用〕 〔抗うつ作用〕 〔抗感染作用〕	清拭用のベースンに精油を5滴入れ，全身清拭 鼻腔などに詰める綿花に精油を数滴つける

＊ディフューザー：エッセンシャルオイルの香り成分を空気中に拡散させて芳香浴を行うための専用器具．

（文献16）を参考に作成）

まとめ

　終末期がん患者の看護ケアにおいて，補完代替療法であるアロマセラピーには様々な有用性がある．しかし，患者の症状を精油の効能にあてはめ，双方を型どおりつなぎ合わせた活用では，本来のアロマセラピーの目的を見失ってしまう．看護師は「がんをもったその人」を全人的に理解し，看護師自身の手と心を用いてその人の全体性に働きかけるTLC（tender loving care；やさしい愛のケア）としてアロマセラピー・マッサージを活かしていくことを忘れてはならない．

　終末期ケアの真髄は「患者とともにいること（being with the patients）」である．

（酒井篤子・三富鈴子）

■ 文献
1) 小板橋喜久代：補完代替医療における看護療法の検証．看護研究，39(6)：449-456，2006．
2) 日本代替補完療法学会 監修：がんの代替補完療法ガイドブック．http://www.jcam-net.jp/topics/data/cam-guide.pdf
3) 荒川唱子：がんと共に生きる―リラクセーションのすすめ．第10回日本緩和医療学会講演抄録集，p75，2005．
4) 黒丸尊治：QOLと尊厳を支える終末期医療のあり方．aromatopia，16(2)：2-5，2007．
5) 宮内貴子・他：ホスピス・緩和ケア病棟におけるアロマテラピーの現状．がん看護，10(5)：448-451，2005．
6) 宮内貴子・他：終末期がん患者の倦怠感に対するアロマセラピーの有効性の検討．ターミナルケア，12(6)：526-530，2002．
7) Kyle G：Evaluating the effectiveness of aromatherapy in reducing levels of anxiety in palliative care patients．Complementary Therapies in Clinical Practice，12(2)：148-155，2006．

8) Louis M, et al：Use of aromatherapy with hospice patients to decrease pain, anxiety, and depression and to promote an increased sense of well-being. American Journal of Hospice and Palliative Care, 19(6)：381-386, 2002.
9) Dunwoody L, et al：Cancer patient's experiences and evaluations of aromatherapy massage in palliative care. International Journal of Palliative Nursing, 8(10)：497-504, 2002.
10) Price S, Price L（川口健夫, 川口香世子 訳）：最後（死）を迎える人々へのケア．プロフェッショナルのためのアロマテラピー．p235, フレグランスジャーナル社, 2000.
11) 長谷川記子・他：がんを癒すアロマテラピー．リヨン社, 1998.
12) 田村恵子 編：がん患者の症状マネジメント．学習研究社, 2002.
13) 淀川キリスト教病院ホスピス 編：ターミナルケアマニュアル．第4版, 最新医学社, 2001.
14) 今西二郎：メディカル・アロマセラピー．日本補完代替療法学会誌, 1(1)：53-61, 2004.
15) 奥宮暁子・他：症状・苦痛の緩和技術．中央法規出版, 1995.
16) 川端一永 監修：アロマレシピ200―症状緩和と快適のために．メディカ出版, 2001.

総論　緩和ケア

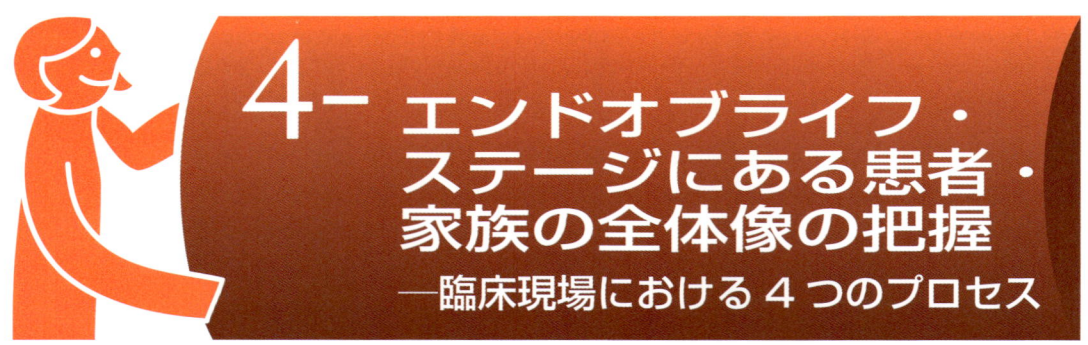

4 エンドオブライフ・ステージにある患者・家族の全体像の把握
―臨床現場における4つのプロセス

はじめに

　死を迎えることは生きることの延長線上にあり，私たちにも訪れる自然なことである．エンドオブライフ・ステージにおいて人々は何らかの身体的症状をもち，他者にゆだねることの多くなった自分を感じる．そして，この先への不安と希望を抱き，社会的役割も変化し，今までの自己像とは違った状況のなかにある．看護師は苦痛の緩和はもちろんのこと，患者・家族が本来もつ力や希望を支持し，患者・家族が限られた時間を十分意味あるものとして共に過ごせるように，支援することが求められる．その第一歩は，患者とその家族の「全体像を把握すること」から始まる．

1) 全体像の把握とは

　"患者の病気"のみに焦点を合わせるのではなく，患者を"人"としてとらえ[1]，身体的側面だけでなく，不安などの精神的側面，社会的立場や関係性，生き方や生きる意味などのスピリチュアルな側面を同時に併せもつ存在として理解することである．

2) 全体像の把握に向けた4つのプロセス

　全体像の把握は，その人を理解していくプロセスである．優先順位として，まず① 身体症状を緩和し，② 日常生活の援助のなかで信頼関係の構築をしていく．また，家族もケアの対象であり，家族との信頼関係を入院時から構築することも患者・家族双方のケアのために重要である．そこから③ 精神的な思いやスピリチュアルな側面など，患者の内面の理解を深める．そして，④ 看取りが近づいてきたときに患者がどうしたいのか，"その人らしさ"を大切にしたケアが提

供できるよう，理解を進める．以下にそのプロセスを説明する．最初に家族との信頼関係構築について述べ，そのうえで患者への4つのプロセスを説明する．

家族との信頼関係を構築する

❶ 入院時から看取りの時期まで，一貫して信頼関係を築く．
❷ 家族の意思決定や予期悲嘆の状況を理解する．

　患者本人からの情報収集が困難な場合には，家族を介して患者の自宅での状況など情報を得ていく．一方，家族もケアの対象であり，家族自身の情報も得る必要がある．高齢の家族では，自ら疾患をもちながら介護を行っている場合もある．また，大切な人を失うという現実に悲嘆を感じている．キーパーソンのみに身体的・精神的負担がかからないよう配慮し，コーピング方法や相談できる存在を知る必要がある．そして，患者の状態が徐々に低下していくなかで，そのつど，家族の受け止めや思いを確認していくことが必要とされる．

　家族ケアを行ううえでも入院時から看取りの時期まで一貫して信頼関係を築いていくことが大切である．

家族内の事情，意思決定，予期悲嘆，希望とする看取りの状況を理解するための情報

【情報】
- 医師からのインフォームド・コンセント（以下IC）の内容，受け止め（方針，蘇生の有無），現状の理解度
- 心配事，不安なことは何か
- 家族員の支えになる人の有無，話せる人の有無，コーピング方法
- 体調，介護の疲労感，休息はとれているか
- 家族関係，患者の家族内の役割
- 予期悲嘆の状況
- 経済状況（入院保険・介護保険・生活保護需給の有無）
- ケアへの参加の希望
- 家族が望む最期の迎え方
- 夜間付き添いの希望の有無

> **コラム** 入院時，IC後，不安時，患者の症状の変化時に話を聞くことで信頼関係が築かれやすい．家族の思いも表出されやすい．

次に4つのプロセスを説明する．

> **コラム** 全体像の把握のプロセスはどの患者の情報収集の流れにも共通する．

(1) 身体症状を緩和する

❶ 入院時は今まで抱えていた何らかの身体症状の悪化や，新たな苦痛が出現している．症状の悪化は死をもイメージさせ，患者の不安を増強させる．生活全般の情報収集よりも，在宅から入院までの状況，今ある苦痛の情報収集を優先する．
例：何に困っているのか，何のニーズが満たされないのかなど．
❷ 患者は自らの身の安全までも注意を払う余裕がないと考えられ，医療者が患者に代わり安全のニーズに注意を注ぐ時期である．

> **コラム** 緊急入院である場合は急変のリスクもあり，キーパーソンの存在，連絡先，医師からのICの内容，家族の受け止めの確認，場合により蘇生の有無の確認が必要となる．また，転倒，転落，ルート類の抜去などの危険の有無，回避方法をアセスメントする．

身体症状と安全を理解するための情報

【情報】
- 現病歴：進行度，転移の状態，採血データ
- 治療歴：現病歴に対する治療の内容（手術，化学療法，放射線療法，食事療法）
- 既往歴：身体状況に影響するもの（心疾患，脳血管疾患など），日常生活動作（ADL；activities of daily living）
- 内服薬の有無（麻薬，糖尿病薬，睡眠薬，向精神薬）
- ICの内容（蘇生の有無）

【観察】
- 身体的状態〔意識，バイタルサイン（以下VS），水分のIN-OUTバランス〕
- 症状（疼痛，呼吸苦，食欲不振，嘔気，嘔吐など）
- ADL（ベッド上での状況，移動時の状況，セルフケアの程度）
- 留置ルート（酸素療法，点滴，尿道カテーテル，胃瘻，胃管，腎瘻）
- 表情
- ベッド周囲の環境（ベッド柵，ナースコール，点滴棒，椅子，尿器の位置，酸素など）

(2) 日常生活の援助のなかでの信頼関係の構築

❶ 身体症状が緩和された段階で，保清・散歩などの身の回りの援助を取り入れながら信頼関係を構築し，患者の現在の身体状況とADLの低下により，何ができ，何ができないのか，何をしたいのかを理解していく．
例：排泄行動の自立，外泊の希望など．
❷ 患者の"その人らしさ"とは何かを理解する[2]．

> **コラム** 症状緩和が十分できず，看取りの時期に移行する場合もある．

4- エンドオブライフ・ステージにある患者・家族の全体像の把握

> **コラム** 患者を尊重し安全面に配慮した環境

① ベッド柵
・意識障害のある患者の場合は転倒・転落防止のために4柵が望ましい．
・意識のある患者には拘束感を感じさせないように3柵が望ましい．起きたいニーズ，立ちたいニーズを尊重する．
・エアマットを挿入した場合は，マットの高さで柵が低くなるため，頭側は高い柵を設置する．また，柵をつかんで起き上がる場合にも，転落防止のために頭側は高い柵を設置する．

② ナースコール
　ナースコールは，患者が必要なときに使用できるよう手元に置く．ナースコールの落下防止のために柵にコードを巻き付けておいたり，体位変換のたびに，ナースコールが視界に入るよう設置側を変える．

③ 離床センサー・マット
　ナースコールが押せない患者の場合（意識障害や遠慮など）は，患者・家族の同意書を得たうえで，昇降するベッドサイド側に離床センサー・マットを敷く．離床センサー・マットに足を下ろすとナースコールに連動し，看護師がすぐに訪室する．
　このことがストレスとなる場合は，夜間のみ「ON」にして使用することや，家族が付き添う場合は「OFF」にするなど，患者・家族と相談して活用することが望ましい．

④ 留置ルート類
　ベッドサイドにはルートやコード類が多い．例えば点滴ルート，吸引チューブ，酸素チューブ，輸液ポンプのコード，離床センサー・マットのコード，ベッドコントローラーのコードなどである．身体症状の悪化に伴い，尿道カテーテル，胃管，胃瘻，心電図子機などルート類が増える．体動時に患者の邪魔にならないよう注意する．危険なのは，点滴ルートや留置ルートが複数ある場合に誤薬事故のリスクが高まることであり，「足に絡まり転倒」「手首に絡まり点滴抜去」などを防ぐためにも常にルートやラインの整理に気を配る．

⑤ 身の回りの物品の配置
　患者が頻回に使用する尿器，ティッシュ，ゴミ箱，口腔ケア物品などは近くに設置する．遠慮し1人で物品を探した場合，危険のリスクが高まるため，必要物品が手元にあるようにすると生活しやすく，安心につながる．身体症状により使用頻度が低い椅子などは生活の場に邪魔にならないように配置する．
　家族の付き添いがある場合は，簡易ベッドが設置される．

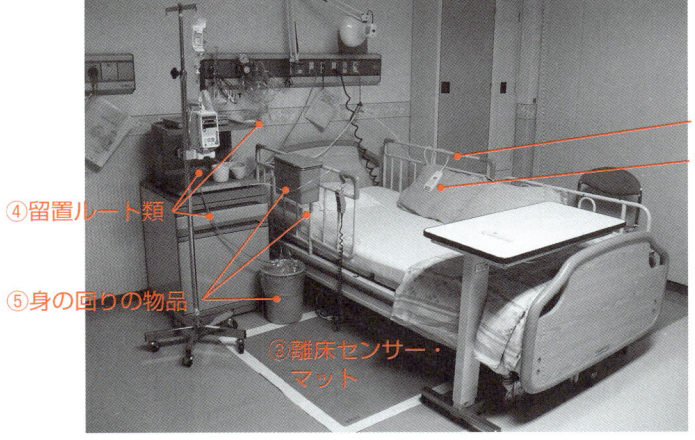

身体症状とその人らしさを理解するための情報

【情報】
・患者が日常生活のなかで大切にしている日常生活行動，希望は何か

> **コラム1** 患者の情報を身体情報の経過としてではなく，精神や社会的情報も含めた体験としてとらえ直すと理解が深まる．
>
> **コラム2** 患者が再入院ですでに信頼関係ができている場合や，患者からの気持ちの表出があった場合は，次の項目「(3) 精神的な思いやスピリチュアルな側面など，患者の内面の理解」も同時にかかわる．

【観察】
・身体症状は (1) の「身体症状と安全を理解するための情報」(p.24) の項目に同じ
・症状：原因，程度，増強因子，今ある症状により何が制約されているか
・症状コントロールができているのか．使用している薬の効果，副作用など
・睡眠の状況
・患者の今までの生活習慣

> **コラム1** 信頼関係を築くには，日々の言葉や検温時の訴えなど，患者が気にかけている部分に焦点をあて，汲み取ることが第一歩となる．「すべてをわかること」は難しいが，どんな人で何を大切にしているのかを理解することは，患者の今後の生き方，QOLに大きく影響する．
>
> **コラム2** 患者との相互理解を深めることが信頼関係につながる．そのため，自分がケアを受ける立場ならば，看護師にどうあってほしいかを考える．自分のケアを振り返ることも，患者との距離を近づけるだろう．
>
> **コラム3** 苦痛にばかり焦点を向けるのではなく，今までの体験や強み，願いや希望，生き方も含め患者理解をする．病気と症状にばかり焦点を向けるのではなく，「〇〇さん」としての理解が重要．

(3) 精神的な思いやスピリチュアルな側面など，患者の内面の理解

❶ ケアを通して信頼関係が築かれたときに，患者の思い，不安，今後の意思決定（治療を頑張る，家に帰るなど），予期悲嘆などを理解する．

❷ 思いを表出するタイミングは患者が決めるものであり，看護師は表出を十分傾聴したうえで，患者の語るその真意を理解していく．

> **コラム1** 信頼関係が深まるとともに，得られる情報は多くなる．チーム内で情報を共有し，患者理解を深めていくことが大切である．

> **コラム2** 情報は，看護師サイドが得たいものを一方的に得るのではなく，患者・家族との関係性のなかで得ていくものであり，その過程がケアとなる．
>
> **コラム3** 患者の苦悩や思いを理解し，どのような状況でも変わらずにサポートする存在であることを伝えていく．

患者の内面を理解するための情報
【情報】
- 病気の受け止め，現状の理解度，ボディイメージの変化の受け止め
- 宗教の有無
- 信念，死生観，人生観，人生の意味のとらえ方
- コーピング方法，今までの困難の乗り越え方，強み
- 大切にしていること，心残り，会いたい人の有無，やりたいこと，生きがい，希望
- 心配事，不安なことは何か
- 支えになる人は誰か
- 表情
- 予期悲嘆，スピリチュアルな側面に関する言葉（生や死について，希望，後悔，人生の意味，希望とする最期の迎え方）
- 身体状況は前記（1）（p.24）に同じ

> **コラム** スピリチュアルな側面とは，生や死，宗教についてなど，その人の存在の意味にかかわるものをいう．意味は，その人自身が答えを出していくものであり，答えが出ないまま看取りの時期になる方もいる．

（4）看取りが近づいたとき—その人らしさを大切にしたケアが中心の時期

❶ 患者のその人らしさを大切にし，患者・家族の時間と意向を第一に，看護師・医師はサポート役に徹する．患者の身体的安楽，看取りの環境，雰囲気，気持ちの準備が整っているかという点から情報を得る．

その人らしい看取りのために理解する情報
【情報】
- 現状に対する受け止め方，予期悲嘆，スピリチュアルな側面

【観察】
- 表出する言葉や死への思い
- 十分な苦痛緩和ができているか
- 病室に漂う空気感（緊張感はないか，気持ちの大きな揺らぎはないか）
- 会いたい人に会えているか

・本人が希望とする最期の状況と現状は近いものになっているか
・身体状況は前記（1）（p.24）に同じ

> **コラム** 患者は意識低下やセデーションにより返答ができない状況にあるかもしれない．そのため，患者の表情，家族がとらえた変化，雰囲気など，VSだけではなく患者の身体，精神の状態を予測し，感じ，情報収集することも求められる．

まとめ

　看護師として患者・家族を理解するには，「少しでも知りたい」「力になりたい」という気持ちで接し，信頼関係を築いていく．そのプロセス自体が全体像を把握するプロセスにほかならない．

（鈴木貴美・片塩　幸）

■ 文献
1) 恒藤　暁：最新緩和医療学．p6，最新医学社，2005．
2) 髙橋晃子：「いまできること」「維持すること」に注目して．Q&A がん看護専門看護師に聞く一般病棟でのがん患者の看取り，濱口恵子・他 編，ナーシング・トゥデイ，21(6)：70，2006．
3) 前滝栄子，田村恵子：ホスピスケアにおけるナースの役割．月刊ナーシング，24(5)：79-80，2004．

各論 1. がん患者が体験する身体面の主な症状コントロールの実際

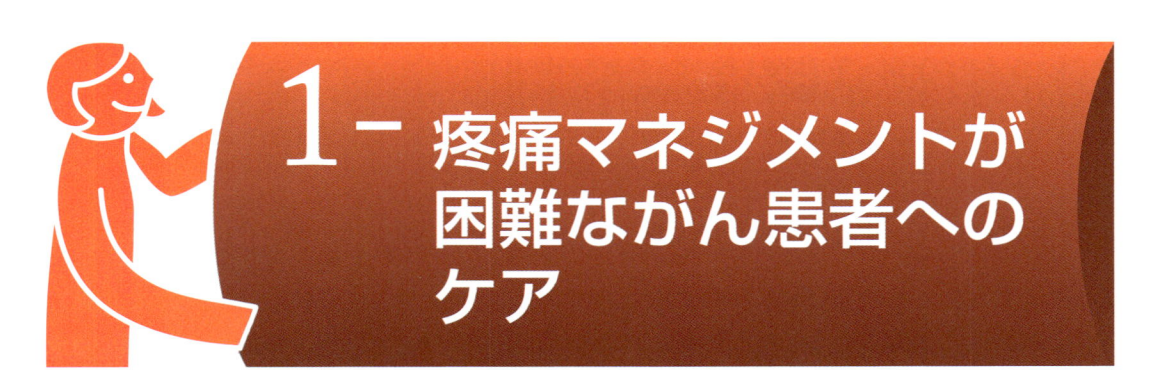

1 ─ 疼痛マネジメントが困難ながん患者へのケア

はじめに

　がん患者の7〜8割が，痛みを体験するといわれている．痛みは主観的なものであるがゆえに，他者にはわかりにくい性質のものである．そして，痛みが長く続くと，患者の日常生活だけでなくQOL（quality of life；生活の質）の低下を招く．そこで，患者を痛みから解放するために，適切な疼痛マネジメントが不可欠である．特に，エンドオブライフ・ステージのがん患者の痛みは，身体的苦痛だけではなく，トータルペインの場合が多いので疼痛マネジメントの難しさがある．そこで，患者のベッドサイドでケアを行う看護師には，アセスメント能力が求められる．

1）疼痛マネジメント

　疼痛マネジメントは痛みの消失，あるいは患者・家族のQOLの維持・向上を目指している．そのために，患者の痛みをアセスメントして目標設定をし，適切な鎮痛剤を医師と相談する．そして，その効果をモニターすると同時に，緩和ケアを提供して日常生活行動の援助をしていくことである（表1）．

2）疼痛マネジメントが困難な場合

　レスキュードーズ*を使っても，痛みが軽減しない場合がある．このときの患者は，"痛み以外にいくつも症状が重なっている" "痛そうだが，訴えがはっきりしない" など何がつらいのかわからない状況にある．一方，看護師も期待される効果が得られないので，何をしたらよいのか

■ 表1 疼痛マネジメントの過程：目指すゴールに到達するまでは繰り返し継続される

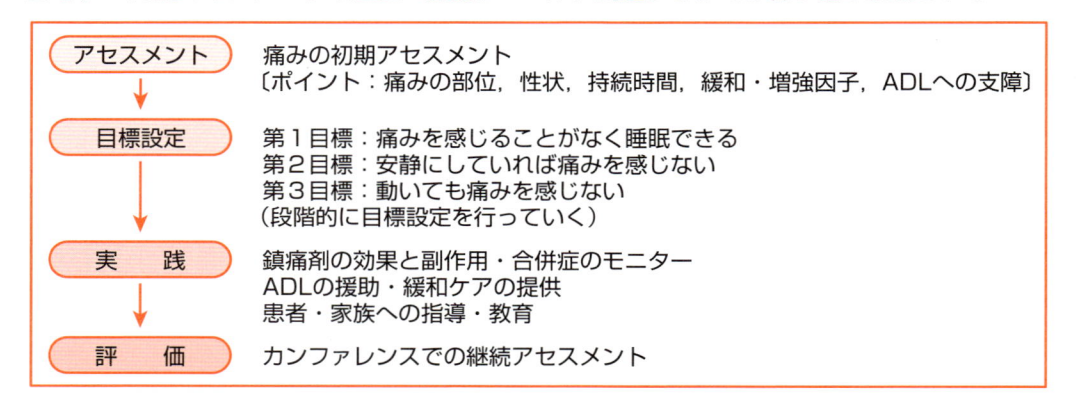

アセスメント	痛みの初期アセスメント〔ポイント：痛みの部位，性状，持続時間，緩和・増強因子，ADLへの支障〕
目標設定	第1目標：痛みを感じることがなく睡眠できる 第2目標：安静にしていれば痛みを感じない 第3目標：動いても痛みを感じない （段階的に目標設定を行っていく）
実　　践	鎮痛剤の効果と副作用・合併症のモニター ADLの援助・緩和ケアの提供 患者・家族への指導・教育
評　　価	カンファレンスでの継続アセスメント

わからなくなり，両者とも混乱している．このような場合は，① 原因と病態から痛みに関連している症状，② 鎮痛剤の有効性の評価，③ 日常生活への影響，④ 全人的視点，⑤ 目標の達成度と患者の満足度，の5つの視点からアセスメントをする．

*レスキュードーズとは，基本となるオピオイドが定期投与されている状態で，痛みが残存あるいは出現した場合に追加投与できる速効性のオピオイドのこと．

次に，カンファレンスでその内容について評価・修正をする．カンファレンスの利点は① 疼痛マネジメントの情報・状況がチームに円滑に伝わる，② 疼痛緩和ケアの提供が統一して継続できる，③ 患者の満足のいく疼痛コントロール，④ 目標達成に向け足並みがそろう，である．カンファレンスは，疼痛マネジメントをより容易に有効に実施するための近道である．

（1）原因と病態から痛みに関連している症状

初期アセスメントの時と，現在では痛みの原因が変化していることがあるため，① 痛みの部位，② 性状（ズキズキ，しくしく），③ 動作との関連，④ 他の苦痛症状や全身状態の悪化との関連などについてアセスメントが必要である．せん妄状態や意識が低下している患者は，不快症状を痛みとして訴えることがある．せん妄状態は電解質異常が原因となっていることもあるため，血液・画像データを把握し，次に鎮痛剤の有効性の評価を行う．

（2）鎮痛剤の有効性の評価

痛みの原因によっては鎮痛剤の反応が異なるので，ポイントを押さえて評価することが重要である（表2）．鎮痛剤を投与し始めて痛みが軽減すれば，効果があると考える．しかし，増量をしても嘔気や眠気などの副作用が変わらない場合には再検討が必要である．

■ 表2 鎮痛剤の評価ポイント

・現在，痛みの原因に対して適切な鎮痛剤が投与されているか？（表3参照）
・投与時間，鎮痛薬の量，投与経路は適切か？
・鎮痛剤の副作用対策は行われているか？
・鎮痛薬の使用に対して心理的な問題はないか？
（過去に鎮痛薬を使用し不快な体験をしたか，オピオイドに対して抵抗感が患者あるいは家族にあることもある）

■ 表3　痛みの原因に対してオピオイドの反応性

がんの内臓転移痛・軟部組織への浸潤による痛み	オピオイドがよく反応する痛み（表4参照）
骨転移痛・神経圧迫痛	オピオイドが効くが，他の薬（NSAIDかコルチコステロイド）や放射線治療を併用すると，鎮痛がかなり確実なものとなる
神経組織内に原因がある痛み・筋攣縮痛・交感神経が関与した痛み	オピオイドの反応が悪く，他の薬や治療法が奏効する．抗うつ薬や抗痙攣薬など鎮痛補助薬を使用してみると奏効する

■ 表4　オピオイドの種類と使用時の選択の目安

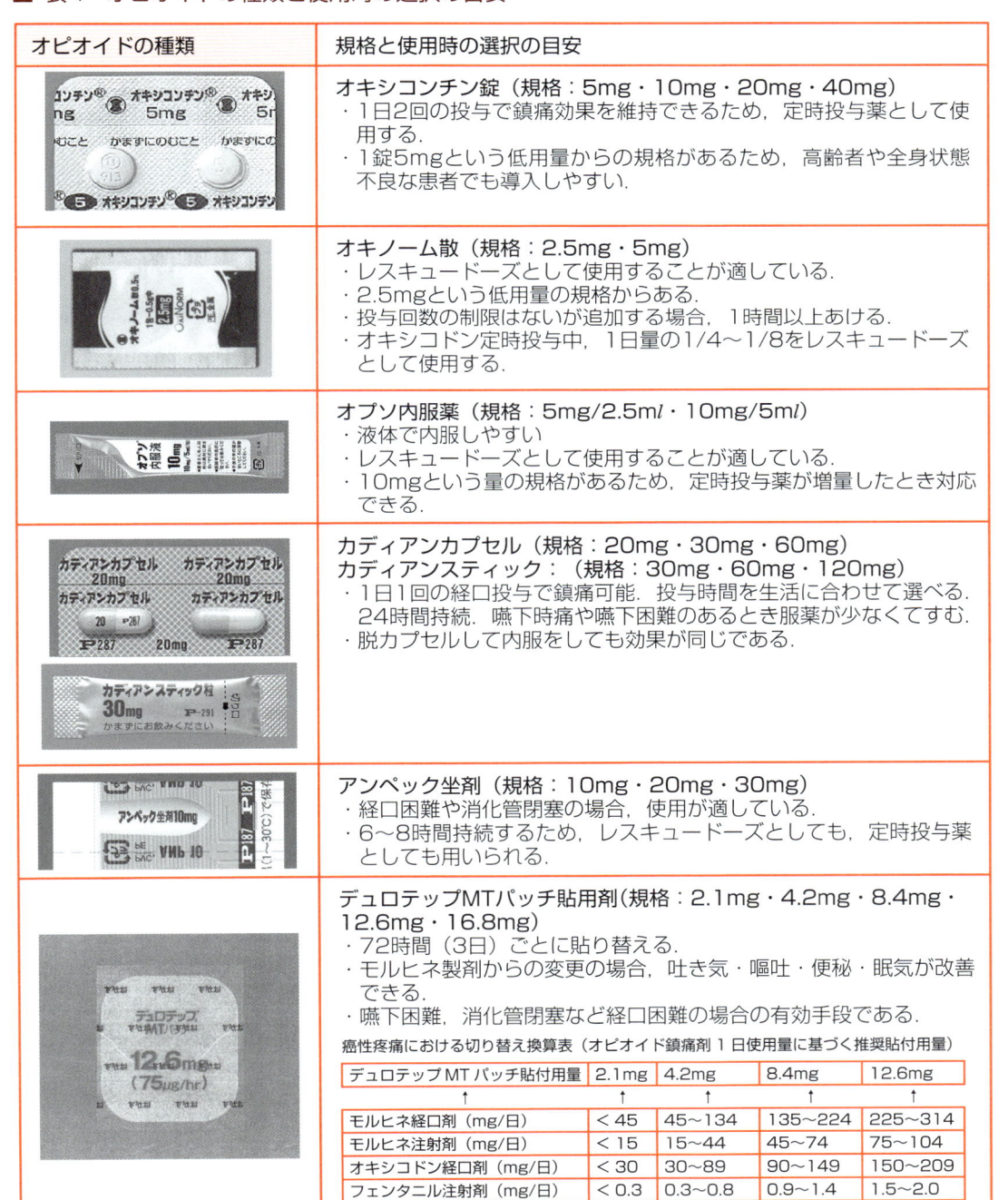

オピオイドの種類	規格と使用時の選択の目安
	オキシコンチン錠（規格：5mg・10mg・20mg・40mg） ・1日2回の投与で鎮痛効果を維持できるため，定時投与薬として使用する． ・1錠5mgという低用量からの規格があるため，高齢者や全身状態不良な患者でも導入しやすい．
	オキノーム散（規格：2.5mg・5mg） ・レスキュードーズとして使用することが適している． ・2.5mgという低用量の規格からある． ・投与回数の制限はないが追加する場合，1時間以上あける． ・オキシコドン定時投与中，1日量の1/4〜1/8をレスキュードーズとして使用する．
	オプソ内服薬（規格：5mg/2.5ml・10mg/5ml） ・液体で内服しやすい ・レスキュードーズとして使用することが適している． ・10mgという量の規格があるため，定時投与薬が増量したとき対応できる．
	カディアンカプセル（規格：20mg・30mg・60mg） **カディアンスティック：（規格：30mg・60mg・120mg）** ・1日1回の経口投与で鎮痛可能．投与時間を生活に合わせて選べる．24時間持続．嚥下時痛や嚥下困難のあるとき服薬が少なくてすむ． ・脱カプセルして内服をしても効果が同じである．
	アンペック坐剤（規格：10mg・20mg・30mg） ・経口困難や消化管閉塞の場合，使用が適している． ・6〜8時間持続するため，レスキュードーズとしても，定時投与薬としても用いられる．
	デュロテップMTパッチ貼用剤（規格：2.1mg・4.2mg・8.4mg・12.6mg・16.8mg） ・72時間（3日）ごとに貼り替える． ・モルヒネ製剤からの変更の場合，吐き気・嘔吐・便秘・眠気が改善できる． ・嚥下困難，消化管閉塞など経口困難の場合の有効手段である．

癌性疼痛における切り替え換算表（オピオイド鎮痛剤1日使用量に基づく推奨貼付用量）

デュロテップMTパッチ貼付用量	2.1mg	4.2mg	8.4mg	12.6mg
モルヒネ経口剤（mg/日）	< 45	45〜134	135〜224	225〜314
モルヒネ注射剤（mg/日）	< 15	15〜44	45〜74	75〜104
オキシコドン経口剤（mg/日）	< 30	30〜89	90〜149	150〜209
フェンタニル注射剤（mg/日）	< 0.3	0.3〜0.8	0.9〜1.4	1.5〜2.0

(3) 日常生活への影響

　苦痛のあまり話ができなかったり，せん妄状態であったり，意識が低下して話ができない患者の場合，日常生活に注目する．日常生活で疼痛を把握するポイントと患者自身の緩和方法の例を表5に示す．また，家族からも話を聞き観察することで患者の痛みを把握できる．

■ 表5　日常生活で痛みを把握するポイントと，患者自身の緩和方法

把握するポイント	・痛みが休息，食欲低下，睡眠，排泄など，生活のどの場面に影響しているか？（排泄行動以外は寝ている・座位が保てず食事もできない・歩行が不安定など） ・イライラ，不安感はあるか？ ・レスキュードーズを使ったあとの行動の変化は？
患者自身の緩和方法	痛みの部位をさする，揉む，押さえる，同じ姿勢でずっと寝ている，保温する・冷やす，人と話す，嗜好・趣味に没頭して気持ちを紛らわせている

(4) 全人的視点

　長い間，痛みを体験している患者は，精神的・社会的・霊的苦痛が複雑に絡み合っていることが多く，鎮痛剤を投与しているだけでは取り切れない．それらを解消できないと，痛みの感じ方に影響を及ぼし続ける．がん性疼痛はトータルペインともいわれるため，身体的苦痛への対応と同時に複雑に絡み合っているものを理解し，解きほぐす（整理する）作業が必要である．全人的視点から把握するポイントと対応のコツを表6に示す．

■ 表6　全人的視点から把握するポイントと対応のコツ

把握するポイント	・表情の変化 ・繰り返し話す（話していた）内容 ・家族から，患者の日常生活の様子など気になることを聞いてみる．
対応のコツ	・自分以外の看護師・医師・他職種が知っている患者の情報を聞いてみる． ・患者・家族と日ごろから何でも話せる雰囲気をつくり，つながりをもち続ける． さらに理解を深めるために，患者の訴えを傾聴する，痛みについての話に偏らない．ときに意図的に質問して，患者の思いの表出をサポートする．

(5) 目標の達成度と患者の満足度の評価

　患者の希望を目標として疼痛マネジメントをしていくが，達成可能な具体的な目標か，または患者の満足できる疼痛コントロールになっているかを見直してみる（表7）．目標を設定するということに慣れていない患者，意思表示が困難な患者には，「痛みが消失した状態で日常生活（睡眠・移動・食事・排泄・余暇）を遂行できる」ことが，疼痛緩和の目標として望ましい．

■ 表7　疼痛緩和目標における達成状況を把握するポイント

> **把握するポイント**
> ・今の疼痛コントロールに満足できているか？
> ・この痛みをどうしたいと思っているか？
>
> **現在，掲げられている目標の見直し**
>
> ・高いハードル …… "痛みを完全に消失して，完全に元の生活に戻る"など，患者も医療者も高すぎる目標でクリアできず，苦しんでいないだろうか？
> ・低いハードル …… 痛みがとれているかはっきりしないが，"寝ていることができるからいい"とハードルを低くして，患者も医療者も満足していないだろうか？
> ・ハードルがない … 患者の疼痛緩和における希望を聞いておらず，目標を掲げてない．

3) 疼痛マネジメントの実際

プロフィール

> 北さん（仮名），60歳代，男性．妻と2人暮らし．
> 消化器がんと診断されて化学療法を施行．徐々に腹部の痛みが増強し，悪心・嘔吐も出現してきたため，疼痛コントロール目的で入院となった．オピオイドの内服を開始したが，悪心で飲めないことがあった．レスキュードーズの効果を聞くと「わからない」と答えた．体動で痛みが増強するため，排泄時のみ歩行をしていたがふらつきがあった．現状や今後の思いを確認したかったが話をする余裕がなく，妻と面接をした．夫は「排泄は人の手を借りたくない」といっている．また，今まで自分で行っていたことができないことで，イライラしていると妻は語った．

問題となる状況

① 痛み以外に，悪心，嘔吐がある．そのため定時薬のオピオイドの内服ができない．
② レスキュードーズを使っても，排泄時以外は臥床している生活が続く．
③ 歩行時の転倒の危険性がある．しかし，排泄には人の手を借りずに行きたい思いがある．

再アセスメント―ケアの方向性，実際

1 痛みの原因と病態との関連のフィジカルアセスメント

原発巣の痛みもあるが，吐き気などの痛み以外の症状もあるため，レスキュードーズを使っても痛みが軽減したという実感が得られない状況である．

2 鎮痛剤の有効性の評価

痛みの部位，随伴する症状（嘔気，嘔吐）から内臓痛が存在することが考えられる．オピオイドも定時内服ができないため血中濃度が保たれていない可能性があり，内服薬による効果が期待できない．オピオイドを内服から注射薬へ投与経路を変える．内臓痛にはNSAIDs（非ステロイド性消炎鎮痛剤）を併用することで奏効が期待されるため併用を医師と共に検討し，使用したら

評価をする.

3 日常生活への影響

北さんは，体動で痛みが増強するため，寝たきりの状態であった．排泄回数は少ないが，ふらつきがあり転倒の危険性が高い．しかし北さんの「人の手を借りたくない」という思いを尊重し，転倒予防策について北さんと相談をする．

4 全人的な視点

今までできていたことができなくなっている「自尊心の低下」と，イライラするという「非効果的コーピングの状況」が，痛みを増強させている要因と考えられた．北さんが大切に思っている排泄に関して，北さんが望むかたちで共有できるようかかわる．

5 目標の達成度と患者の満足度の評価

北さんは，静かに臥床している状態では痛くないが，動くと痛みがある状態なので，"体動時の痛みの消失"すなわち"痛みを感じることなく，排泄行動がとれること"を目標とする．

介入の実際と評価―成果，変化

担当看護師は疼痛マネジメントに行き詰まっていた．痛みの再アセスメントをカンファレンスで行った．その内容は，① オピオイドの投与経路の変更，② 持続投与のベース量の決定，③ 副作用対策，④ NSAIDs を定時使用，⑤ 日常生活行動を客観的評価，⑥ 患者・看護師・医師と痛みの情報の共有をしていくこととした．

その結果，痛みや複合していた苦痛症状も軽減でき，排泄のための歩行も安定し，痛みが消失したことを北さんと医療者が共に実感できた．

まとめ

疼痛マネジメントに行き詰まったら，仕切り直しをする意味で再アセスメントを行い，カンファレンスで評価・修正を行う．すると，病状の変化に伴ったアセスメントの不足，鎮痛剤の使用が適切でない状況など，現状の身体的な痛みを含めた全苦痛を理解できていなかったことに気がつく．痛みをありのままに受け止めることは疼痛マネジメントの原則であり，第一歩である．患者の目指すゴールに行き着くには，アセスメントの継続，そして客観的な評価をするためにカンファレンスを行うことが大切である．

（片塩　幸）

■ 文献

1) 的場元弘：がん疼痛治療のレシピ（2007年版）．春秋社，2006.
2) 岡田美賀子：がん患者のペインマネジメント．日本看護協会出版会，1999.
3) 的場元弘，近藤まゆみ：ナースが向き合うがんの痛みと看護の悩み．エルゼビアサイエンスミクス，2006.

各論1. がん患者が体験する身体面の主な症状コントロールの実際

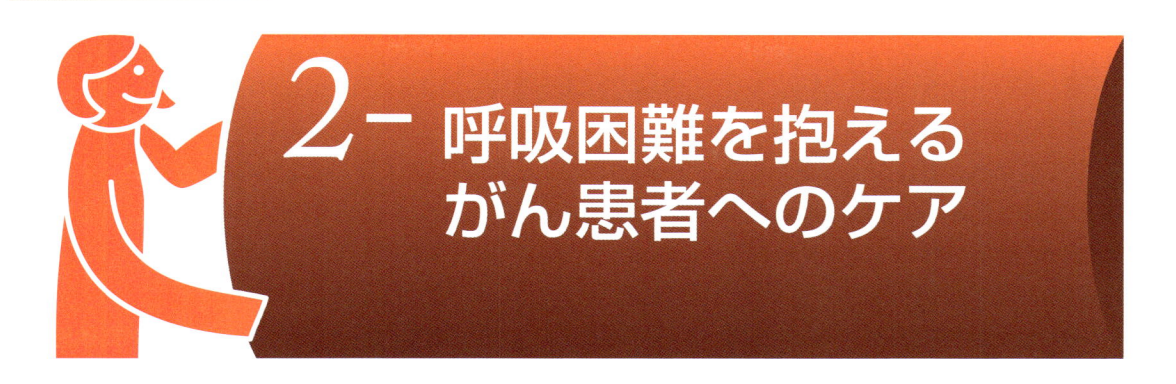

2 — 呼吸困難を抱えるがん患者へのケア

はじめに

呼吸困難は「呼吸時の不快な感覚」[1]と定義されており，主観的な症状である．患者が「息苦しい」「呼吸がしにくい」などの呼吸困難を訴えれば，ケアが必要である．しかし「PaO_2 が60torr以下の低酸素血症」と定義される呼吸不全とは，必ずしも一致しないことを看護師は認知しておく必要がある．

主観的症状である呼吸困難の緩和には，まず患者の訴えを傾聴することが大事である．呼吸困難は，標準的治療が確立していないこともあり，緩和困難な症状の1つとしてあげられ，複数の原因（表1）が複雑に絡んで生じていることが多く，肺病変の有無にかかわらず起こりうる特徴がある．

■ 表1　がん患者の呼吸困難の原因

肺性	呼吸面積の減少	原発性肺がん，転移性肺腫瘍の増大 がん性胸水，無気肺 がん性リンパ管症 閉塞性肺炎，治療関連間質性肺炎
	気道狭窄	気管・気管支の狭窄 喀痰貯留，咳嗽増強
非肺性	循環系の障害	うっ血性心不全，がん性心膜炎 上大静脈症候群（SVC），肺水腫
	全身状態の悪化	感染，貧血，発熱，疼痛，腹水
心因性	パニック呼吸	将来への不確かさ，ゆがんだ認知 自己コントロール感の喪失 死への恐怖，生きる意味の喪失

（文献2）を一部改変）

1) アセスメントと症状マネジメント

(1) 呼吸困難を抱えるがん患者の観察ポイント

❶ 問 診

a. 患者の表現

呼吸困難は，その人にしかわからない体験であるため，「どのような息苦しさであるか」を患者から聴くことが大事である．呼吸困難の表現は「息を吐きにくい」「胸がだるい」など，患者によって異なるので，訴えの表現をチームで共有する．

b. 日内変動

がん患者の呼吸困難には時間的な特徴は少ない．ただし，家族の面会後や夜間の不安や孤独感から，呼吸困難が起こりうることがあるため，経時的な変化を観察する．

c. 日常生活への影響

何をしたときに呼吸困難が増強し，緩和されるのかを観察する．また，呼吸困難は睡眠に大きく影響するため，睡眠状況の観察と本人の熟眠感を確認する．

d. 環境との関連

室温を低くしたり，空気の流れを感じたりすることで，呼吸困難は緩和されることがある．環境調整後の呼吸困難の程度を観察する．

e. 心理的要因

将来への不確かさ，自己コントロール感の喪失，死への恐怖などによって呼吸困難は増強することがある．

f. 随伴症状

咳嗽，血痰，発熱，動悸，浮腫などが随伴して起こりうる．

g. 患者・家族のとらえ方

呼吸困難が生じることへの思いを確認し，目標についても一緒に考えていく．

❷ 視 診

a. 全身状態

呼吸困難を訴える患者に意識低下がある場合，低酸素血症や高CO_2血症なども起きることがある．低酸素血症では手指や口唇のチアノーゼの有無も観察する．

b. 呼吸パターン

呼吸数の増減，深さ，リズム，努力呼吸，無呼吸の有無について観察し，無呼吸がある場合にはどのくらい持続するのかも観察する．

c. 体 位

セミファーラー位や起座位によって呼吸困難が緩和されることがある．また，患側肺を下にした側臥位では，ガス交換が効率不良となりやすいので観察が必要である．

d. 痰の性状

痰の色，量，臭い，粘稠性の有無を観察する．特徴的な性状として，ピンク色で泡沫性の痰は肺水腫，黄色の膿性痰は気道感染・肺炎が疑われる．

❸ 聴　診
a. 肺　音
呼吸に伴う異常な音を総称して副雑音という[3]．主に，肺内から発生する「ラ音」と，胸膜炎や胸水貯留で聞かれる胸膜摩擦音（ギューという雪を踏むような音）がある．
b. 喘　鳴
「ゼイゼイ」「ヒューヒュー」と表現される気道の狭窄音で，聴診器をあてなくても喉元から聞こえてくる．

（2）呼吸困難のアセスメント
呼吸困難による苦痛を，医療者が客観的に判断することはできないため，患者が表現しやすいアセスメントスケールの使用が望まれる．看護師が医師に報告したり，対応を交渉したりする際にも，スケールは役立つと考える．

アセスメントには，呼吸困難の程度・強さを評価する ① 量的評価，② 呼吸困難の種類・特徴を評価する質的評価，そして，③ 日常生活への障害の度合いを評価するインパクト評価の 3 つがある[4]．量的評価（図1）のスケールは数種類あるので，患者の年齢や理解度，身体状態などを考慮して患者とともに選択する．

---

① 数字によるスケール：Numeric Rating Scale（NRS）
　最も苦しいときを 10，苦しくないときを 0 として，10〜0 の数字で表現

② 言葉と数字によるスケール：Verbal Rating Scale（VRS）
　5：すごく苦しく，すぐに薬（または対処）がほしい
　4：安静でも苦しく，できれば早めに薬（または対処）がほしい
　3：安静でも苦しいが，少し様子をみることができる
　2：動くと苦しいが，安静で我慢できる
　1：動くと少し苦しいが，休む（眠る）ことはできる
　0：苦しくない

③ 図によるスケール：フェイススケール

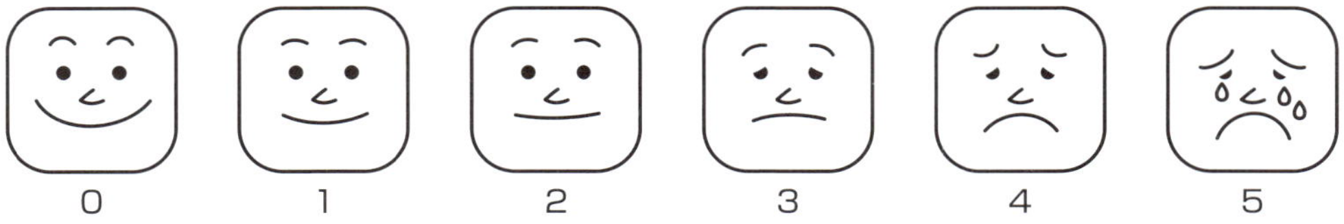

　　0　　　1　　　2　　　3　　　4　　　5

図1　量的評価のアセスメントスケール

---

❶ 数字によるスケール：Numeric Rating Scale（NRS）
最も苦しいときを 10，苦しくないときを 0 として，10〜0 の数字で表す方法で，患者の呼吸困難感の程度を簡単に確認できる．ただし，痛みについて尋ねられた患者の半数は"どう表すかわからない"と評価している[5]．

❷ 言葉と数字によるスケール：Verbal Rating Scale（VRS）

　言葉に数字を付けることでグラフ化できる．言葉の表現によっては，日常生活への影響も把握できるという利点がある．しかし，言葉の内容を覚えることが手間だと患者が感じる場合がある．

❸ 図によるスケール：フェイススケール

　顔の図（表情）のなかから，呼吸困難感の程度を表すものを選択するため，子どもや老人でも使用しやすい．ただし，感情に左右されて選択し，誤差を生じることがある．

　現在，呼吸困難にスケール表を用いることは十分に普及されていない．初めて導入する際は，必要性を患者・医療者で確認し，納得して行うことが必要である．また，先に述べた3つの評価内容を網羅して，総合的・経時的にアセスメントすることが大切である．

（3）呼吸困難のマネジメント

　マネジメントの概要は，① 原因の治療，② 酸素療法，③ 薬物療法，④ 非薬物療法で[6]，医学的治療を支えるのが呼吸理学療法や看護ケアなどの非薬物療法である．看護では日常生活のケア，リラクセーション，精神的ケアなどが重要といわれている．いかなる療法でも呼吸困難の緩和が図れないときには，患者・家族，医療者で話し合い，セデーションを考慮することになる．

❶ 原因治療（表2）

　まず呼吸困難の原因を評価して，予後の見通し，患者・家族の希望を明らかにする．次いで，患者・家族にとって価値がある治療なのかを，多職種で十分に検討する．医師から患者・家族への説明後には，看護師が理解度を確認する．そして，患者・家族が，治療のメリットとデメリットや，他の治療法も理解したうえで意思決定できるように支援する．

■ 表2　呼吸困難の原因と治療法

原因	治療法
腫瘍増大	化学療法，放射線療法
上大静脈症候群（SVC）	化学療法，放射線療法，ステント留置，ステロイド，利尿剤
がん性リンパ管症	ステロイド
胸水	胸腔穿刺，胸膜癒着術
感染，発熱	抗生剤治療
心不全	利尿剤，強心剤，抗不整脈薬
貧血	輸血

❷ 酸素療法

　がん患者の呼吸困難に対する酸素療法の有効性は，はっきりしていない．呼吸不全を伴う呼吸困難には有効であることが多い．その作用機序は，① プラセボ効果，② 三叉神経が刺激されて呼吸困難が軽減，③ 空気の流れを意識できるなどがあげられている．

酸素療法は酸素流量に合わせた器具の選択（表3）や，圧迫感やADLの制約を考慮した投与器具，使用時間の検討などが必要である．CO_2ナルコーシスを呈することがあるため，呼吸困難が改善しないからと安易に酸素流量を増やすのは危険である．意識状態，SpO_2に注意しながら微調整をしていく．患者によっては束縛感や重症感が生じ，精神的苦痛が増すため，本人の思いに耳を傾けることも重要である．

■ 表3　投与器具別の酸素濃度（%）

投与器具	酸素流量（l/分）								
	1	2	3	4	5	6	8	10	12
鼻カニューレ	24	28	32	36	40	44	×	×	×
単純マスク	×	×	×	×	40	50	60	×	×
リザーバーマスク（非再呼吸）	×	×	×	×	×	60	80	80+α	80+α

※酸素濃度（中央列見出し）
※呼吸パターンを正常と仮定

❸ 薬物療法

a. モルヒネ（表4）

無作為化試験での有効性から，薬物療法の第一選択はモルヒネである．作用機序は，① 呼吸中枢における呼吸困難の感受性低下，② 呼吸数を減らし呼吸筋疲労の緩和や酸素消費量の減少，③ 中枢性の鎮咳・鎮静効果，④ 心不全の改善などが考えられている．

副作用は，呼吸抑制，悪心・嘔吐，便秘，眠気などが出現する．対策として，悪心・嘔吐では嘔吐中枢に作用する制吐剤を予防的に定期投与し，便秘には下剤やマッサージ，温罨法を試みる．患者・家族はモルヒネに対する不安や誤解が生じるため，事前の説明が重要である．

■ 表4　呼吸困難に対するモルヒネの処方例

> **初回使用時**
>   内服：オプソ®5mgを8時間ごとに開始．
>   静脈注射：モルヒネ0.5ml（5mg）＋生理食塩水23.5ml．1ml/時間（5mg/日）．
>
> **レスキュードーズ**
>   内服：1日量の1/6〜1/10量
>   静脈注射：1日量の1/24量
>
> **増量方法**
>   1〜3日おきに効果あるまで，現使用量の20%で増量（既使用時も同様）
>
> **吸　入**
>   5〜10mg/回のモルヒネに生理食塩水5〜10mlを混ぜて，ネブライザー吸入

b. 抗不安薬

心因性の呼吸困難を考慮し，抗不安薬が推奨されている．呼吸困難から死への恐怖・不安の悪循環防止に役立つ可能性がある．副作用として眠気が出現するため，それが患者の望む状態なのかを把握する必要がある．

c. ステロイド

気道狭窄や気管支痙攣に有効で，作用機序は，① 腫瘍周囲の浮腫の軽減，② 抗炎症作用があると考えられている．副作用として，消化管出血，易感染性，高血糖，不眠などが出現するため観察が必要で，不眠への配慮としては，ステロイドの投与時間を午前中に行う．

d. 気管支拡張剤

気道狭窄や気管支痙攣に有効で，作用機序は，① 気管支平滑筋の弛緩，② 気管支拡張，③ 横隔膜の緊張性亢進がある．

e. フロセミド

近年，がん患者における有効性が報告されている．作用機序は，① 肺進展受容体の興奮，② 肺イリタント（刺激性）受容体の抑制が考えられている．処方例は，生理食塩水 2ml とフロセミド（ラシックス®）20mg/2ml をネブライザー吸入する方法がある．

❹ 呼吸理学療法

a. 口すぼめ呼吸

「フー」という音を出しながら息を吐き出すことで，気道内圧が陽圧となって，呼気時に塞がりやすい細気管支が広がり，空気が出やすくなる効果が期待できる．しかし，一過性の呼吸様式であり，長期の効果については認められていない．

b. 用手的呼吸介助

作用機序は，① 呼出量を増加させることで吸気量を増大させ，酸素効率化を図る，② 吸気の仕事量を軽減，③ パニック呼吸の修正が期待できる．

実際の方法は，下部胸郭の両外側に手を置き，呼気時に胸郭の動きに合わせながらゆっくり圧迫して，呼気時の終末まで十分に絞り出し，吸気は妨げないようにする．

c. 呼吸リハビリテーション

下肢を中心とした運動療法は，慢性呼吸不全患者の呼吸困難を改善させるため，がん患者の呼吸困難にも期待できる．QOL の向上を目的とするリハビリテーションでは，患者の意欲を大事にしながら，理学療法士，呼吸療法認定士を活用する．

d. 体位ドレナージ

気道分泌物を主気管へ誘導させるため，排痰させたい肺葉の部位を上にした側臥位にする．その際，完全側臥位が望ましいが，困難であれば最低でも 40〜60° の角度をとるようにする．

2）トータルアセスメントと看護ケア

（1）トータルディスニア（total dyspnea）

呼吸困難を抱えるがん患者は，トータルペインと同様の考え方で，「トータルディスニア（全人的呼吸困難）」として全体像を把握する[7]．加えて，目前に在る患者には過去，現在，未来があることや，呼吸困難を抱える「人間」であることを看護師は意識し，多職種と協働して全人的にかかわる（図2）．

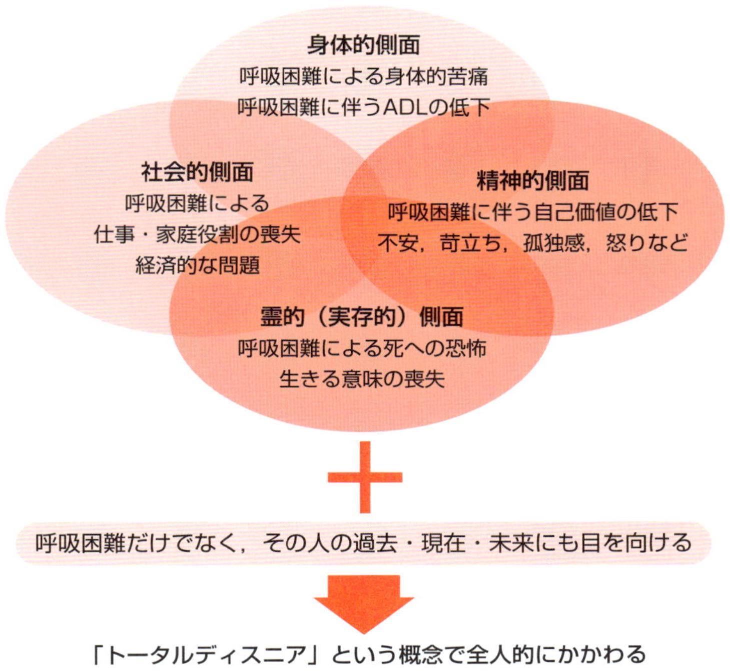

図2 トータルディスニアの実際

(図中テキスト)
- 身体的側面：呼吸困難による身体的苦痛／呼吸困難に伴うADLの低下
- 社会的側面：呼吸困難による仕事・家庭役割の喪失／経済的な問題
- 精神的側面：呼吸困難に伴う自己価値の低下／不安，苛立ち，孤独感，怒りなど
- 霊的（実存的）側面：呼吸困難による死への恐怖／生きる意味の喪失

＋

呼吸困難だけでなく，その人の過去・現在・未来にも目を向ける

↓

「トータルディスニア」という概念で全人的にかかわる

(2) 看護ケア

❶ 日常生活の援助

a. 排　泄
「最期までトイレでしたい」と訴える患者が，少しでも自己コントロール感覚をもって生活できるようにチームで対応を統一する．排泄時の努責は呼吸に変調を起こしやすいため，定期的に下剤を使用する．一方で，排泄が頻回になって呼吸困難や疲労感が増す恐れがあるため，患者の要望を尊重し，排便コントロールに努める．

b. 食　事
好きな物を味わってもらう配慮により，患者は「栄養補給の義務感」から解放される場合もある．低栄養状態は筋力の低下から呼吸困難を増悪させる．これを防ぐためには，医師・栄養士へ相談しながら，高カロリー輸液，分食，食種，軟度などを考慮する．最近ではNST（nutriton support team；栄養サポートチーム）へ依頼することもある．

c. 睡　眠
孤独感や不安が強い不眠の患者には，背中をさするなどタッチングを用いる．そばに付き添うことで，安心感が生まれて入眠が図れることがある．また，昼夜を問わずに，患者が休息できる時間帯を優先的に配慮する．

d. 体位の工夫
横隔膜を下げることで呼吸面積が広がるため，セミファウラー位や起座位が生理学的には安楽

な姿勢である．一般に患者は自然と安楽な体位を取り続けるため，体位交換やベッドマットの工夫をして褥瘡予防に努める．体位交換が苦痛を増す場合，患者の予後や希望も配慮し，皮膚・排泄ケア（WOC）認定看護師や看護チームで話し合い，ケアを提供する．

e. 排痰援助

吸入・加湿は適宜行い，自己喀痰できなければ痰の吸引を考慮する．吸引は苦痛を伴うケアであり，患者の予後や患者・家族の希望を確認したうえで決定する．吸引するのであれば口腔・鼻腔のどちらから行うのか，どこまで管を入れるのかなど看護手順を統一する．

❷ 補完・代替療法

リラックスすることで，心因性の呼吸困難の場合は緩和が期待できる．看護師は呼吸法，イメージ法，アロマセラピー，マッサージなど（アロマセラピー，マッサージについては「緩和ケアとしての補完代替療法」p.12を参照）を提示し，患者がやってみたい方法を実施する．患者にとって対処法を選択でき，習得することは，自己コントロール感の獲得につながる．以下で，呼吸法とイメージ法について簡単に紹介する．

a. 呼吸法[8]

横隔膜を介した深呼吸（呼気と腹式呼吸を意識）が大切である．はじめのうちは腹部に手を置き，呼気時に手（腹部）を持ち上げることを意識し，腹式呼吸ができるようになったら，呼気時に肩や全身の力を抜くことも意識するように指導する．

b. イメージ法[9]

五感を通して自由なイメージを浮かべるイメージ法と，治療者（看護師）が誘導的にイメージを引き出す誘導イメージ法がある．

❸ 精神的ケア

a. 体験の傾聴と対話

患者の呼吸困難の訴えを傾聴することで体験を理解でき，共感が生まれて信頼関係を構築できる．さらに，患者が語った関心事を対話する過程では，自己洞察や意味づけ（意味づけを促すケアについては「がん患者・家族の希望の尊重と意味を見いだすことへの支援」p.133を参照）ができ，呼吸困難を抱えながらも，自分らしく生きるきっかけにつながる．

b. 目標設定

「呼吸困難がない状態」を目指すことが難しい場合，患者とともに新たな目標を設定する．その過程で，生きる意味や気力を抱くことがある．

c. 状況説明

不安は，呼吸困難の悪化につながる．看護師として，患者・家族の疑問や質問に答える姿勢を示し，環境や時間を調整して常にコミュニケーションをとることが大切である．

❹ チームアプローチ

a. 医師とのコミュニケーション

医師とは，教育背景や立場の違いから倫理観や価値観が異なることがある．それを念頭におき，お互いが歩み寄って，患者・家族により良い医療を提供するために話し合うことが大切である．

b. 看護師間での感情共有

呼吸困難で苦しむ患者を目前にして,「手助けできない」と無力感を感じてつらくなったり,その場から逃げたい衝動に駆られるなどの陰性感情が生じることがある.これは,看護師同士で語り合うことで緩和されるといわれている.

3) 事 例

プロフィール

> Aさん,80歳代,女性,急性骨髄性白血病.
> Aさんは完全寛解して自宅療養中に,白血病が再発して入院した.胸水貯留による低酸素血症で酸素療法を開始し,息苦しくなると「胸がたいそい(だるい)」と訴えたり,「たいそくてもトイレでしたい」と日常生活での希望を述べた.Aさんは「十分に生きた.少しでも楽でありたい」と,化学療法を拒否していたが,医師と家族の話し合いにより,化学療法を開始した.

看護ケアの実際

Aさんの呼吸困難の表現を看護スタッフに伝え,排便だけはトイレで行えるよう排泄の援助に努めた.化学療法や原因治療を受けるAさんについて,家族の思いを傾聴してみると,Aさんにとって楽になる治療を希望していることがわかった.

筆者が医師に,フェイススケールで把握した呼吸困難の情報を提供したり,本人・家族の希望を代弁することで,モルヒネによる薬物療法導入のきっかけをつくることができた.チームアプローチの調整に努めてかかわったあと,Aさんの全身状態が悪化して家族が見守るなかで永眠された.家族は「本人の希望どおりに逝かせることができた」と,筆者らに感謝の念を述べた.

おわりに

「苦しいから話したくないだろう」「動かさないほうがいいだろう」と決めつけてはならない.日々変化する呼吸困難を抱えても,より良い生活ができるように,患者を中心にチームでケアを考え,看護実践していくことが重要である.

(我妻孝則)

■ 文献 (10〜19は参考文献)
1) 小原弘之:がん患者の呼吸困難の診断.看護技術,51(8):15,2005.
2) 斉藤龍生,中澤美江子:呼吸困難のマネジメント.エキスパートナース,16(14):57,2000.
3) 藤崎 郁:フィジカルアセスメント完全ガイド.pp75-76,学習研究社,2005.

4） 田中桂子 監修：がん患者の呼吸困難マネジメント．pp15-18，照林社，2004．
5） 近藤まゆみ，的場元弘：ナースが向き合うがんの痛みと看護の悩み．p91，エルゼビア・ジャパン，2000．
6） 前掲書4），p20．
7） 前掲書4），p4．
8） 荒川唱子，小板橋喜久代：看護にいかすリラクセーション技法．pp24-25，2004．
9） 前掲書8），p54．10）前掲書4）．
10） 小原弘之：がん患者の呼吸困難の診断．看護技術，51(8)：15-18，2005．
11） 的場元弘，外須美夫：がん患者の痛み以外の症状緩和．ペインクリニック，22(6)：830-831，2000．
12） 斉藤龍生：呼吸器症状の対策．外科治療，85(5)：516-523，2001．
13） 3学会合同呼吸療法認定士委員会：第10回3学会合同呼吸療法認定士認定講習会テキスト．pp177-197，2005．
14） Snyder M，Lindquist R：Complementary/Alternative Therapies 1 in Nursing (3rd ed)．野島良子，冨川孝子 監訳：心とからだの調和を生むケア．1999．
15） 前掲書8），pp2-64．
16） 近藤まゆみ，嶺岸秀子 編著：がんサバイバーシップ―がんとともに生きる人びとへの看護ケア．pp48-59，医歯薬出版，2006．
17） 遠藤恵美子：希望としてのがん看護―マーガレット・ニューマン"健康の理論"がひらくもの．医学書院，2003．
18） 斉田まち子：肺がん終末期の呼吸困難時における看護者の役割．看護教育研究集録31，神奈川県立保健福祉大学実践教育センター，pp251-257，2006．
19） 緩和ケア普及のための地域プロジェクト（厚生労働科学研究 がん対策のための戦略研究）：ステップ緩和ケア online（http://gankanwa.jp/tools/step/condition/breathing/index.html）

各論 1. がん患者が体験する身体面の主な症状コントロールの実際

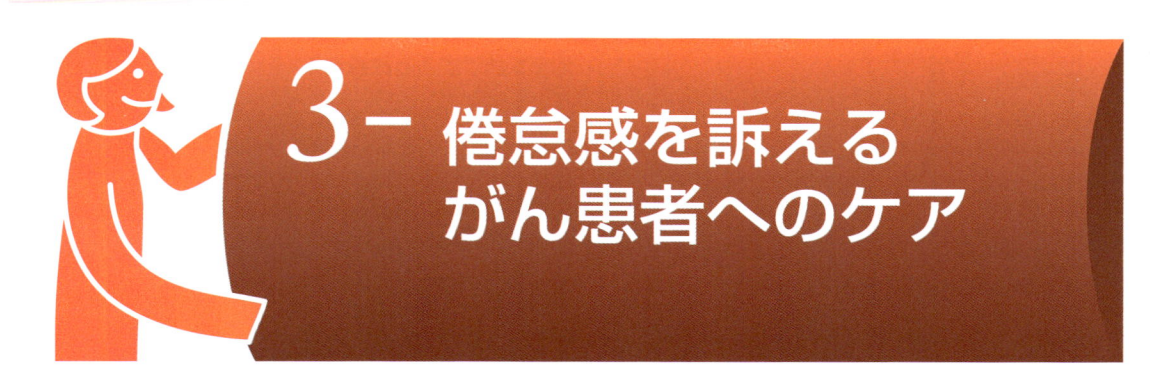

3 — 倦怠感を訴える がん患者へのケア

はじめに

　エンドオブライフ・ステージの患者のほとんどが倦怠感を体験している．患者にとって倦怠感は体力も気力も奪い，日常生活に大きく影響を及ぼす症状である．しかし，その病態や治療として明確なものはなく，倦怠感を体験している患者を前に看護師は悩むことも少なくない．ここでは，倦怠感とは何か，どのようにアセスメントし看護ケアを考えるかについて紹介する．

1) 倦怠感とは

　倦怠感は人間が生存するために必要な能力が，ある程度制限されたときに起こる感覚であり，身体的・精神的・認知的という3つの異なる側面において，エネルギーや活動能力の低下により休息しても回復しない持続的な状況であり，主観的な感覚[1]である．

　患者は倦怠感を「身の置き所がない」「気力がわかない」「寝ても起きても楽にならない」「集中できない」「自分のことなのにどうしたらいいかわからない」「これはうつ病だろうか」などと表現する．患者にとって倦怠感は，身体的な苦痛のみならず多側面への苦痛をもたらす．例えば，次のようなことがある．

・他者との交流自体がエネルギーを消耗し，相手に気を使うわずらわしさから疎遠になり，普段なら気にとめない言動に苛立ち，家族や友人との人間関係が変化する．
・これまでのように職場や家庭での役割を担えず喪失感を抱いたり，生きる意味に悩んだり，こんなにつらいなら死んでしまいたいと思う．

　このような様々な苦痛をもたらす倦怠感の原因はいろいろで，必ずしも1つの原因とは限らない．しかし，倦怠感の原因がはっきりしている場合には，その治療が倦怠感の緩和につながる（表1）．終末期に特有な原因としては，がん悪液質がある．

■ 表1　倦怠感の原因と治療・対策

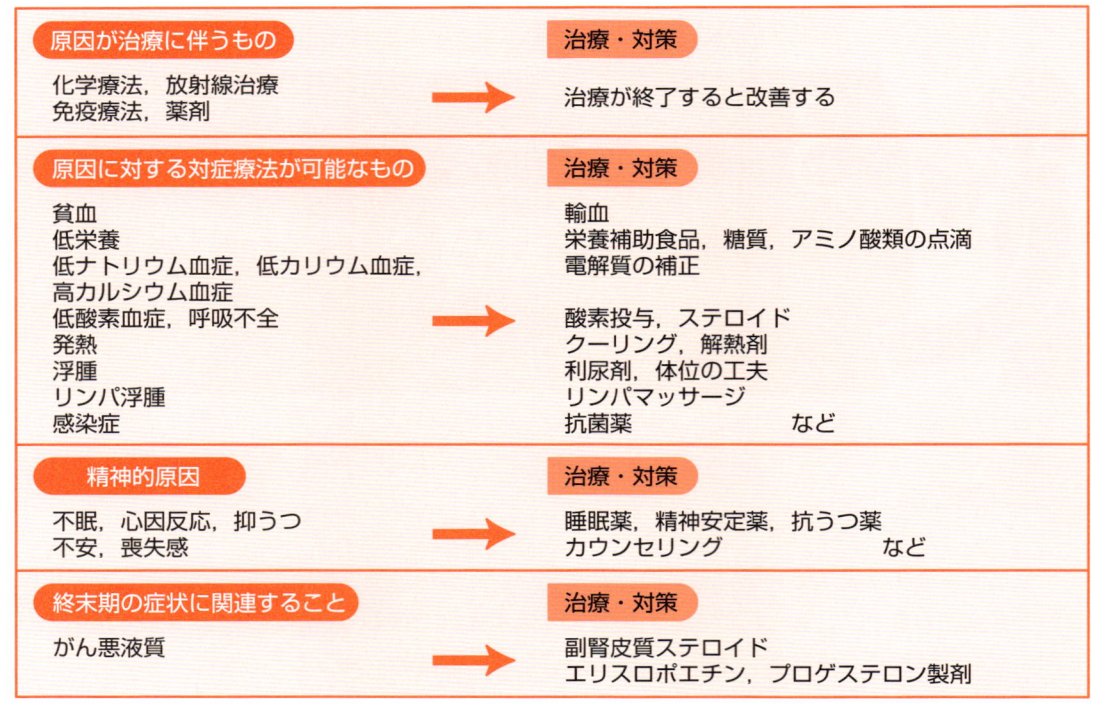

原因が治療に伴うもの	治療・対策
化学療法，放射線治療 免疫療法，薬剤	→ 治療が終了すると改善する

原因に対する対症療法が可能なもの	治療・対策
貧血 低栄養 低ナトリウム血症，低カリウム血症， 高カルシウム血症 低酸素血症，呼吸不全 発熱 浮腫 リンパ浮腫 感染症	輸血 栄養補助食品，糖質，アミノ酸類の点滴 電解質の補正 酸素投与，ステロイド クーリング，解熱剤 利尿剤，体位の工夫 リンパマッサージ 抗菌薬　　　　　　　　など

精神的原因	治療・対策
不眠，心因反応，抑うつ 不安，喪失感	睡眠薬，精神安定薬，抗うつ薬 カウンセリング　　　　　　など

終末期の症状に関連すること	治療・対策
がん悪液質	副腎皮質ステロイド エリスロポエチン，プロゲステロン製剤

（文献3），4）を参考に作成）

2) 倦怠感のアセスメント

　患者が体験している倦怠感をどう理解し，看護ケアにつなげるか．倦怠感は主観的な感覚であるため，倦怠感について患者に尋ね，患者の言葉に耳を傾けることが重要である．医療者が倦怠感は仕方ないと諦め，患者も我慢するしかないと考えてしまうことは避けねばならない．

〈アセスメントする際のポイント〉
・倦怠感について尋ね，話題にする．
・倦怠感をどのように知覚し，体験しているか（倦怠感の程度，倦怠感により支障をきたしていることは何か，など）尋ねる．
・倦怠感へどう対処しているか．
・患者が援助を必要としていることについて，専門知識を用いて看護ケアを考える．

　倦怠感をアセスメントするツールに倦怠感スケールがある．これは1つの側面からアセスメントする一次元尺度と，多側面からアセスメントする多次元尺度がある（表2）．一次元尺度は，倦怠感の程度しか明確にできないが，簡便で，倦怠感のパターンを継続して把握できる．多次元尺度は，出現強度，情緒・精神的側面，日常生活への影響などが含まれ，状態を詳細に把握できるが，項目が多く，患者の負担になる場合もある．そのため，一次元尺度を臨床用に，多次元尺度を研究用に用いる使い分けも提案されている[2]．

■ 表2 倦怠感スケール

1つの側面からアセスメントする倦怠感スケールの例
Visual Analog Scale（VAS） Numerical Rating Scale（NRS） 感情プロフィール検査（POMS）の倦怠感下位尺度
多側面からアセスメントする倦怠感スケールの例
Piper 倦怠感スケール（神里 訳）[5] 22項目 Cancer Fatigue Scale）[6] 15項目

（文献2）を参考に作成）

3）看護ケア

（1）倦怠感を体験している患者への看護ケア

倦怠感は治療が困難であり，全身衰弱に伴い進行する．さらに，終末期の患者は，倦怠感以外にも様々な苦痛を体験している．そのようななかで短時間でも快と感じられる時間を過ごすことができれば，その時間がもつ意味は大きい．そのためナースの役割は大きく，患者を全体的にとらえた看護ケアが求められる（表3）．

倦怠感を体験している患者の活動は，エネルギーの消耗を抑えて効果的に行う必要があり，優先したいことを確認しながら看護ケアを行うことが大切である．患者は，自立して行えることが減っても，決定する力はもっている．ナースは患者がもっている力を発揮できるよう，自己のコントロール感覚を尊重した支援を行うことが重要である．

■ 表3 倦怠感を体験しているがん患者への看護ケア

症状コントロール
・倦怠感のアセスメント ・薬物の使用と効果を確認
清潔への援助
・倦怠感のため，清潔を保つことが困難になる．入浴や清拭，足浴などは爽快感につながり，新陳代謝が高まる ・すべてを自力で行うことが困難でも，準備など一部を介助することで清潔が保てる場合もある ・看護師は，自力で動ける患者が，倦怠感のためにセルフケアできていないことに気づきにくい 　特に歯磨きや爪切りができていないことは見過ごされがちである
食事への援助
・患者の希望を取り入れながら，低栄養による倦怠感や，倦怠感による食欲低下を体験しているがん患者の食事の内容や形態，高カロリー補助食品，点滴などについてNSTと協働し検討する ・倦怠感による苦痛を感じているがん患者にとって，少しでも食べることができるという安心感や，食べることを楽しめる時間を過ごせることには意義がある
睡眠の確保
・不眠は倦怠感を悪化させるため，睡眠薬を使用する ・アロマテラピー，音楽，足浴などを取り入れる

つづく

活動と休息への援助
・倦怠感の強くなる時間，調子がいい時間といった1日のパターンを把握し，それに合わせた活動と休息のバランスをとり，エネルギーの消耗を最小限にした過ごし方を考える
・倦怠感があり，枯渇しているエネルギーを何に使うか，何を優先したいか確認しながら，負担が少なく生活する方法を検討する．優先したいことにエネルギーを使えるようにするために，それ以外のことを他者に依頼してもよいことを伝える
・倦怠感は休息しても改善はしない．一度に長時間の休息をとるよりも，頻回に短時間とる方がよい
・必要以上の安静は，筋肉のこり，委縮につながり，さらに倦怠感を助長するため，適度な運動を取り入れる
・気分転換になることを患者とともに探し，ケアに取り入れる
心と身体の調和を生むケア
・補完療法（瞑想，イメージ療法，太極拳，ヨガ，マッサージ，絵画療法，回想療法，音楽療法，ユーモア，ペットセラピー，漸進的筋弛緩療法，アロマセラピーなど）は，心身のバランスを調整し自然治癒力を高める
・ラベンダーオイルを用いた足浴が倦怠感に効果があると示した研究報告がある[7]
・筆者は，入浴剤を用いた足浴を実施し，温泉気分を味わえると喜ばれた体験がある．効果の検証はしていないが1つの方法であると考える

（2）チーム医療におけるナースの役割

チーム医療の大切さは様々な場面でいわれているように，倦怠感を体験している患者においても同様である．それぞれが専門知識を活かしてあらゆる面から患者をとらえ，協力して患者の苦痛の緩和をめざす（図1）．その際，ナースの役割は患者の擁護者となり，チーム医療が円滑に行えるように調整をすることである．

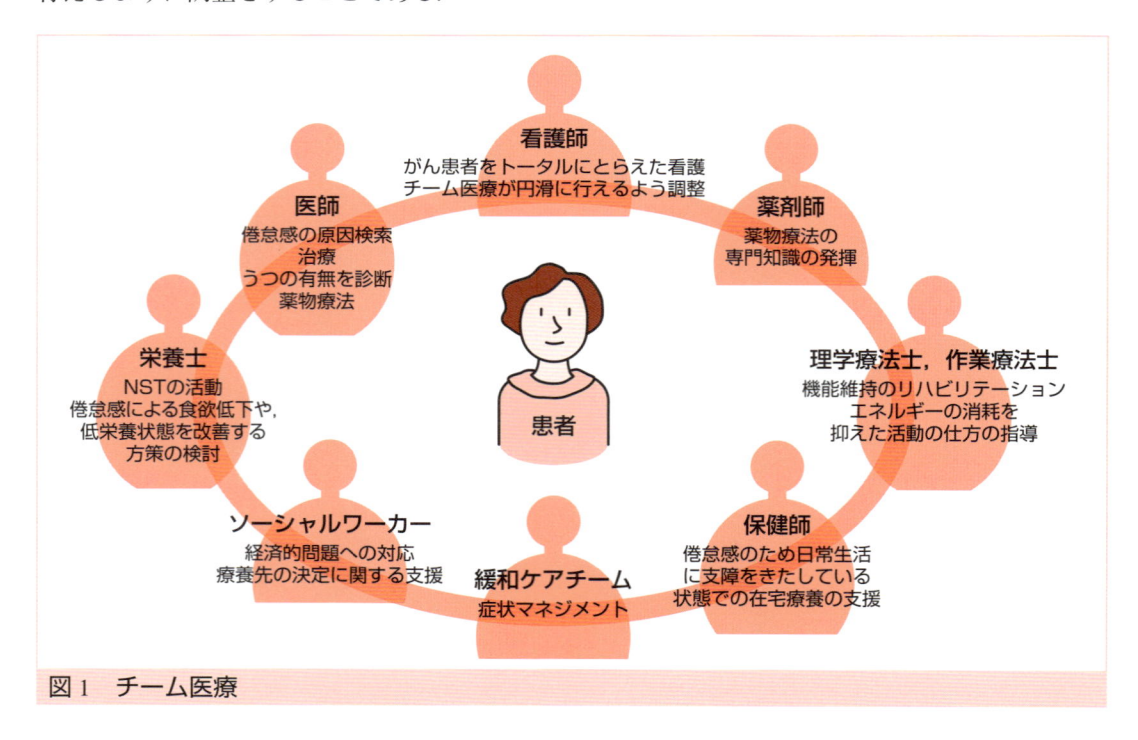

図1 チーム医療

- **看護師**：がん患者をトータルにとらえた看護 チーム医療が円滑に行えるよう調整
- **医師**：倦怠感の原因検索 治療 うつの有無を診断 薬物療法
- **薬剤師**：薬物療法の専門知識の発揮
- **栄養士**：NSTの活動 倦怠感による食欲低下や，低栄養状態を改善する方策の検討
- **理学療法士，作業療法士**：機能維持のリハビリテーション エネルギーの消耗を抑えた活動の仕方の指導
- **ソーシャルワーカー**：経済的問題への対応 療養先の決定に関する支援
- **緩和ケアチーム**：症状マネジメント
- **保健師**：倦怠感のため日常生活に支障をきたしている状態での在宅療養の支援

(3) 家族への援助

家族は，つらそうな患者へどう声をかけたらいいか，何をしてあげたらいいかと困惑している．家族の苦悩を和らげるため，具体的なかかわり方を伝え，家族が患者と向き合えるような支援が大切である．同時に，終末期の患者の家族であるため悲嘆の援助も忘れてはならない．

〈家族への援助として伝えること〉
・倦怠感はなぜ起こるか．
・患者や家族が悪いわけではないこと．
・患者の調子がいい時間帯はいつか，患者とナースが倦怠感にどう対応しているか．
・患者のために家族ができることは何か．
・患者のつらさを受け止めて向き合う方法（傾聴，共感，プレゼンスの意義，解釈したり意見を押し付けすぎないこと，互いに正直に思いを伝えること，など）．

4) 事 例

プロフィール

> 西さん（仮名），60歳代，女性．
> 腎臓がんの終末期で骨転移による腰痛と食欲低下のため入院してきた．
> 入院後，麻薬の増量により疼痛は緩和されたが，貧血やがん悪液質による倦怠感のため「だるくて何もしたくない」と臥床がちで，清潔に関する援助は断ることが多かった．倦怠感に対して輸血を行い，ステロイドが開始された．
> 西さんは何度もトイレに通い体力消耗が著しかったが，「排泄は自立していたい」「寝たきりになるといけない」と頑張っていた．西さんには「入院して家族の世話ができなくなり，妻として母としての役割が取れない」という喪失感があった．家族は西さんになんと言葉をかけたらいいか戸惑い「食べないと歩けなくなるよ．気持ちの問題だから頑張って」と励ました．しかし，西さんは家族の思いに応えたくてもどうすることもできず，励まそうとする家族へ「つらさをなぜわかってくれないの」と苛立ちをぶつけた．そして，大好きな家族に苛立つ自分自身に落ち込んでしまい，西さんと家族，双方の苦悩は増していた．

看護ケアの実際

1) 西さんが優先したいことを確認し，活動と休息について相談した．西さんはトイレに通う疲労感のために，家族との面会のときに話をする気力が残ってないと感じていた．そして，排泄の自立よりも，家族との面会をもっと大切にしたいと考えていることがわかった．そこで，排泄による体力消耗を抑えるために，尿道カテーテルを留置した．そのことで家族との面会時に，西さんは気持ちのゆとりをもって話ができ，気分がいいときには車椅子で散歩する時間をもてるようになった．

2) 看護師は西さんの調子がいい午後の時間帯に合わせて清潔援助を行った．西さんは「全身清拭はつらいけど，足浴は気持ちいいし，楽になる」と好んだ．さらに，足浴をきっかけに全身清拭やリフトバスも受け入れるようになった．
3) 西さんの倦怠感による全人的苦痛には，タッチングと傾聴を用いて対話を続けた．西さんは「話すことですっきりする」と感じており，看護師との交流を通して自分の価値観を再認識でき，考えをまとめることにつながった．
4) ステロイドの開始後，食事が食べられ，気力もわいてきたと感じた西さんは外泊を希望した．「もっと元気になったら外泊しよう」と西さんも家族も考えていたが，看護師はいずれステロイドの効果がなくなる時期がくるので，外泊するならタイミングを逃さない方がいいと考え，西さんと家族の後押しをし，外泊の準備を進めた．
  外泊中は西さんも家族も，不安を感じることもあったが，それ以上にお互い満足する時間を過ごせた．
5) 家族には，倦怠感について説明し，西さんの思いを伝え，かかわり方のアドバイスを行った．その後，家族は無理に励ましたりせず，西さんのペースを尊重し，側にいて西さんの思いを受け止めながら，最期まで寄り添うことができていた．

おわりに

　倦怠感の表現や生活への影響が様々であるように，患者が快と感じることも様々である．倦怠感の治療や看護ケアにはこれという答えはないが，諦めずにチームで相談し，患者がもっている力を高めながら看護ケアを実践し，患者が快と感じられる時間を積み重ねていく努力を続けることが大切と考える．

（岩本純子）

■ 文献
1) 阿部まゆみ：倦怠感緩和のための看護技術．ターミナルケア，11(Suppl)：277-285，2001．
2) 神里みどり：がん患者の倦怠感のアセスメント．看護技術，51(7)：15-21，2005．
3) 村上國男，畠山共子：倦怠感の原因とメカニズム．がん看護，4(4)：289-291，1999．
4) 森脇俊和，兵頭一之介：がん患者の倦怠感に対する薬物療法．看護技術，51(7)：22-25，2005．
5) バーバラ・パイパー，神里みどり：がん患者の倦怠感を引き起こす要因とアセスメント．エキスパートナース，15(10)：44-51，1999．
6) 奥山　徹，明智龍男・他：わが国で開発されたがん患者の倦怠感アセスメントスケール Cancer Fatigue Scale．エキスパートナース，15(10)：54-59，1999．
7) 宮内貴子，小原弘之・他：終末期がん患者の倦怠感に対するアロマテラピーの有効性を検討―ラベンダーを使用した足浴とリフレクソロジーを実施して．がん看護，9(4)：356-360，2004．

各論 1. がん患者が体験する身体面の主な症状コントロールの実際

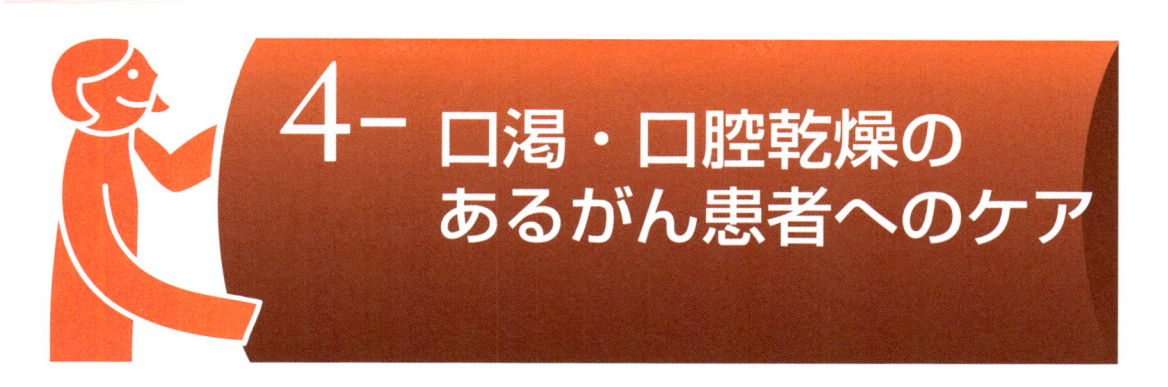

4 — 口渇・口腔乾燥のあるがん患者へのケア

はじめに

　人は食事を摂取することによって基本的欲求を満たされ，食べるという行動が生きることへの意欲につながる．そして，食べることは健康の保持・増進，健康の回復に直接かかわるという，人にとって欠かすことのできない行動でもある．しかし，その行動ができないために生命の危機に陥ることもある．その人がその人らしく生きていくためには"食べること"が基本であり，その支援をする医療職者の役割は，人へ"生きることへの尊厳"を表すことでもある．

　特にがん患者は，化学療法や放射線治療などによる免疫機能の低下に加え，全身の衰弱や低栄養状態により，口内炎や口腔内の乾燥が起こる．口腔内乾燥は唾液の自浄作用の低下をきたし，口から食べることを断念せざるを得ないことにもなる．このような病態になると，食べたいという欲求をもっていても食べることをやめざるを得ないと同時に患者のQOLを低下させる．さらに生きることへの意欲にかかわるため，看護者としてその人がその人らしい人生を全うできるように支援をすることは重要な役割である．

1）口腔乾燥症とは

　口腔乾燥症は口腔内が乾燥している状態を示す症状名であるが，唾液分泌量の低下や口腔粘膜の乾燥による症状が主症状である．この唾液低下や口腔乾燥は，正常な口腔機能が発揮できず，咀嚼障害や嚥下障害，味覚障害などの症状が発現しやすくなる．唾液は粘膜保湿や口腔の自浄作用などに役立っており，口腔内の潤滑油的役割を担っている．この唾液の減少や口腔乾燥がもたらす弊害については図1に示した．

図1 口腔乾燥および関連症状

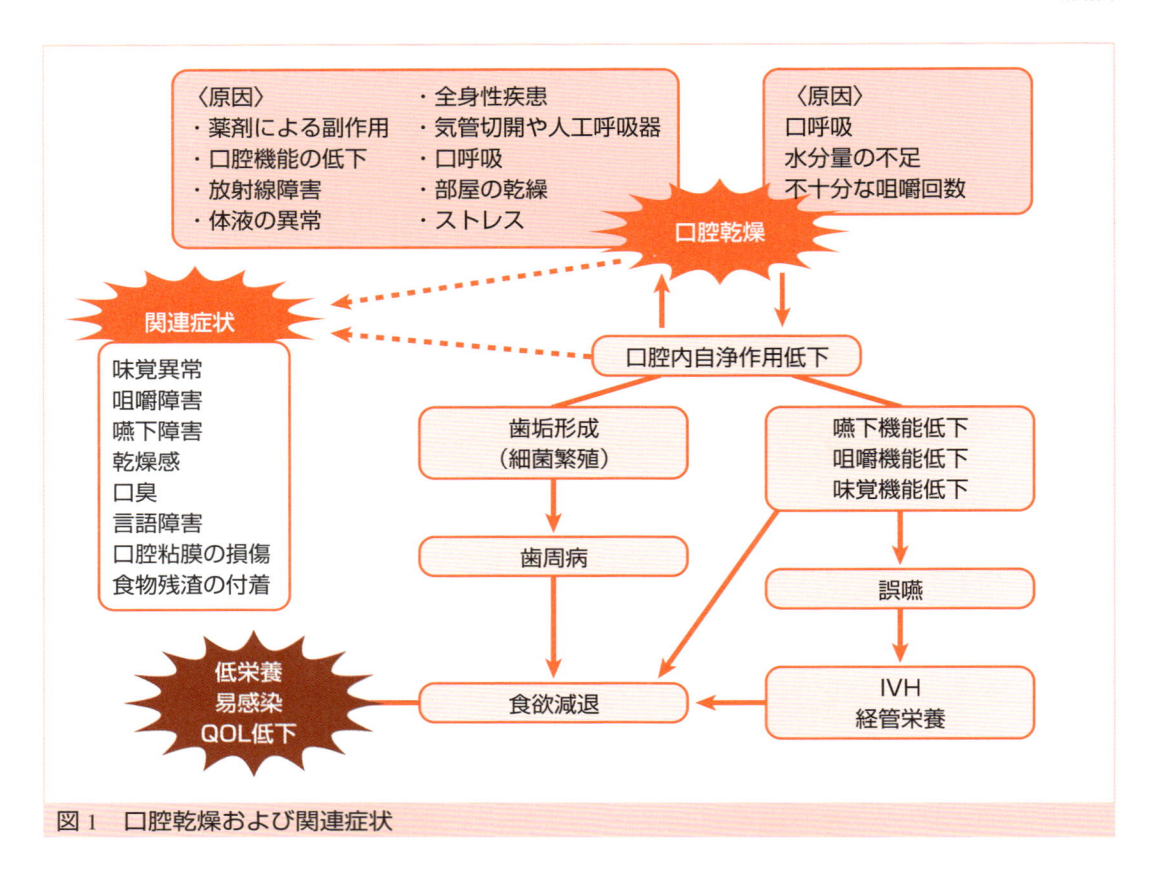

〈原因〉
・薬剤による副作用
・口腔機能の低下
・放射線障害
・体液の異常
・全身性疾患
・気管切開や人工呼吸器
・口呼吸
・部屋の乾燥
・ストレス

〈原因〉
口呼吸
水分量の不足
不十分な咀嚼回数

口腔乾燥

関連症状
味覚異常
咀嚼障害
嚥下障害
乾燥感
口臭
言語障害
口腔粘膜の損傷
食物残渣の付着

口腔内自浄作用低下
歯垢形成（細菌繁殖）
嚥下機能低下
咀嚼機能低下
味覚機能低下
歯周病
誤嚥
食欲減退
IVH
経管栄養

低栄養
易感染
QOL低下

2) 口腔乾燥のある患者のアセスメント

(1) Q&A ―アセスメントの前に

Q1. 口腔乾燥を改善することが，そのがん患者にとってなぜ重要であるかを知っていますか？

A ① 口腔機能を正常に保つために重要
　② 口腔乾燥が身体に及ぼす弊害があるため
　　・口腔粘膜の萎縮
　　・萎縮による粘膜の炎症や疼痛
　　・自浄作用低下による食物残渣の停留，舌苔の付着，カンジダ症の発症
　　・咀嚼障害，嚥下障害，誤嚥の可能性
　③ 味覚障害により食べた気がしない，食べることへの意欲が減退し苦痛があるため
　④ 構音障害により発声困難およびコミュニケーションがとれず，人間関係に影響するため

Q2. 口腔乾燥がそのがん患者になぜ起こっているのか，その原因を知っていますか？

A ① 低栄養状態による口腔粘膜障害
　② 化学療法や放射線治療による副作用（口内炎や口腔粘膜障害）
　③ 口内炎や口腔粘膜障害の疼痛による食事摂取量の減少

④ IVHや経管栄養による唾液の自浄作用低下
　　　⑤ 気管切開や人工呼吸器装着による口呼吸
　　　⑥ 口呼吸
　　　⑦ 摂取水分量の制限や不足
　　　⑧ ストレスの持続
Ｑ３．口腔乾燥症の関連因子について知っていますか？
Ａ　　① 唾液分泌量
　　　② 舌や口腔乾燥による唾液攪拌能力
　　　③ 舌乳頭萎縮による唾液の保水能力の低下
　　　④ 浸透圧の調節障害
　　　⑤ 唾液の粘性や味覚
　　　⑥ 義歯の不適合
Ｑ４．唾液の口腔機能に対する効果を理解していますか？
Ａ　　① 咀嚼・嚥下機能の改善
　　　② 口腔粘膜の保護
　　　③ 食塊形成による嚥下
　　　④ 味覚機能の維持および改善
　　　⑤ 誤嚥の予防
Ｑ５．口腔の加齢変化と食との関連を知っていますか？
Ａ　　① 歯の喪失が食機能に影響を与える
　　　② 唾液分泌量の加齢変化

(2) アセスメントに必要な情報（観察事項）

　私たちが食べる機能,話す機能,笑う機能を維持していくためには口腔ケアは欠かせない．また，日々の日常生活援助活動のなかでも看護の質を最もよく現しているのは患者の口腔内の状態であるといわれている．隠れた部位の見えないところに看護ケアの重要な鍵があるといっても過言ではない．

　しかし，臨床現場で何人の医師や看護師が患者の口腔内まで，毎日きちんと観察しているのか疑問である．看護師は毎日担当者がモーニングケアやイブニングケアに取り組む．その実施記録に異常状態の記載がないから「よし」としているのか，あるいは全くの無関心ということが考えられる．みえないところには様々なマイナス要因が潜んでいる．

　がん患者に対する様々な治療や精神的ストレスは口腔内に大きなダメージを与えることが多く，また歯磨きやうがいなどのセルフケア能力も低下してくる．口腔内に目を向けなかったことが，患者の生きる意欲を下げることにならないように，看護師だけではなく医師も１日１回，必ず口腔内の観察（表1）を行うことが大切である．

■ 表1　口腔内観察事項

口腔問題の原因および関連要因の明確化（疾患，治療，食事など）
1. 歯の欠損，義歯，食物残渣の有無，発赤・出血・疼痛の有無 粘膜の色調，粘膜の乾燥や湿潤状態，舌や口唇の亀裂・乾燥
2. 唾液の分泌状態
3. 口内炎の有無，口臭・味覚障害の有無
4. 開口障害および程度，嚥下障害および程度の有無
5. 治療との関係（薬剤，放射線療法，人工呼吸器装着，気管切開の有無，経管栄養，IVHなど）
6. 食事内容および摂取状況，咬筋状態（食べ物を咀嚼する力，咀嚼時の疼痛の有無），口輪筋（ストローを吸う力）
7. 清潔ケアの実施状況
8. セルフケア能力
9. 病態と重症度
10. ストレスの有無

3）口腔ケアの実際

（1）口腔ケアのポイント

a. ケアを患者が受け入れ，患者の協力のもとに実施する．
b. 患者の病態に応じた手順・方法を選択する．
　① 口腔内細菌の減少および苦痛を与えない．
　② 誤嚥を防止するための体位を選択する．
　③ 唾液嚥下ができない患者には，水分の流入でむせや誤嚥が生じやすいため，原則として水分を使用しない．
　④ 口呼吸など，口腔乾燥が重度の場合には水分補給ではなく，保湿成分を含有した絹水®やオーラルウエット®による保湿剤の使用が好ましい．また，オーラルバランス®などの保湿ジェルの塗布による蒸散防止が効果的である．
　⑤ 疼痛を誘発するような行為（ケア時の用具，ブラッシング法，洗浄剤，洗浄液の温度，開口方法など）をしない．
　⑥ 口腔乾燥がある患者の場合，食事を摂取する前に粘膜の保湿を目的としたケアが必須である．
　⑦ 舌苔は唾液量が低下すると付着量も増加し，口臭が悪化する．また食事形態でも舌苔量は変化し，普通食より軟食や非経口摂取の場合が多い．嚥下障害や開口障害がない場合，できるだけ経口摂取ができるように支援する．
　⑧ 唾液分泌量が減少した口腔乾燥のある患者は義歯のトラブルがみられる．唾液による粘着

力や接着力が低下し，口腔粘膜の保湿度が低くなるためである．また義歯により乾燥した粘膜に外傷性潰瘍を引き起こすこともあるため注意する．
⑨ 口腔機能低下の可能性がある患者には唾液分泌を促すような口腔リハビリテーションも有効である．顎下腺や耳下腺などに対するマッサージや舌体操などがある．ただし，リハビリテーションが闘病意欲の低下にならないように，病態を考慮しながら行う．

c. ケア時，全身状態を考慮しながら実施する．
d. 薬剤は適切に使用する．

① 唾液が減少している場合，塩酸セベメリンやアネトールトリチオン，その他の製剤が用いられるが，適応の有無を医師・歯科医師に確認後使用する．その場合，副作用から回避するためにも適量・回数を厳守する．
② 口腔乾燥症改善のために白虎加人参湯（びゃっこかにんじんとう）と滋陰降火湯（じいんこうかとう）などの漢方薬もあるが，患者の体質や症状に応じて選択される．生体の水分調節能力や体液分泌の状態，体質などを的確にアセスメントした結果選択されるので，正しく使用する．
③ 医薬品全体の約30％に口渇の副作用があるといわれている．特に重症患者や末期の患者の場合，解熱鎮痛消炎薬，利尿剤，化学療法薬，麻薬などを使用する頻度が高いことから，副作用と口腔乾燥との関連に注目して観察をする．
④ 口腔内の乾燥が重度の場合や唾液の分泌量が少ない場合，サリベートなどの人工唾液を用いる．また保湿のためには絹水®やオーラルウェット®が効果的である．しかし，誤嚥の可能性がある場合には使用方法に注意する．
⑤ アルコール含有の洗口液は乾燥傾向のある粘膜には刺激が強いため，注意を要する．

(2) 事 例：

プロフィール

20歳，女性，大学生．急性骨髄性白血病．
入院1週間後から寛解導入化学療法，経静脈栄養法（IVH；intravenous hyperalimantation）を開始した．身長157cm，体重46kg，赤血球285万/μl，Hb7.6g/dl，Ht23.6％，白血球1,200/μl，血小板2.8万/μl，CRP3.8mg/dlであった．化学療法後嘔気，口内炎，歯肉出血に伴い食事が全く摂れない状態である．また39℃台の高熱が続き，口腔内乾燥，口渇を訴えるが，水分補給も十分できない状態である．

口腔ケアのポイント

(1) 白血病細胞の増殖に対する化学療法に伴い骨髄抑制が起こり，顆粒球が減少する．そのため感染の危険性が高まるため，口腔ケア時の感染に十分注意する．
(2) 抗がん剤による粘膜組織破壊や唾液腺分泌障害を起こす．嘔気や食欲不振，口内炎さらに口腔内乾燥，唾液減少に伴う自浄作用も低下することから，病状を悪化させる危険性がある．
(3) 歯肉出血や口内炎は食物の接触による疼痛を助長するため，さらに食欲を低下させ，体力の

低下につながる．

看護上の問題

#1：白血病細胞の増殖または抗白血病薬多剤併用療法に伴う骨髄抑制による顆粒球減少に関する感染の危険性
#2：口内炎や歯肉出血，口腔内乾燥，飲食の刺激による食欲不振に関連した栄養状態の変調
#3：発熱による代謝の亢進や骨髄抑制に関連した出血の危険性

援助計画のポイント

#1：①滅菌された口腔ケア用具を使用する．
　　②歯ブラシの使用は禁止し，消毒済みのスポンジブラシや綿棒を使用する．
#2：①食欲を低下させる要因を除去する．
　　②食品は生ものを禁止するが，その他，患者の好む過熱した物を食べられるときに与える．
#3：①解熱を図る．
　　②出血を飲み込まないように指導する．
　　③血餅が付着している場合，無理に除去しない．

おわりに

　口腔内乾燥患者の口腔ケアは多くのメリットがある．患者の安全と尊い生命を守り，生きる意欲につながるようなケアの提供者であってほしい．
　そのために再度確認していただきたいことは，「その患者になぜこのような口腔内乾燥という状態が起こっているのか」「口腔内が乾燥しているとその患者にどのような弊害をもたらすか」ということを，しっかり把握・認識してより良い看護ケアの方法を選択していただきたい．

（山田静子）

■ 文献

1) 柿木保明，山田静子 編：口腔乾燥と口腔ケア．医歯薬出版，2005．
2) 藤崎　郁：フィジカルアセスメント完全ガイド．学習研究社，2001．

各論1. がん患者が体験する身体面の主な症状コントロールの実際

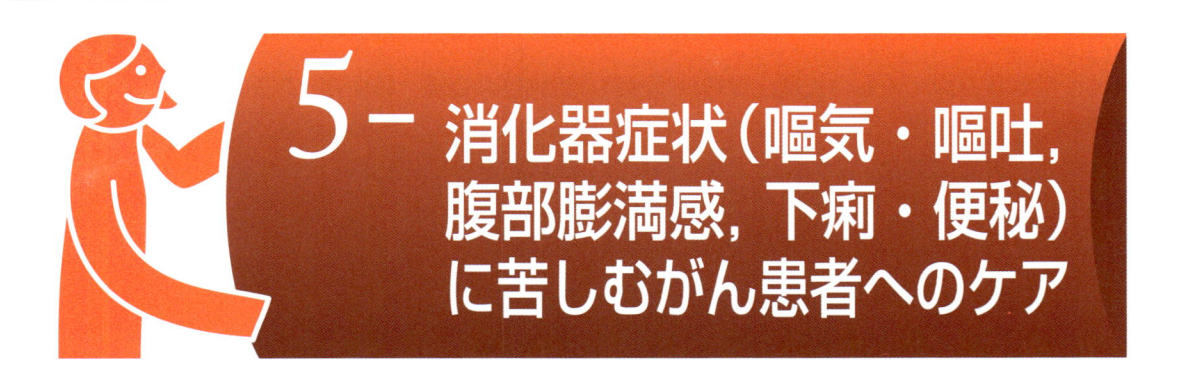

5 — 消化器症状（嘔気・嘔吐，腹部膨満感，下痢・便秘）に苦しむがん患者へのケア

はじめに

　消化器症状は治療による有害反応，終末期の悪液質など，すべてのがんに罹患した患者に出現しうる症状である．消化管は摂取した食物を吸収し，エネルギー源にするという生命に直結する役割を担っている．それゆえ消化管の一部が障害されて様々な症状が引き起こされると，栄養状態の低下や身体活動の低下という身体的苦痛だけでなく，行動の制限によるいらだちなどの精神的な苦痛をも引き起こし，患者の闘病意欲を減少させてしまう可能性もある．食べる楽しみを奪われることは患者のQOLを低下させ，社会的苦痛や精神的苦痛，スピリチュアルペインなどへも影響を及ぼす．がん患者の半数以上はこれらの症状を体験して長い間苦しんでいる場合が多く，消化器症状の緩和ケアについて知ることは重要なことといえる．

1）嘔気・嘔吐

（1）症状について

　嘔気とは，胃の内容物を吐き出したいという患者の主観的感覚である．患者は嘔気を「気持ち悪い」「むかむかする」「吐きそう」と表現することが多く，症状を訴えるときにはよく咽頭部から心窩部をさすっている．また，顔面蒼白や発汗，頻脈，血圧低下などの自律神経反応を呈していることがある．嘔気は嘔吐に至る場合とそうでない場合があるし，嘔気を伴わずに突然の嘔吐が出現する場合もある．

　嘔吐は，実際に胃の内容物を口から排出することである．この場合も自律神経反応を呈していることが少なくない．

（2）要因

　嘔吐は延髄網様体背外側にある嘔吐中枢が刺激されて起こる（図1）．要因は，嘔吐中枢に隣

接している化学受容器引金帯（CTZ）を介するものや消化管粘膜に存在する 5-HT_3 受容体からの刺激が迷走神経や交感神経を経て嘔吐中枢に至るものなどがある．直接 CTZ を刺激するものとしては，抗がん剤や抗生物質，オピオイド，放射線治療，代謝・電解質異常などがある．5-HT_3 受容体を介するものには，胃粘膜の刺激や胃内容の停滞，腸閉塞，肝腫大，便秘，腹水，腹膜刺激，咽頭刺激，気管の刺激などがあげられる．そのほかにも脳腫瘍などによる頭蓋内圧亢進や嗅覚・味覚の刺激，心因反応（痛みや不安，予期嘔吐など）が大脳皮質を介して嘔吐中枢を刺激する場合もある．

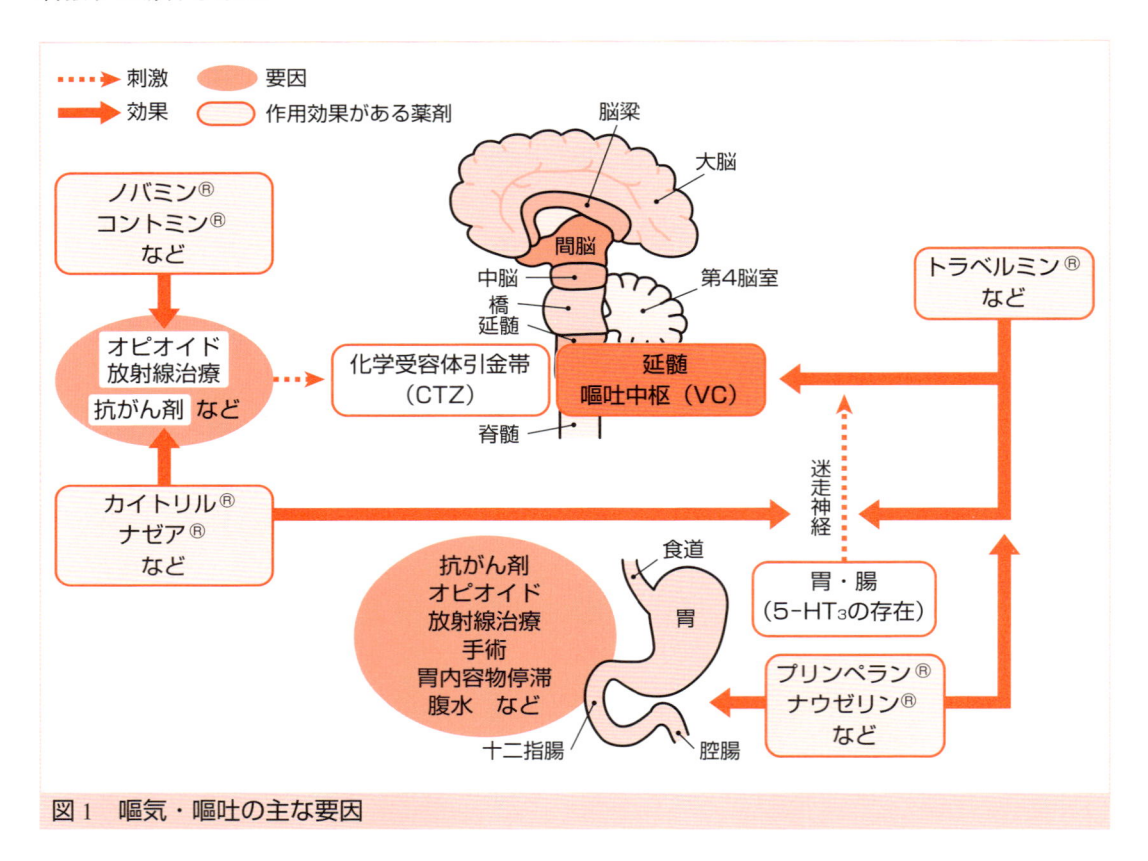

図1　嘔気・嘔吐の主な要因

(3) 問題の明確化（アセスメント）とケア

　嘔気や嘔吐をアセスメントする際は患者の訴えをよく聴くことと，表在症状（表情や呼吸，冷汗など）の有無，吐物の観察，症状の持続時間を知ることが重要であるが，要因を検討することも症状への効果的対処には不可欠である．考えられる要因とデータ（採血や X 線，CT などの画像）によって治療が決まる．主な対処・治療方法としては，病巣を取り除く手術や胃管の挿入，制吐剤の使用，輸液，食事制限，排便コントロールがあげられる．

　ケアとしては，腹部や背部をさする，体位の工夫，例えば側臥位で膝を屈曲する，深呼吸する，食べやすい食種の工夫，さらにお粥や患者が食べたい物を食べたいときに摂取できるように調整する，すぐにうがいができるように冷水を用意しておく，換気などで臭いを少なくするなどがあ

げられる.

　要因を分析し，これらを効果的に組み合わせて症状緩和を図るが，ここで重要なことは患者が訴えやすい環境を整えることである．これは普段からのコミュニケーションを充実することであり，そのためには患者の言葉によく耳を傾けることが大事である．信頼関係を築くことは現在の医療では当たり前のことではあるが，患者が安心して症状を訴えられ，身を委ねられるかどうかということは症状緩和への大事な要素である．

2) 腹部膨満感

(1) 症状について

　腹部膨満感とは腹部が膨らんだときの自覚症状であり，突然起こることもあれば徐々に進行することもある．患者は「お腹が張る，苦しい」などと訴えることが多い．随伴症状では，呼吸困難感や嘔気・嘔吐，食欲低下，げっぷの増加，背部や下肢のむくみ，便秘，尿量の減少，体重増加，体液の漏出，低タンパクなどがある．

(2) 要因

　がんが原因で起こる腹部膨満感の主な要因（表1）はがんそのものによる影響であることが多い．病態は腫瘍の増大であったり，がん性腹膜炎や門脈圧亢進による腹水貯留，腸内ガスがあげられる．腸内ガスは腸閉塞とも関係しており，これにはオピオイドの使用や化学療法，放射線治療による副作用，手術後の癒着なども要因となる．腹水は正常な状態でも腹腔内に30ml程度は貯留しているが，がん性腹膜炎などによって1,000ml以上の水分が貯留することが多い．腫瘍としては巨大な卵巣がんや子宮がんによるものや肝転移などがあげられ，腹水の貯留と比べて腹部を触ったときに硬さを感じることが多い．

■ 表1　腹部膨満感の主な要因と対処

病態	要因	対処
腫瘍の増大	腫瘍の増大	オピオイド ステロイド 化学療法　など
腹水貯留	栄養状態の低下などによる低蛋白血症 門脈圧亢進 がん性腹膜炎 　・消化器がん 　・腹膜転移　など	塩分制限 輸液調整 アルブミン製剤や利尿剤 腹水穿刺
腸内ガス	腸閉塞 　・オピオイド 　・化学療法 　・放射線治療 　・手術後の癒着 がん性腹膜炎	薬剤 　・ガスコン®　・サンドスタチン® 　・ガスモチン®　・下剤 肛門へのカテーテル挿入によるガス抜き 浣腸 マッサージ

(3) 問題の明確化（アセスメント）とケア

腹部膨満感への対処はその要因によって異なる．要因が腹水貯留の場合は塩分制限や輸液量の調整，アルブミン製剤や利尿剤使用による利尿，腹部に直接針を刺して腹水を除去する腹腔穿刺（図2）などがある．腫瘍の増大には，腫瘍縮小を目的とした化学療法や自覚症状を緩和するための薬物（オピオイドやステロイド）使用があげられる．

腸内ガスに対しては，ガスの吸収促進のための薬物（ガスコン®など），消化管運動機能促進のための薬物（ガスモチン®など），カテーテルなどを直接肛門から挿入してガスを抜く，下剤や浣腸，摘便による排便コントロールなどがある．また，難治性の腸閉塞の場合はサンドスタチン®の持続皮下投与が有効な場合もある．

ケアとしては，ベッドアップなどの体位の工夫，腹部への温罨法やメンタシップと足浴や下半身浴などによる血行促進，腹部のマッサージ，分食・嗜好品の活用・シャーベットやプリンなど食べやすい物の食事調整，下着・ズボンのゴム・布団による圧排の予防，排便コントロールを相談する，ガス抜きをする，排泄への配慮（便器の使用や尿管留置の検討）などがある．

腹部の膨満はボディイメージの変化も顕著であることが多く，患者にとっては身体的な苦痛ともなるため，患者の表情や訴えに耳を傾けてそばに付き添うことも看護師の重要な役割である．

腹水穿刺：仰臥位で腹部に局所麻酔を行い直接針を刺し，針にチューブをつなげて落差をつけて腹水を流出させる方法

① 開始時は速度をゆっくりとして，血圧の低下がないかを確認してから速度を速める
　その後は定期的に血圧測定を行う（500mL前後の排液ごとが望ましい）
② 速度は三方括栓などで調節し，500〜1,000mL/時間で排液する
③ 1回の腹水穿刺では3,000mLくらいまでを目安とすることが多い
　連日行う場合は，1回量を少なくする
④ 腹水には蛋白質などが含まれているため，多量に穿刺する場合は輸液やアルブミン製剤の使用をすることが望ましい
⑤ 流出が止まってしまった場合はゆっくりと介助をして体の向きを変える
　安静時間が長いため，腰背部にタオルなどを挿入し除圧して腰痛予防するとよい
⑥ 排液の色は薄い黄色が正常であるが，がん性腹膜炎の場合は淡黄血性の場合もある
　血性が強い場合は消化管穿孔の場合があるため，注意する
⑦ 終了後は穿刺部位からの腹水の漏れに注意

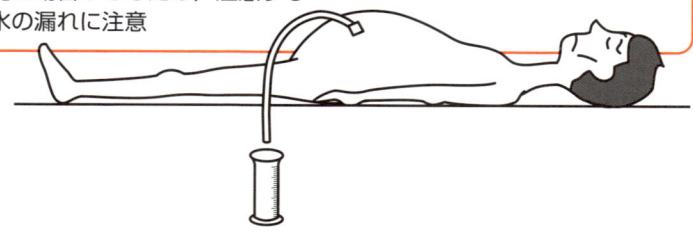

図2　腹水穿刺と注意点

3）下痢・便秘

（1）症状について

　排便とは，摂取した食物が消化管内で消化・吸収され，残渣となったものが水分を含んで腸管の蠕動によって直腸へ運ばれて体外排泄されることである．排便には水分量が大きく関与しており，最も適切な便は水分量が75％といわれている．何らかの障害で正常な排泄がされなくなると下痢や便秘を引き起こす．

　下痢とは，軟便や泥状，水様性の便を頻回に排泄する状態である．腹痛や肛門痛を伴うことが多く，食欲不振や嘔気・嘔吐，倦怠感，発熱，口渇などの随伴症状がある．下痢の遷延は脱水症状を引き起こす場合もある．便秘は排便回数の減少や便量の減少，普段よりも硬い便が排泄される状態で，腹部膨満や残便感，腹痛，肛門痛を伴うことが多い．下痢も便秘も排便回数だけでは診断とはならず，日常の排便状況とは明らかに異なって水分が多い，排便困難感があるなどの場合を指す．

（2）要因

　下痢は腸管内への水分流入量の増加や腸管からの水分吸収が阻害されたときなどに起こり，がん患者では抗がん剤の副作用や下剤の濫用で起こることが多い．

　便秘は下痢とは逆に，腸管からの水分吸収量が増大したり，腸管内の通過障害が起こったり，便意が欠如した場合に起こる．便の生成過程と排便機序の障害による機能性便秘と，腸管の通過障害や形態異常などの腸管自体の病変や全身疾患に伴う器質性便秘に分類される．便秘の要因はがん病変による腸管内の通過障害，オピオイドや抗コリン作動薬および抗がん剤などの副作用，がんの進行に伴う活動性の低下や衰弱，食事や水分の摂取不足，電解質異常，抑うつなどがある．排便の変化はこれらの1つの要因だけによるものではなく，がん終末期は特にいくつかの要因が重なることが少なくない．

（3）問題の明確化（アセスメント）とケア

　まずは患者の通常の排泄パターンを知り，現在の排泄状況がどのように変化しているかを分析する．病態や随伴症状，皮膚の状態，水分や食事内容と摂取量，使用薬剤，X線などのデータを併せてアセスメントする必要がある．下痢・便秘は発生当初は患者自身もはっきりと自覚していなかったり，強い苦痛ではなかったりして対応が遅れると，対処困難な状態や症状の長期持続が起こり患者にとって大きな苦痛となる．そのため，患者からの情報収集とともに，早期からの排便コントロール指導も重要である．

　下痢に対しては，要因によっては止痢剤や整腸剤の使用や脱水予防のための水分補給が必要となる．便秘に対しては，下剤の使用や消化しやすい食事内容の調整，水分補給が必要であり，消化管穿孔や極度の全身衰弱などがない場合は浣腸も有効である．食事摂取が不十分な場合，患者は排泄が少なくて当然ととらえることも少なくないが，実際には食事が摂れなくても腸液の分泌や粘膜表面の剝げ落ち，細菌などは排泄されることを説明する必要がある．下剤の使用は，

便を軟らかくするための緩下剤や腸蠕動促進など便秘の要因によって薬剤の効能を使い分ける必要がある．下剤の効能を患者に説明し，下剤選択を行う．

ケアでは，腹部への温罨法やマッサージによる全身血行促進，腸蠕動促進や，腹部にある便秘点や大腸兪，下肢の足三里などのつぼ指圧，摘便などがあげられる（排泄の項 p.111 参照）．

また，便秘には腹圧がかけやすいような体位の工夫や室内環境の調整，訴えやすい雰囲気づくりなど細かい配慮も重要である．下剤が続く場合は，肛門周囲の皮膚のただれなどを起こさないよう，ウォシュレットなどの使用を勧め，軟膏使用なども検討する．

4）事 例

プロフィール

山田さん（仮名），50歳代，男性．
元来健康で食べることが大好きで夫婦でよく食べ歩きをして楽しんでいた．半年ほど前から胃部不快症状がみられたが，食べ過ぎだと思い市販の胃腸薬を内服していた．
1ヵ月前より腹部膨満感が強くなり外来を受診し，検査の結果胃がんと診断された．がんは腹膜へも転移していた．入院後の山田さんは食欲がなく，腹部の張り感を訴えていた．
この1週間は排便がなく，ときどき嘔吐することもあった．山田さんは病気になったことで大きなショックを受けており，眉間に皺を寄せてベッドに臥床していることが多く，口数も少なかった．妻も同様にショックを表しており，もともと明るくて話し好きの山田さんの変化や仕事を休まなくてはならないことなどもつらいと話した．

アセスメントとケア

山田さんはがんによる消化管の狭窄があり，食事の通過障害を引き起こしていると考えられた．また，がん性腹膜炎による腹水貯留で腸管が圧排されていることも膨満感や食欲低下，嘔吐の原因と予測された．山田さんはもともと便通に問題がなかったが，食事摂取の減少，活動性の低下，腹水によって腸蠕動が鈍り便秘状態となっており，麻痺性イレウスを併発する可能性がある．また，急な病気の診断，告知での衝撃が大きいうえに食べる楽しみも減ってしまったことが持続する身体的苦痛症状と重なり，山田さんの精神的苦痛となっており，トータルペイン（図3）と考えられた．

まずは身体的苦痛を緩和しなくては山田さんが治療や療養環境を選択できない状態であるとアセスメントした．そこで，医師と腹水のコントロールを相談しながら制吐剤の使用を進め，特に食事前に使用した．食事は栄養士と，軟らかくて食べやすいものや，妻から情報を得て山田さんの嗜好品を入れるなど可能な調整をするとともに，妻にも協力を依頼して持ち込めるようにした．栄養と水分補給のために点滴も開始した．適度な運動は必要だったが，動く意欲のない山田さんには気分転換も含めて部分的な清拭を進めながら，同時に腹部や背部のマッサージを行った．排

便に関しては，最小限の内服となるよう1日1回のラキソベロン®と坐薬を使用した．

　無理に話を促さず，まずは身体的苦痛の緩和に努めた．症状の緩和がみられたころに今後について話し合った．山田さんは「腹水穿刺をしながら抗がん剤治療を続ける」という決断をし，外来通院と入院を定期的に繰り返した．仕事は休職しているが，来棟時には笑顔で近況を話してくれている．

　山田さんへのケアは，まずは身体的苦痛の除去に努めることが重要で，それは発症前の山田さんの生活リズムに近づけるような調整であった．

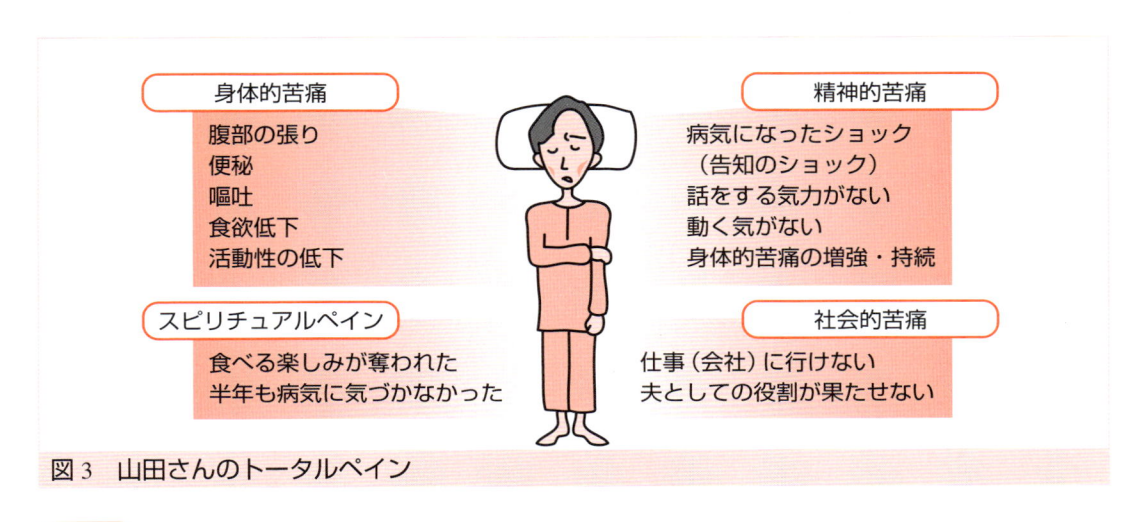

身体的苦痛
腹部の張り
便秘
嘔吐
食欲低下
活動性の低下

精神的苦痛
病気になったショック
（告知のショック）
話をする気力がない
動く気がない
身体的苦痛の増強・持続

スピリチュアルペイン
食べる楽しみが奪われた
半年も病気に気づかなかった

社会的苦痛
仕事（会社）に行けない
夫としての役割が果たせない

図3　山田さんのトータルペイン

おわりに

　ここではがん患者が苦しんでいる消化器症状として，嘔気・嘔吐，腹部膨満感，下痢・便秘についての症状とその要因，アセスメントとケアについて述べた．消化器症状はがんという病気そのものだけでなく，治療によっても現れる．私たちは消化器症状が生命やQOLに非常に大きな影響を及ぼすということを意識し，それらの症状を少しでも緩和すべくケアに臨まなければならない．そのために症状を十分アセスメントする必要があり，医療者間でのコミュニケーションが必要不可欠である．また，最も大事なことは，患者個人の訴えに耳を傾けるということである．

（佐藤美紀）

■文献

1) 林　明人，庄司進一：悪心・嘔吐の原因とメカニズム．がん看護，4(4)：265-266, 1999.
2) 休波茂子：悪心・嘔吐のある患者のアセスメントとケア．がん看護，4(4)：270-273, 1999.
3) 西崎久純：よくわかるがん患者の症状コントロール　腹部膨満感(腹水／腸閉)．エキスパートナース，22(1)：90-95, 2006.
4) 横山智子：よくわかるがん患者の症状コントロール　便秘／下痢．エキスパートナース，21(9)：90-95, 2005.
5) 濱田龍治，林さとみ：よくわかるがん患者の症状コントロール　嘔気・嘔吐．エキスパートナース，21(8)：82-87, 2005.
6) 堀　夏樹，小澤桂子 編：ナーシングケアQ&A11 一般病棟でできる緩和ケアQ&A．pp1-234, 総合医学社，2006.

各論 1. がん患者が体験する身体面の主な症状コントロールの実際

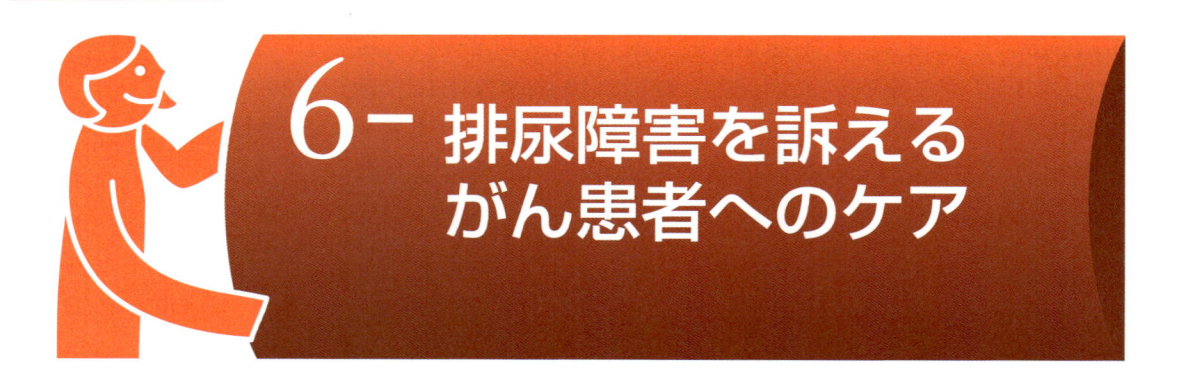

6 — 排尿障害を訴える がん患者へのケア

はじめに

　排尿障害は，男女問わず加齢・全身状態の悪化に伴い増加し，QOLのみならず，人間としての尊厳が傷つけられることもある．特にエンドオブライフ・ステージにおいては，しばしば他者に排泄行為をゆだねなければならない状況から，患者の苦悩は増大する．それらの状況を患者がどのようにとらえ，何を望んでいるのかを理解し，患者に寄り添い希望に添えるように看護する必要がある．また，看護師は状況をアセスメントすることで，患者の希望に応じた排泄方法の提示や患者自身が選択できるようともに歩むプロセスが重要になる．

1) 排尿障害とは

(1) 排尿障害の定義

　排尿状態に関する異常で，蓄尿障害と排出障害に分けられるが，双方が合併することも多い．蓄尿障害には尿失禁，尿意切迫，頻尿などがあり，排出障害には尿閉，排尿困難，残尿などがあげられる．近年では，蓄尿・排尿障害を総称して，下部尿路障害（lower urinary tract dysfunction；LUTD）ということが推奨されている[1]．上部尿路障害による無尿，膀胱炎や出血による排尿の異常は，厳密には排尿障害とはいわないが，本項ではこれらも取り扱うこととする．

(2) 排尿障害の原因

❶ 直接的な腫瘍の影響

a. 尿路閉塞：病因と病態

　がんの浸潤や圧迫が原因で進行悪性腫瘍の4.4%くらいに発生する．
・腎臓から膀胱までの上部尿路は，主に大腸・腎臓・尿路系のがんが原因となる．上部尿路の両側に閉塞が生じた場合には，1ヵ月以内に腎不全となる．

腎機能障害を伴う尿路閉塞により水，尿素，電解質貯留，腎臓の濃縮機能障害を引き起こす．
・下部尿路は，前立腺・膀胱・子宮頸部のがんや悪性リンパ腫などが原因となる．

b. 膀胱の出血：病因と病態
炎症性膀胱炎の悪化，腫瘍の浸潤や転移，薬剤，凝固系の異常により血尿が生じ，血液塊による膀胱からの排出路の閉塞と尿の貯留が起きる．

c. 脊椎病変による神経因性膀胱：病因と病態
脊髄腫瘍あるいは脊椎・脊髄への転移性腫瘍病変においては，神経因性膀胱を合併する．
・椎体の病的骨折や血行性転移による椎体から硬膜外腔への浸潤などにより，椎体領域に限局した背部や首の痛みが前兆である．神経症状が進行すると疼痛，運動障害，感覚麻痺，障害部位によっては，膀胱直腸障害をきたす．

❷ がん治療の影響
a. 放射線
局所への照射による炎症の刺激で尿意に敏感となり，排尿が活発化する．また，膀胱の萎縮により蓄尿の機能低下が生じる．

b. 薬　剤
・利尿剤や抗がん剤のシクロホスファミドなどの使用は多尿や膀胱炎を引き起こし，尿失禁や頻尿の原因になることがある．
・不眠，抑うつなどの精神症状の緩和時に使用する抗不安薬や抗精神病薬，疼痛緩和で使用するモルヒネなどのオピオイド鎮痛薬が誘因で排尿障害をきたす．

c. 手　術
骨盤内や陰部の手術は骨盤神経の損傷により，外尿道筋の動きに障害が生じる．

d. その他：髄腔内ブロックなど

❸ がんの進行による全身衰弱
身体機能の衰えにより排泄行為が困難になる．

a. 移動行為の障害
体力の低下，浮腫や倦怠感，疼痛やその他の症状などにより，トイレへの歩行および排泄時の適切な姿勢の保持が困難な状態．

b. 排尿圧の障害
腹筋が筋力低下をきたす．また，疼痛等の症状により腹圧をかけることや排尿姿勢の保持が困難となり，尿閉や排尿障害が生じる．骨盤底筋の弛緩は尿失禁となる．

2）排尿障害のアセスメント

エンドオブライフ・ステージにおいては，排尿機能を正常に保つことを目的に，患者が苦痛であると感じることや希望をしない検査や治療を行うことが必ずしも必要であるとはいえない．そのため，適切なアセスメントを行い，多職種間での治療・方針の確認が重要になる．

(1) 観察ポイント

a. 全身状態の評価
病期の把握や疼痛など，その他の症状を観察することで排泄障害の状況を全体的に把握する．

b. 排尿のパターンや性状
尿閉，失禁，尿量と性状，排泄時間など．

c. 排泄行動
排泄までの移動，排泄の姿勢など．

d. 排泄経路やパターンの違いによる苦痛
プライバシーの確保が困難な状況での排泄行為，他者への委譲，適切な姿勢，カテーテル等の留置など．

e. 心理面への影響
自尊心の低下，焦燥感，怒り，身体や体力の衰弱を感じることで最期の時への実感から無気力になるなど．

f. 体力・知識
腹筋，排泄姿勢の保持，排泄行為ができる体力であるか．

体力や知識的な問題のない場合には，カテーテル留置による負担軽減のために間欠導尿を検討する(図1)．

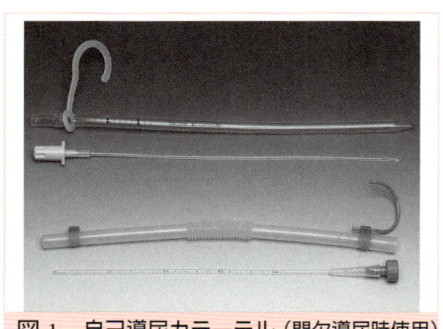

図1 自己導尿カテーテル(間欠導尿時使用)

(2) 援助者との関係
排泄行為，管理を患者自身で行えない場合もあり，家族，介護者らの協力状況を把握しておく．

(3) 治療・看護方針
急性期とエンドオブライフ・ステージにおける治療や看護の目標を患者・家族と共有する．エンドオブライフ・ステージでは，病状，ADL，QOLや心理面をアセスメントしながら患者の希望にできるだけ寄り添い，満足のできるケアを選択することが望まれる．

3) 看護ケア

ここでは，主に尿失禁と排尿困難，尿閉の看護ケアについて述べる．

(1) 尿失禁のケア
不快感を最小限にして快適に過ごすことを目標に，様々な排尿手段から，個々の患者の状態や希望に合わせた方法を患者自身で選択できるように支援する．特に経尿道的留置カテーテルは，

管理の簡便さから安易に挿入されることが多いが，患者の思いや受け入れる気持ちを十分に把握していく必要がある．

a. 経尿道的カテーテル

経尿道的にカテーテルを留置することも可能であるが，挿入時の疼痛やカテーテルの違和感を訴える患者も多い．体内に管が入ることでのストレスもあるため，苦痛時には抜去することが可能であることも説明に加える．

また，患者がカテーテル留置を望んでいなかった場合には，循環動態の変動により尿量が減量した際に，早めにカテーテルの抜去を考慮することも大切である．尿量が減少することは，パット交換の回数も減り患者の負担や湿潤環境による皮膚障害のリスクも減少する．そのため，苦痛の除去と同時に最期まで患者の望む自然な排泄感覚でいることができる．

長期留置法は，感染，ADL の低下をもたらすので，かならずしも好ましい管理法とはいえない．

b. 尿失禁の予防策を考える

・尿意がある場合：トイレに間に合わない場合には，ポータブルトイレの使用やトイレに近い部屋へ移動する．排泄への促しを行う．腹圧をかけることで溢尿が生じる場合には，パットの使用や腹圧がかからないような移動方法の工夫をする．
・排尿パターンをチェックしながらトイレに行く時間を促す．
・尿量を少なくする工夫：夜間には，睡眠を確保するために排尿での覚醒回数を減らすことも必要となる．夜間のみ持続装着型尿器を使用することや，水分摂取を減らすこと，輸液の調節を行うことを考慮する．

c. 陰部の清潔を保つ

・排尿後は速やかにパットや下着を交換する．長期間の湿潤環境は皮膚炎の発生や，臥床中の患者の場合には褥瘡発生の誘因となるためである．
・陰部洗浄，清拭を行う．カテーテル留置時も同様に行う．
・尿量に合わせたパットの使用により，長時間のオムツによるむれやすい状況を最小限に保つ．
・血尿時には，特に血液による外陰部の汚染を予防する．

d. リハビリテーション

肛門挙筋などの障害の場合には，骨盤底筋体操も効果的である（図2）．

腹圧がかからない様に腹部に手を当て，骨盤底筋を収縮させて3秒静止（肛門を閉める感じ）．
ゆっくり元に戻す．

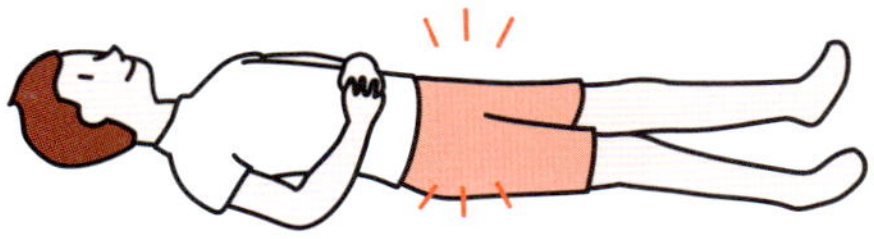

*骨盤底筋群（肛門，腟，尿道付近の筋肉）

図2　骨盤底筋群運動

（2）排尿困難・尿閉

a. 血尿のケア

・排尿障害や貧血などの身体的な苦痛とともに，肉眼的な血尿は出血に対する不安や精神的なショックが大きいため，患者や家族への不安の対応に努める．

- 安静と尿路感染予防が重要である．
- 腹圧を避けることで安静を保ち，止血を促すことができる．
- カテーテル留置時の血塊による尿停滞は，いきみや疼痛に関連するため早期対応が必要になる．カテーテル内が詰まっていないか確認をする．

b. 排泄介助

ⓐ 環境の工夫

プライバシーを確保する．尿器やポータブルトイレ，オムツなどが他者の目に触れないようにする．消音，消臭など緊張を少なくする工夫をする．患者が希望する補助具の準備を整え使用しやすい環境に調整する．トイレの高さや手すりなど移動をスムーズにし，負担の軽減をする．

ⓑ 体位などの工夫

排尿姿勢に近づけるために，臥床中では上体を挙上し座位を保持して，腹圧をかけやすいような工夫をする．前傾位（少し腰を浮かす）は排尿に効果的である．

疼痛や浮腫などで体位保持が困難な場合には，クッションなどで骨盤に負担のかからない工夫や複数人で介助し，排尿の負担を軽減する．

ⓒ 用手排尿法

膀胱の収縮が弱い場合や，自己での腹圧をかけることが困難な場合には，恥骨上部を尿道の方向に圧迫刺激する．膀胱壁の筋収縮が補助的に起こることで残尿を減らす．

ⓓ 便秘の予防

便塊で拡張した直腸が下部尿路の圧迫をきたさないように，排便のコントロールをする．

ⓔ 尿路の確保

〈上部尿路系（腎臓・尿管，図3）が障害される場合〉

尿管カテーテルの留置や腎瘻の造設により，排尿機能を保つことができる．尿管カテーテル留置は，下部尿路などの閉鎖により留置が困難な場合がある．また，体内にカテーテルを留置するため閉塞や脱落などの発見は，患者の訴えで把握することになり，苦痛を生じる場合がある．しかし，カテーテルが外部にないことでの患者のストレスは少ない（図4）．

腎瘻造設後は，カテーテルの管理目的で患者，家族への指導が必要になる．カテーテル抜去予防や採尿バックを携帯することで患者はストレスになることがある．しかし，レッグバックのように下肢に採尿バックを取り付け，両手を自由に使えることで，体力の低下や歩行などに障害のある場合は，危険や安全を確保できる．また，外見上のストレスの軽減にもつながる（図5）．

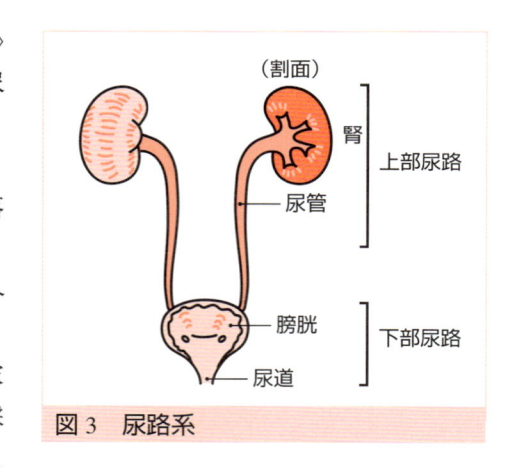

図3 尿路系

〈下部尿路系（膀胱，尿道）が障害される場合〉

膀胱内へのカテーテル留置（図6）や間欠導尿がある．自己間欠導尿の場合には，体力や適切な姿勢が保持できるかなどを検討する．疼痛や他の症状により姿勢の保持が患者の負担になる場

合もある．また，家族らが介助する場合には，排泄の時間や姿勢など患者・家族が負担にならないように配慮し指導する．

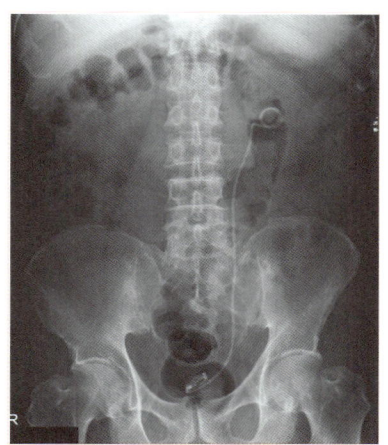

図4　尿管カテーテル留置

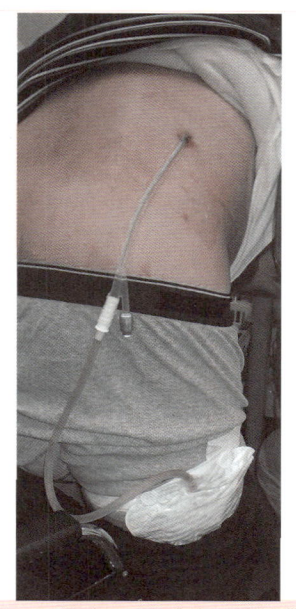

図5　腎瘻とレッグバック（背側）

図6　膀胱瘻

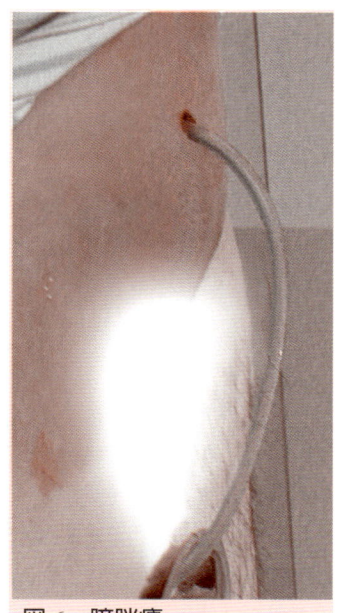

（3）尊厳を保つケア

a. 患者の気持ちを汲み取る

患者の思いや気持ちを表出できる機会を大切にし，傾聴や共感に努める．傷つきやすい状況であることを汲み取り，自尊感情への配慮や自律を支えることへの配慮が必要となる．

b. ケアの提示と患者が選択できる環境をつくる

患者や家族の希望や状況をアセスメントしたうえで，可能な方法をできるだけ多く提示し，共に思案するプロセスが重要となる．

4）看護の実際

排泄行為は，人間の成長過程で早期から自律を促され，従来人前で行うことではなく，当然プライバシーが保たれる必要がある．また，人間の欲求として基本的なことでもあり，排泄機能の障害，他者へゆだねるという行為などには，身心両面への影響などを含め，対応することが重要になる．看護の目標としては，① 腎機能を保つ，② 排尿状態の改善と QOL の向上または維持する，③ 尊厳を保たれた状態での排泄方法の変更，などがあげられる．

以下に，全人的苦痛の視点から排泄障害のある患者への理解を深めて看護するうえで重要な点を列記する．

(1) 身体的側面

① 尿閉は，腎機能の悪化から心機能への影響へ，そして多臓器不全への誘因となる．また，倦怠感や全身性浮腫による身体活動の低下が生じる．
② 尿失禁（尿漏れ）があると，陰部の清潔保持が困難となって皮膚が湿潤し，炎症やびらんによる搔痒感や疼痛の原因となる．

(2) 心理的側面

① 尿取りパットやオムツの使用，排泄を自分でできないことへの情けなさ，他者への申し訳なさで，自尊心が低下する．
② 他者の手を借りながらトイレに行くことや，尿器の使用は活動力の衰えを認めることになる．
③ 排泄行為を自力で行えないことで，死期を実感してしまう．

(3) 社会的側面

① 医療者は，全身状態が衰弱している場合や骨転移の患者の圧迫骨折を懸念し，ベッド上での排泄を促すことがある．しかし，患者との認識にずれが生じると，患者は無力感やときには怒りとして思いを表出することもある．
② 家族が排泄に協力しようとしても，患者が家族の世話を拒否する場合，家族が無力感を味わうことがある．
③ 家族へ排泄行為を任せ，家族の対応がうまくいく場合には患者と家族の信頼関係や絆が深くなる．しかし，介護が長期に及ぶと家族が疲弊してしまうのでフォローが必要である．

(4) スピリチュアルな側面

　患者や家族にとって排泄障害は全人的な苦痛を伴うことを，看護者は十分配慮する必要がある．以下にあげたような言動が患者・家族から聞かれることがある．その言葉や思いを受け止め，周囲を気にせずに排尿ができる環境をつくるなど，状況に合わせた設定も重要である．また，共に喜ぶ場面を大切にする必要がある．
①「排泄行為を他人に任せるなんて死んでいるのと同じだ．そこまでして生きている価値はあるのだろうか」
②「何でトイレのたびにお願いをしなくてはならないのか．いつも人目を気にしなくてはいけないなんて惨めだ」
③「最期にすっきりお小水をさせてほしい」

プロフィール

　Nさん，50歳代，女性．
　膀胱がんの骨転移による症状および疼痛緩和の目的で入院し，1日のほとんどの時間をベッド上で過ごしていた．担当看護師は，病的骨折のリスクや，倦怠感および疼痛による体力の消耗を配慮して，Nさんにベッド上での排泄を促した．Nさんは「こんなところでは出

るものも出ない」とベッド上での排泄を拒んだため，担当看護師は懸命にNさんの現状や，トイレまで移動するリスクを説明し始めた．しかし，Nさんは受け入れずに「ひとりでもトイレに行く」と激しい口調で訴えた．

アセスメントとケア

担当看護師は悩んでしまい，その場を立ち去って病棟カンファレンスで検討した結果，「Nさん自身が排泄の方法を選択ができるような看護」を提示することに至った．

Nさんにとって疲労や負荷が少なくすむ方法を考えた看護師は，① 移動はひとりで行わないことや，② 車椅子使用の提案，および，Nさんにとってトイレまでの移動が困難な場合を想定し，③ ポータブルタイプのトイレの使用と，Nさんの排尿パターンに合わせて"合意が得られれば"ベッド上での排泄も可能であることも提案した．

Nさんの望みに沿って看護師が移動を手伝い，トイレで排泄することを試みたあとでは，「疲れてしまって，この次はとても無理だわ」「でもベッドの上は嫌なの」という感想がNさんから聞かれた．相談をしてベッドサイドにポータブルトイレを設置したが，その時期のNさんにとっては，トイレに座ることも体力の消耗につながり，排泄後はしばらく休息する様子であった．Nさんは「いろいろ考えてくれてありがとう」「からだが弱わっちゃっているのね……夜は看護師さんを呼ぶからベッドの上でも大丈夫……ごめんなさいね」と語って現状を受け入れ，現状に即した排泄スタイルを選択できた．同時に看護師も，Nさんを「羞恥心や自尊心からベッド上での排泄を拒否している」ととらえる見方から，「Nさんにとって，自分の衰弱を認めるつらい体験であった」「他人に迷惑をかけたくない気持ちが強かった」と，理解を深めた見方への契機につながった．

おわりに

患者の願いを受け止めたいと考えながらも安全や安楽への考慮から行動する看護師は様々な葛藤の場面に出くわすことになる．その場合には，患者との十分な話し合いや看護チームでの状況の共有，多職種間のカンファレンスなどが，状況の整理と理解，さらには患者の希望とのすり合わせにつながる．

（岸田さな江）

■ 文献
1) Abrams P, Cardozo L, Fall M, et al：The Standardisation of Terminology of Lower Urinary Tract Function：Report from the Standerdisation Sub-committee of the Internatioonal Continence Society, Neurorology and Urodynamics, 21：167-178, 2002
2) 服部孝道, 安田耕作, 山西友典・他：神経疾患による排尿障害ハンドブック. pp104-140, 三輪書店, 2000.
3) 山西友典：薬物性排尿障害. よくわかって役に立つ排尿障害のすべて, 西沢 理監修, pp351-354, 永井書店, 2007.
4) 佐藤禮子 監修, 浅野美知恵 編：絵でみるターミナルケア人生の最期を生き抜く人への限りない援助. pp80-194, 学習研究社, 2006.
5) シャーリー・アン・スミス（高橋美賀子監訳）：ホスピス・コンセプト. pp164-168, エンゼルビア・ジャパン, 2006.
6) 武田文和 監訳：トワイクロス先生のがん患者の症状マネジメント. pp323-335, 医学書院, 2003.
7) 田村恵子 編：がん患者の症状マネジメント. pp132-160, ナーシングムック(14), 学習研究社, 2002.
8) 池永昌之：ホスピス医に聞く一般病棟だからこそ始める緩和ケア. pp172-174, メディカ出版, 2004.

各論 1. がん患者が体験する身体面の主な症状コントロールの実際

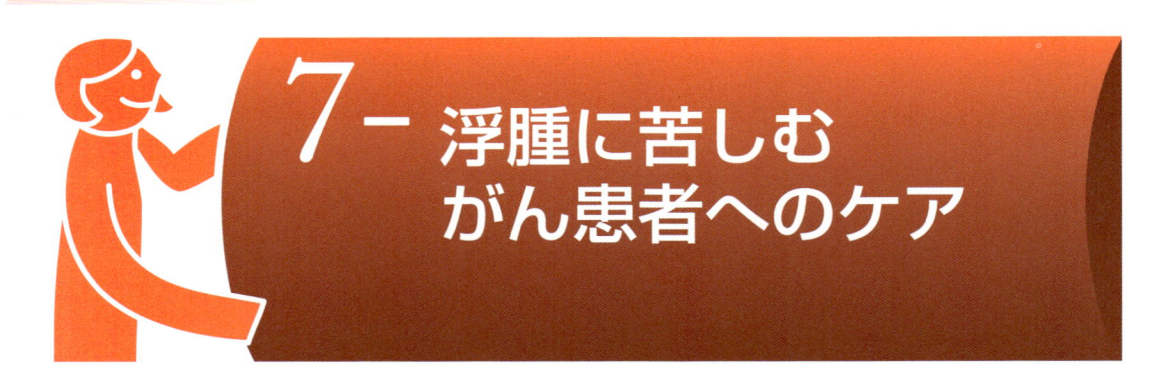

7 - 浮腫に苦しむがん患者へのケア

はじめに

　がん患者が体験する浮腫は直接生命を脅かすことはほとんどないが，患者の生活の質を著しく低下させる．患者は身体的苦痛ばかりでなく，活動性の低下やボディイメージの変化・浮腫が増悪することへの不安などを体験する．

　特に終末期のがん患者に起こる浮腫は，循環動態の変調，腎機能や肝機能の悪化，リンパ還流の物理的な障害（図1）栄養状態の悪化など様々な原因が混在しているため，浮腫を軽減することは困難であり，ケアにあたる看護師は悩むことが多い．そこで今回は終末期がん患者が体験する浮腫への看護介入の実際を紹介する．

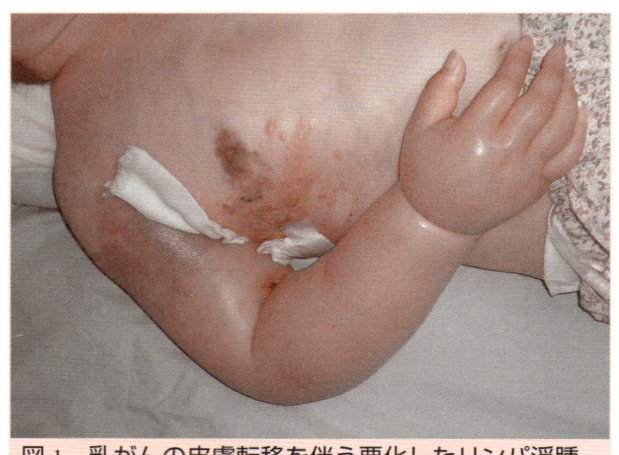

図1　乳がんの皮膚転移を伴う悪化したリンパ浮腫

1) 浮腫とは

　浮腫の定義：体液バランスが何らかの原因で崩れ，細胞間に細胞外液が異常に貯留した状態　一般に全身性の浮腫であれば，組織間に細胞外液が $3l$ 貯留すると浮腫として認識できる[1]といわれている．

(1) 浮腫の分類

　浮腫はその原因によって局所性と全身性に分類される（表1）．

■ 表1 浮腫の分類

局所性浮腫	炎症性浮腫・静脈性浮腫・リンパ浮腫
全身性浮腫	心性浮腫・腎性浮腫・肝性浮腫・低栄養性浮腫・内分泌性浮腫・蛋白漏出性浮腫・薬剤性浮腫・特発性浮腫

(2) 浮腫のメカニズム

人間の身体の水分量は成人で体重の約60%で，そのうち体重の40%が細胞内液，20%が細胞外液である．細胞外液のうち体重の約15%が組織間に，約5%が血管内に存在している．細胞内外の水分の移動は細胞膜を介して行われるが，① 毛細血管静水圧の上昇，② 血漿膠質浸透圧の低下，③ 毛細血管透過性の亢進，④ リンパ系の閉塞というメカニズムによって浮腫が生じる．これらは水分の組織間への移動と貯留であるが，このほかNaの排泄機能低下や有効循環血液量の低下に伴うNaの再吸収によって生じる，腎臓におけるNaと水の貯留というメカニズムも関係している．

2) 浮腫のアセスメント

問診や診察から浮腫の原因と種類は推測されるが，日々の観察や看護ケアから手がかりを得ることができる．浮腫の原因，ケアを行ううえでの禁忌項目の有無，日常生活への影響など表2を参考に観察しアセスメントする．"浮腫"という症状だけにとらわれず，全身を観察し検査結果なども含め，多角的なアセスメントを行うことが大切である．

■ 表2 浮腫の観察およびアセスメントのポイント

1. どこが：全身性か・局所性か，一側性か・両側性か
2. いつから：いつごろからむくみに気づいたか
3. どこから：末梢からか・中枢からか
4. どのような：急激か・緩徐か，日内変化があるか，体重や尿量の変化はないか
5. きっかけ：むくむきっかけがあったか，使用薬剤との関連，月経周期との関連
6. 随伴症状：痛み，熱感，冷感，発熱，動悸，呼吸困難，腹満感
7. 視　診：皮膚色（暗紫色・赤色・白色透明感），褥瘡の有無，炎症，リンパ漏，水泡，多毛，乾燥，ひび割れ，浮腫の皮膚転移，手術創や放射線照射部の状態
8. 触　診：熱感，脆弱化，硬化，象皮化，圧痕の有無，リンパ節腫脹
9. 既往歴：心疾患，肝疾患，腎疾患，内分泌疾患，精神疾患，手術歴，放射線治療歴，リンパ節郭清の有無，外傷，熱傷，アレルギーの有無
10. マッサージ・圧迫療法の禁忌項目の有無：詳細は「(3) 浮腫のケアの実際」(p.74)を参照
11. 栄養状態：食事摂取状況，血清アルブミン値
12. 日常生活への影響：関節可動域，運動制限，安楽な体位，安楽な着衣，排泄への影響
13. 心理的側面：浮腫に対する受け止め，ボディイメージの変化，ケアへの意欲，ケアに対する希望
14. 家族背景：支援体制，症状や浮腫に対する受け止め，ケアへの参加状況，希望

3) 浮腫のケアの実際

〈浮腫を抱える終末期がん患者のケア原則〉

・患者がケアを希望していること
・ケアに苦痛を伴わないこと

(1) 安楽な体位の工夫

❶ 浮腫のある部位の挙上

上肢・下肢共に浮腫の部位を心臓より高く，苦痛を伴わない位置に挙上する．

❷ 体位交換

浮腫の重みにより自力での体位交換が困難になることが多い．ADLの低下に合わせ体位交換の援助が必要である．

(2) 体圧コントロール

浮腫があると褥瘡が発生しやすく，一度形成すると治癒しにくい．基本は2時間ごとの体位交換であるが，終末期においては体位交換そのものが苦痛を伴うものだということを十分考慮し実施する．また発汗が多いと折り重なった部分の皮膚は湿潤し，褥瘡を形成しやすい．枕を挟むなど体位を工夫し通気にも配慮する．

(3) スキンケア

❶ 清 潔

入浴・清拭・足浴・手浴などで皮膚の清潔を保つ．タオルは柔らかい天然素材ものを，石鹸は無香料で弱酸性のものを使用する．清潔の援助は全身の皮膚状態を観察する機会になる．

❷ 保 湿

浮腫のある皮膚は乾燥し傷つきやすいため，保湿が必要である．香料や保存料などの化学物質は刺激が強いので，低刺激のものを選ぶ．また羊から取れるラノリンは接触性皮膚炎を起こすことがあるといわれているため，避けたい成分である．

❸ 感染予防

白癬の治療，巻き爪，傷のケアを行い，感染源となるものを減らす．リンパ漏がある場合は消毒後清潔なガーゼで保護する．滲出液が多いときは防水シーツなどで保護し頻回にガーゼ交換を行う．テープによる固定は表皮剝離などのリスクを高めるため極力行わず，必要な場合は使い慣れた低刺激のテープで必要最低限に固定する．

(4) マッサージ（図2）

❶ 徒手リンパドレナージ

フェルディ式のマッサージが一般的である．手を使ったマッサージで組織間に過剰に貯留した

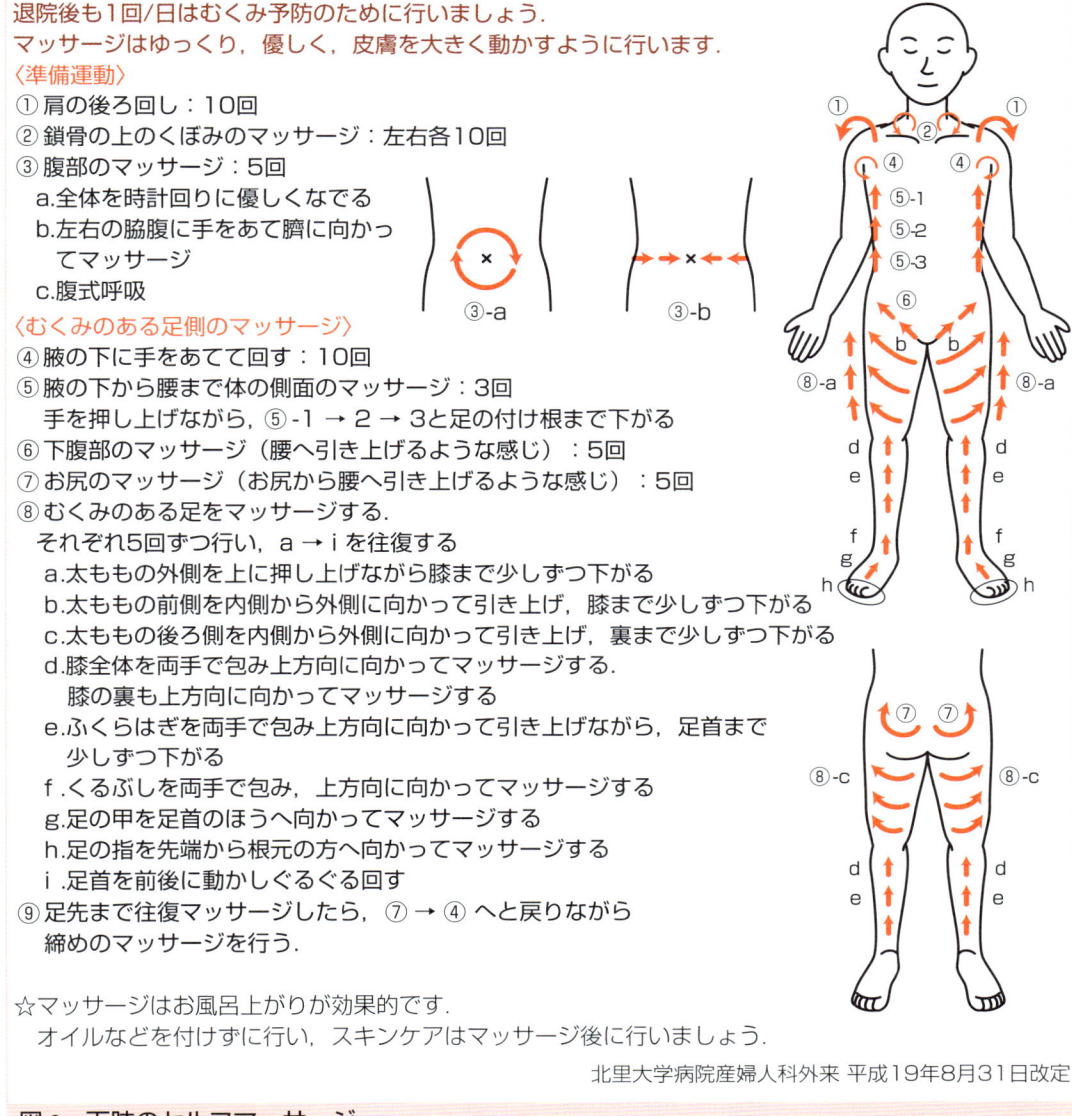

退院後も1回/日はむくみ予防のために行いましょう．
マッサージはゆっくり，優しく，皮膚を大きく動かすように行います．
〈準備運動〉
① 肩の後ろ回し：10回
② 鎖骨の上のくぼみのマッサージ：左右各10回
③ 腹部のマッサージ：5回
　a.全体を時計回りに優しくなでる
　b.左右の脇腹に手をあて臍に向かってマッサージ
　c.腹式呼吸

〈むくみのある足側のマッサージ〉
④ 腋の下に手をあてて回す：10回
⑤ 腋の下から腰まで体の側面のマッサージ：3回
　手を押し上げながら，⑤-1 → 2 → 3と足の付け根まで下がる
⑥ 下腹部のマッサージ（腰へ引き上げるような感じ）：5回
⑦ お尻のマッサージ（お尻から腰へ引き上げるような感じ）：5回
⑧ むくみのある足をマッサージする．
　それぞれ5回ずつ行い，a→iを往復する
　a.太ももの外側を上に押し上げながら膝まで少しずつ下がる
　b.太ももの前側を内側から外側に向かって引き上げ，膝まで少しずつ下がる
　c.太ももの後ろ側を内側から外側に向かって引き上げ，裏まで少しずつ下がる
　d.膝全体を両手で包み上方向に向かってマッサージする．
　　膝の裏も上方向に向かってマッサージする
　e.ふくらはぎを両手で包み上方向に向かって引き上げながら，足首まで少しずつ下がる
　f.くるぶしを両手で包み，上方向に向かってマッサージする
　g.足の甲を足首のほうへ向かってマッサージする
　h.足の指を先端から根元の方へ向かってマッサージする
　i.足首を前後に動かしぐるぐる回す
⑨ 足先まで往復マッサージしたら，⑦ → ④ へと戻りながら締めのマッサージを行う．

☆マッサージはお風呂上がりが効果的です．
　オイルなどを付けずに行い，スキンケアはマッサージ後に行いましょう．

北里大学病院産婦人科外来 平成19年8月31日改定

図2　下肢のセルフマッサージ

細胞外液を皮膚や皮下組織内のリンパ管，副行路を介して深部リンパ管へ誘導し，廃液するという手法である．詳細はフェルディ式複合的理学療法について多くの文献で紹介されているので割愛する．また，マッサージを検討する際は，胸水，腹水，呼吸困難など様々な症状をもつ終末期であることを考慮し，医師と十分な話し合いをもつことが必要である．

❷ 禁　忌

むくみのある患者すべてにマッサージしてよいわけではない．深部静脈血栓症・急性静脈炎・心不全・心房細動・心性浮腫の患者，および患肢全体あるいは局所的な発赤や熱感・炎症を伴っているときは絶対禁忌である．また，マッサージには局所の禁忌項目があるので，該当しないか注意する．

(5) 圧迫療法

❶ 弾性包帯による圧迫（バンテージ）

　目的は，弾性包帯で巻き上げ外から圧をかけることで組織圧を上げ，組織液やリンパ液の再貯留を防ぐ．また，リンパ還流を促進し，逆流を防止する．基本的には24時間装着するが，患者の症状や苦痛，ADLに合わせて調整する．① 伸縮性と耐久性を備えたバンテージ専用の弾性包帯を購入する．② 皮膚を傷つけることがないよう柔らかいガーゼ包帯で保護したうえで，弾性包帯を巻く．圧迫中は血流を妨げないよう注意し，指先の痺れ，痛み，皮膚色の悪化がないか定期的に観察する．また，包帯がずれると効果が得られないうえに皮膚を損傷することがあるため，ゆるすぎないよう注意する．

❷ 弾性ストッキング・スリーブ

　患肢の太さを計測し適切なサイズと，患者の日常生活動作を妨げないタイプの形を選ぶ．長期間使用していると圧が落ちるため，定期的な交換が必要である．

❸ 禁　忌

　心不全，心性浮腫，閉塞性動脈疾患は絶対禁忌．高血圧，狭心症，不整脈，リウマチ，強皮症，感覚障害のある患者は相対的禁忌である．

(6) 運動療法

　筋肉の収縮によるポンプ作用によってリンパ還流を促進し，関節の拘縮や筋力の低下・血栓を予防する．バンテージや弾性包帯，圧迫衣料を装着した状態での運動（図3）が効果的である．関節の屈伸運動を取り入れ，ゆっくりと無理のない程度に行う．自力で運動できない場合は他動運動を行う．

(7) 安全な移動の援助

　浮腫があることで関節可動域が制限され，重みで思うように動くことができないことが多い．転倒に注意し安全な環境の整備に努める．

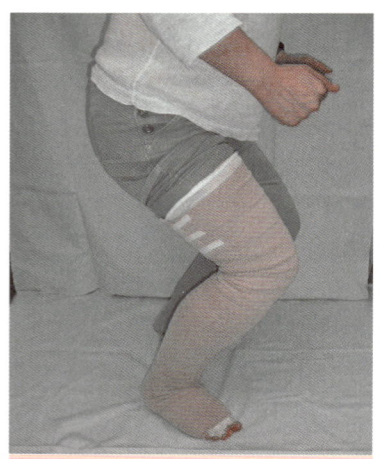

図3　弾性包帯を装着した状態での運動

(8) 栄養状態の改善

　終末期は効果的な栄養摂取ができず低栄養状態となることが多い．腫瘍や腹水による消化管の圧迫，食欲低下，嗜好の変化，唾液量の減少，咀嚼能力の低下，消化吸収能力の低下，歯茎が痩せることでの義歯の不具合など，食事を摂ることができない原因をアセスメントし，より効果的に栄養摂取できるよう看護介入する．経口摂取が困難な場合は，経管栄養・高カロリー輸液なども考慮する．病態にあった栄養摂取方法の選択や，医師や栄養士との協働が必要である．

(9) 輸液の管理

　終末期のがん患者に行われる輸液量については判断に迷うことが多い．森田は死亡前3週間と1週間に1,000ml/日以上の輸液を受けていた患者は，受けていなかった患者に比べ，優位に浮腫・腹水・胸水の悪化が認められた[2]と述べている．過剰な輸液が患者の苦痛を増強する要因となっているならば，個々の病態に合わせた輸液量の調整が必要である．輸液に対する医学的な判断，患者や家族の希望・価値観・信念を考慮し，患者不在のまま決定されることがないよう調整が必要である．

(10) 排泄の援助

　組織圧の低い陰部は浮腫をきたしやすい．陰部がむくむことで「うまく排尿できない」「トイレに座れない」などの排泄障害が起こる．陰部は早期からむくむ場合が多いが，患者からはなかなかいい出しにくいため，さりげなく陰部のむくみの有無を問診する．また陰部の皮膚は湿潤し傷つきやすいのでオムツ汚染時は速やかに交換し清潔の保持に努める．

(11) 安楽な着衣

　下着やオムツ，パジャマなどの衣服による圧迫でリンパ還流が障害されやすいため，ウエストや袖口のゴムをゆるくする．そのほか，下着やパジャマを着けないという選択もある．患者の病状と陰部の状態を考慮してプライバシーに配慮しながら行う．生地は柔らかい天然素材のものを選択し，更衣の際は摩擦に注意し衣服の脱着による皮膚損傷を防ぐ．

4）浮腫を抱える終末期がん患者への看護介入の実際

プロフィール

　Aさん，50歳代，女性．子宮体がん．左外腸骨リンパ節転移．
「浮腫を治して家に帰りたい」と願っていた．Aさんの夫と長男は，Aさんに「何もしてあげられない」という思いが強かった．
〈経過〉
・広範子宮全摘出術＋両側付属器切除＋傍大動脈・骨盤内リンパ節郭清術施行．
　追加療法として腹部に放射線治療を施行．
・翌年に骨盤内リンパ節の再発所見あり，化学療法を繰り返す．
・下肢の浮腫やイレウス所見があり，症状緩和目的で入院．
〈入院後の経過〉
・下腹部から両下肢にかけての浮腫が増強し，歩行や体位交換が困難な状況となった．
・看護チームは，浮腫の軽減を目標に，リンパマッサージを導入した．
・Aさんの浮腫は悪化の一途をたどり「どうしてむくんでいるの？」「看護師がいくら来たって無駄」「むくみを良くしてくれない」と，イライラとした感情を表出する．
・看護師もケアの成果が得られず悩み，計画を見直すべくカンファレンスを開催した．

アセスメント

Aさんは腫瘍の増大によるリンパ還流の停滞および閉塞，低栄養性の浮腫など，複合した原因により浮腫が起こっている．浮腫を軽減することは困難であり，目標の再設定が必要であるとアセスメントした．

患者目標の設定と看護方針の明確化

患者と目標を考え，それを踏まえたうえで看護方針を再設定した．

a. 患者目標

マッサージを受けることで，気持ちいい，楽になったと感じることができる．

b. 看護方針

① マッサージを行うことで患者がリラックスできるようにかかわる．
② ケアを行う時間に，患者が現状や予後に対する訴えを表出できるようにかかわる．

> **コラム** アセスメントをもとに，達成可能でより具体的な目標を患者とともに設定する．また看護チームが「何を大切にしてケアを行うか」を明確にしておく．

具体的なケアの立案（患者の希望に沿って実践可能なものを選択）

患者の病状や希望，病棟の繁忙度などを考慮し，マッサージのケア計画を立案した．

- リンパマッサージ：施行前に足浴あるいはタオルでの温罨法を10分ほど行い，リンパマッサージを1日1回20分程度行う．
- マッサージの時間は，安心感を得られ，思いを表出できる時間となるように配慮する．
- 家族がケアに参加できるようマッサージを一緒に行う．
- 患者が望むケア方法を統一できるように，ケアの経験がない看護師が一緒に行えるよう調整する．

> **コラム** 統一したケアを提供することは，提供する側の自信や安心感につながる．また，患者との信頼関係が形成され，患者も安心してケアを受けることができる．

看護実践

新しい看護計画に沿ってケアを行った．

> **コラム** 看護計画の立案と同時に評価日や評価のタイミング（期待される結果が得られない場合や患者の病状の変化など）を設定しておくと，看護介入が妥当かをタイムリーに評価できる．

具体的なケアの評価・修正

患者目標は達成できたか，達成可能な目標であったか，また実践可能なケアプランであったかなど，具体的に検討し，ケアプランを修正していく．

看護介入の成果

上記のの一連のプロセスを繰り返したことで以下の成果を得た．

患　者　① 信頼関係が形成されたことで，病状や予後への不安，怒りなどを表出することができた．
　　　　② 目標を一緒に考え共有できたことで，患者にとって「やっても無駄」であったマッサージが「苦痛の緩和に向けてのケア」に変化した．
　　　　③ 患者は浮腫のケアを受けることを通して，病状を受け入れ，「痛い思いはしたくない」「楽に一生を終えたい」という今後の生き方に対する願いを表明することができた．
　　　　④ 看護介入のプロセスを経たことで，現実に向き合い「車椅子でもいいから家に帰りたい」という新たな希望を見いだすことができた．

家　族　① 家族がケアに参加することで患者と家族が一緒に過ごす時間が増えた．
　　　　②「何もしてあげられない」という家族のつらさを軽減することができた．
　　　　③ 家族のケアへの参加は患者の心身の安寧にもつながった．

看護師　① ケアの方法が具体的になったことで，経験の浅い看護師も自信をもって患者にかかわれるようになった．
　　　　② 浮腫の軽減にとらわれず，患者の安楽に重点をおいた看護方針を明確にできたことで，マッサージすることの意味を見いだすことができた．
　　　　③ 患者に寄り添えたことで，1人の人間として向き合い全人的苦痛にアプローチする機会を得ることができた．
　　　　④ ベッドサイドにいる時間は，スタッフにとって気が重い時間から患者と共に過ごす貴重な時間に変化した．

おわりに

終末期のがん患者に起こる浮腫は，症状を緩和することが難しい．しかし，病状の変化に合わせてタイムリーにアセスメントし，達成可能な目標を設定することで，患者の苦痛の緩和に向けた看護ケアを実践することは可能である．肌と肌の触れ合いや時間を共有することで，患者や家族はケアされていると実感することができる．また，目標に向かいひたむきにケアする看護師の姿は，患者に希望や勇気を与える．

一方，看護師は患者の変化を実感したり，自分達のケアに意味を見いだすことができたとき，ケアを継続する力を得ることができる．たとえ浮腫は軽減しなくとも，ケアする側とされる側が相互に影響し合いながら歩むプロセス自体が，浮腫に苦しむ終末期がん患者への看護介入といえ

るのではないだろうか.

（佐藤かほる，望月美穂）

■ **文献**（3〜6は参考文献）
1) 安部好文：浮腫の診かたと治療―浮腫の患者をみたら．診断と治療，90(5)：686-690，2002.
2) 森田達也：QOLからみた終末期がん患者の水分管理．緩和医療学，8(4)：354-362，2006.
3) 木村玄次郎：浮腫基礎研究の進歩と最新治療法―浮腫の成因論と分類．日本臨牀，63(1)：11-16，2005.
4) 石川三衛：浮腫の診かたと治療―全身性浮腫の鑑別．診断と治療，90(5)：691-693，2002.
5) 日本緩和医療学会 終末期における輸液治療に関するガイドライン作成委員会，厚生労働科学研究 第3次がん総合戦略研究事業 QOL向上のための各種患者支援プログラムの開発研究班：終末期癌患者に対する輸液治療のガイドライン．日本緩和医療学会，2006.
6) 安達　勇：浮腫の緩和治療．がん看護，7(4)：287-289，2002.
7) 谷口貴子：浮腫のあるがん患者の褥瘡ケア．看護技術，52(10)：860-863，2006.

各論 2. がん患者が体験する精神面の主な症状コントロールの実際

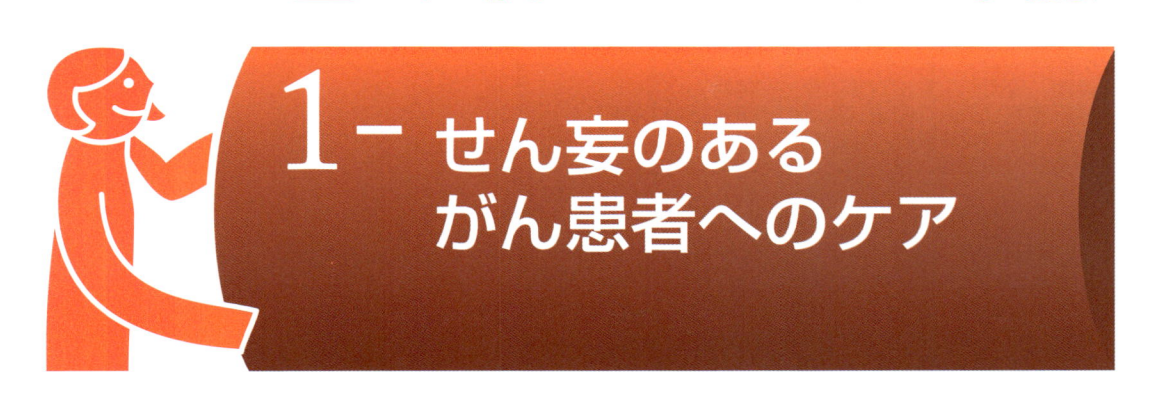

1 − せん妄のあるがん患者へのケア

はじめに

　がんの医療現場では，興奮，焦燥，幻覚・妄想，点滴を自分で抜いてしまうなど，医療者や家族がみて，どのように対応してよいかわからない場面に出会うことがある．その言動の背景には，せん妄状態が起きていることが多い．せん妄の出現は，ベットからの転落などの事故や自殺企図，在院期間の長期化に結び付くこともある．看護師は，せん妄の知識をもち適切な対応ができることが求められる．

1) せん妄とは

　軽度の意識障害を背景として，興奮や種々の活発な精神症状を呈する状態で，看護師が患者のケア場面において，軽度の意識障害を発見することができる確立は高い．日常生活援助の場面において，以下のサインを参考にするとよい．

① 話のまとまりが悪い
② 話がまわりくどい
③ 話題がとびやすく注意がそれる
④ 単語を取り違い，不注意が目立つ
⑤ 話をさえぎってしゃべる
⑥ 妙に明るく深刻味がない
⑦ 不機嫌で怒りっぽい
⑧ 何もせずにぼんやりしている
⑨ 状況にふさわしくない感情反応を示す

(1) せん妄の症状

せん妄の主な症状を表1に示す.

■ 表1　せん妄の主な症状

A．軽度の意識障害に関連した症状
時間，場所，人物に対する見当識障害 睡眠覚醒リズムの障害（夜間の不眠と日中の傾眠） 短時間内の症状変動（傾眠から興奮への急な変化など） 短期記憶の障害（数分前のことを覚えられない）
B．その他の精神症状
活動性の亢進，興奮 幻覚や錯覚（特に幻視と錯視*） まとまりのない会話 周囲に対する注意力の減少

＊幻視：何もないところに何かが見えること（例：目の前の空間に人の顔が見えるという）．
　錯視：実際にあるものを別のものに見まちがえること（例：壁のしみを蜘蛛であるという）．

(2) せん妄はなぜ起こるのか

せん妄の予防や治療，看護ケアの方向性を検討するうえで，せん妄の発症要因を理解することが重要である．

❶ せん妄の発症要因

せん妄は，① 1つもしくはそれ以上の器質因の存在が不可欠であり，それに，② せん妄発症の基礎となる背景因子，③ 誘発因子が加わることによって発症の可能性が高まる（表2）.

■ 表2　せん妄の発症要因

① 器質因（発症の直接原因）	② 背景因子	③ 誘発因子
・脳疾患 ・脳の機能に影響を与えるその他の身体疾患 ・薬剤の副作用	・すでに認知症がある ・高齢	・断眠 ・感覚遮断 ・不動化 ・その他の環境変化 ・心理的ストレス

❷ せん妄の診断（図1）

DSM-Ⅳ-TRによる診断基準ではせん妄の診断については，① 注意力の障害，② 知覚認知の障害，③ 急性発症と変動性，④ 器質因，の4つをすべて満たしている場合をせん妄と診断する．①〜④についての具体的内容については表3に示す．

```
     ① 注意力の障害            ② 知覚認知の障害

                    せん妄

     ③ 急性発症と変動性         ④ 器質因
```

図1 せん妄の診断

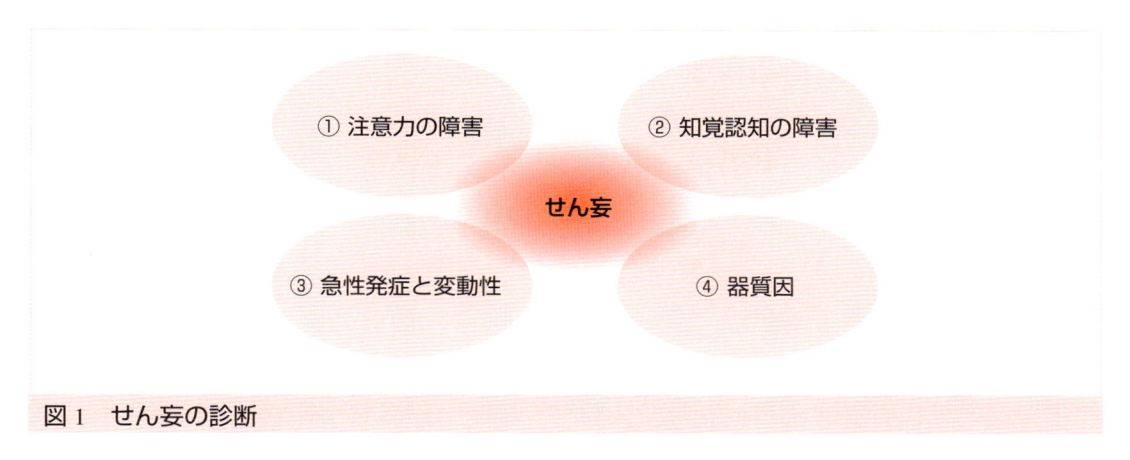

■ 表3 せん妄の診断における各項目内容

① 注意を集中し，維持し，転導する能力の低下を伴う意識の障害
② 認知の変化（記憶欠損，失見当識，言語の障害など），またはすでに先行し，確定され，または進行中の痴呆*ではうまく説明されない知覚障害の発現
③ その障害は短期間のうちに出現し（通常数時間から数日），1日のうちで変動する傾向がある
④ 病歴，身体診察，臨床検査所見から，その障害が一般身体疾患の直接的な生理学的結果により引き起こされたという証拠がある

*筆者注）認知症 　　　　　　　　　　　　　　　　　　　　　　　　　　　　　（文献3）より）

2) せん妄の治療

1. せん妄の治療で重要なことは，可逆的原因の発見とその除去である．

　終末期においては，オピオイドならびに向精神薬が可逆的原因として重要で，オピオイドの減量や他のオピオイドへの変更が有用である．不穏，幻覚，妄想に対する薬物療法としては，ハロペリドールが呼吸・循環器系への副作用が少なくかつ有効で，第一選択となる．

2. せん妄は可逆性であるが，全身状態の悪化している終末期患者においては予後不良である．医療者は患者の死期が近いことを念頭に置き，患者のQOL（quality of life；生活の質）を評価し，何が患者と家族の苦痛になっているかを把握し，その苦痛の緩和に努める必要がある．

　なお，終末期せん妄には，終末期にせん妄になる要因として電解質のバランスが崩れるなども含める．

3) せん妄状態にある患者へのケアの実際

ケアの対象は、患者本人と家族である。

(1) 患者へのケア

身体疾患の管理を行いながら、以下の5項目を行う。

❶ 現実への適応を助ける援助

5W1H (When, Where, Who, What, Which, How) をうまく使い、時間、場所、人などの見当識をつけられるようにする。日常生活会話のなかに5W1Hを何気なく盛り込んでいく。

<見当識障害を呈している場合>

【良い例】
- ○○さん、おはようございます。（カーテンを開けながら）
  今日は、○月○日○曜日ですね。
- 朝のお食事の時間は、8時です。
  今日担当看護師の○○です。
  今日の予定は、こちらの紙に書きました。（短く簡潔な内容を時間軸で書いたもの）
  また、○○時になったら来ますね。（カレンダーや時計を活用しながら説明する）

【悪い例】
カーテンを閉めた状態の部屋、カレンダーや時計のない部屋で、「今日は何日ですか？」など、改めて本人に聞くことは、見当識が障害された患者にとって混乱を招くこともある。

<幻覚妄想状態を呈している場合>

患者の幻覚や妄想に対しては同調しない。しかし、無理に否定や訂正して患者と議論すると、患者の混乱や不安を高めるため、患者に沸き起こっている感情を受け止める。
それでは、幻覚妄想を肯定もせず、否定もしないとはどういうことかを、次に例としてあげる。
- ○○さんには、そこの黒い人……それが見えて怖いんですね。看護師の私には見えないけれど、ここは安全な場所だから、一緒にいましょうね。

❷ 支持的で穏やかな環境を提供する援助

患者にはゆっくりとした声で話しかけ、落ち着いた優しい態度で接する。

【良い例】
前夜に行動異常があり処置室内へ移動していたが、本人は覚えておらず、処置室にいることに憤慨している場面。

患者：「何でこんなところに寝かしているんだ！！ 俺の許可を得ずに勝手に誰が移動したんだ！！」
看護師：「突然、このような場所にいらっしゃることで驚かれましたね。夜は眠れた感じをおもちですか？」
患者：「うっ、寝た感じか、よくわからないな。いつもの熟睡した感じがないな」

看護師:「そうですか．昨晩○○さんは，軽度の意識障害を起こしたため，心配でしたのでこちらの処置室へ移動したんです．びっくりされて当然ですね．医師からも状態のご説明をいたしますね」

このように状態を説明する前に，患者の訴えを受け止める．そして，患者が答えやすい質問をし，患者の状態把握に努めている姿勢をみせ，必要なケアを提供してきたことを説明していく．できれば，複数のスタッフで対応し，医師が説明できる体制をスムーズに整えることも重要である．

❸ **自傷他害による事故を防止する**
  ・転倒転落のリスクをアセスメントし，環境整備を行う
  ・点滴ルート，チューブ類は可能なかぎり早期に抜去する
  ・危険物を所持していないかを確認し，患者の手の届くところに置かない

❹ **セルフケアへの援助**
  食事や睡眠，活動，排泄，清潔といった患者の日常生活のセルフケアレベルをアセスメントし，必要な援助を行う．その際に，損なわれていない機能を最大限活用し，通常の活動レベルを維持する．看護師は，このような状態の患者を前にするとせん妄の症状観察が中心になるが，患者のQOLを念頭に置き日常のセルフケア援助をすることが重要である．

❺ **薬物療法への適応を見極め，その効果や副作用の観察を行う援助**
  使用している薬物の効果と副作用を観察する．また，睡眠障害，自傷他害の危険性に対する薬物療法の必要性を見極め，精神科医への相談について主治医と話し合う．

(2) 家族へのケア
  1. 家族の不安を軽減するために，せん妄の理解や患者へのかかわり方について具体的に説明する．
  2. せん妄に対する薬物療法が行われている場合はその必要性を説明し，家族の理解と協力を得られるようにする．

おわりに

せん妄のある患者のケアについて述べてきたが，言動の異常を認める場合は精神科受診を勧めることも必要である．しかし，精神科受診は，患者または家族の同意がないとできない．両者に受診への偏見がある場合は，「患者が不眠や不安などの精神症状が生活のしづらさを呈している」ことに眼を向け，患者のQOLを維持するために専門家に相談してみようという姿勢が求められる．

(須藤章子)

■ 文献
1) 宮岡 等：内科医のための精神症状の見方と対応．第1版第4刷，医学書院，1998．
2) 八田耕太郎：せん妄の治療指針—日本総合病院精神医学会治療指針1．星和書店，2006．
3) American Psychiatric Association（高橋三郎・他 訳）：DSM-Ⅳ-TR 精神疾患の分類と診断の手引．新訂版，医学書院，2003．
4) 福田紀子：せん妄状態の患者．リエゾン精神看護—患者ケアとナース支援のために，野末聖香 編，医歯薬出版，2004．
5) 高橋恵子，白井教子：せん妄のケア．精神看護エクスペール16 リエゾン精神看護，坂田三允 編，中山書店，2006．
6) 明智龍男：がんとこころのケア．日本放送出版協会，2003．

各論 2. がん患者が体験する精神面の主な症状コントロールの実際

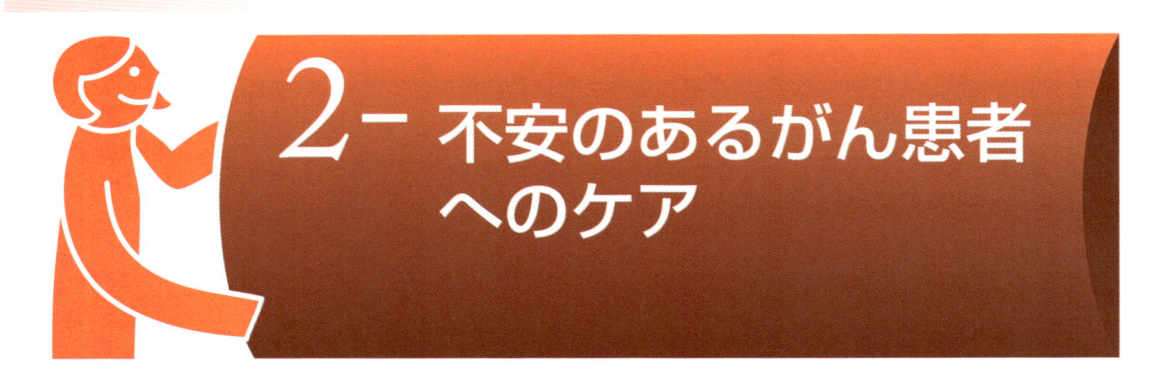

2 − 不安のあるがん患者へのケア

はじめに

がんという生命に脅威を与えうる疾患にかかることは，患者へ多大な不安をもたらす．がんの症状を自覚したとき，がんを疑われ検査をしているとき，確定診断を受けてからも痛みなどの苦痛症状を自覚したとき，初めてのがん治療を受けるとき，体力の衰えを自覚したとき，死をまじかに感じたときなどに不安を抱きやすい．本項ではこのような不安を抱えた患者に，どのような対応をすればよいかについて述べる．

1) 不安とは

不安とは「対象のはっきりしない漠然としたおそれ」と定義される．つまり，漠然とした不確かで頼りない気持ちで，自分では対処できないのではないかということを目の前にしたときに沸き起こる感情である．このような感情は誰でも感じるものであり，不安は心理的な危機状態を回避するために形成された防衛機制に由来すると理解されている．

(1) がん患者の不安の分類（表1）

■ 表1 がん患者の不安の分類

1) 状況的不安
疾病の経過や治療の効果に関する不安 治療の副作用に関する不安 社会的問題に関する不安 将来の身体的苦痛に関連する不安

つづく

2）実存的不安
過去の人生を無駄に過ごした 現在，自立した生活を送っていない 将来の死，それに関連する不安 自分の状況に対処できず，感情をコントロールすることができない
3）医学的因子に関係する不安
疼痛，倦怠感，呼吸困難，悪心・嘔吐などへの心因反応として生じる不安 器質性・症状性の不安 薬剤性の副作用または離脱症状として生じる不安
4）精神医学的不安
先行するパニック障害，全般性不安障害，恐怖症などの悪化

（堀川直史：不安. Management-B. スピリチュアル. THCHNICAL TEAM 緩和医療，下山直人・他 編著，p143，先端医学社，2002より作成）

（2）不安のレベルと反応（表2）

■ 表2 不安のレベルと反応

不安のレベル	軽度の不安	「正常不安」といわれるもので，これは注意力を高め，学習や変化の刺激になり個人の成長と創造力を高める．憂うつ，落ち着きのなさなどの情緒的な反応を自覚しており，その感情を言葉で訴えることができ，注意力，集中力，判断力は保たれている．
	中程度の不安	当面の心配に焦点を合わせて，ほかのことに無関心になるが，あえてしようと思えばほかのことに注意を向けることができる．学習能力や問題解決能力は極端に低下する．話題が変わりやすく，口数の変化，表情の変化など行動の変化が目立つようになる．
	強度の不安	知覚領域は非常に低下している．ほかのことは何も考えられず，そうするためには，強い指示が必要である．同時に，脈・呼吸数の増加，発汗，食欲の変化，不眠，緊張などの生理的反応が目立つ．
	パニック	畏怖・心配・恐怖を伴って連想される．このとき，人は抑制力をなくし，命令されても行動することができない．
不安の反応	情緒的反応	抑うつ気分，自己卑下，自信がない，無力感，早くこの状態から抜け出したい，落ち着かない気分．
	行動上の反応	多弁，無口，いらいらしている，話題が変わりやすい，支離滅裂な言動，表情の変化，落ち着きのなさ，手の震え，早口になる．
	生理的反応	自律神経系を通して起こる身体的反応． 脈・呼吸数の増加，口渇，発汗（特に手掌），尿回数の増加，便秘，下痢などの排便の変化，筋緊張，顔面蒼白・紅潮などの顔色の変化，食欲低下，過食，悪心，嘔吐，不眠，疲労など．

2) 不安の治療

　がん終末期などで全身状態が不良な患者に抗不安薬を使用する場合，常用量の1/2以下から開始する．増量の際には，記憶障害，せん妄などの精神症状に注意する．そのほかには，少量の抗うつ薬，抗精神病薬，抗ヒスタミン薬などが使用されることもある．

　また，「不安」は，精神障害のあらゆる疾患にみられる．うつ病では初老期，激越型のうつ病に，統合失調症では発病初期や被害妄想を背景にした不安状態がある．したがって，これらの精神疾患を発症した場合は，その治療を積極的に行う．

3) 不安状態にある患者へのケアの実際

(1) 把握しておくべき情報（表3）

■ 表3　把握しておくべき情報

① 患者情報の整理 　患者の基本情報に加え，生活歴，家族背景，家族関係，病状などを整理する．患者の過去最高レベル*の把握は問題解決能力を査定するうえで重要である．また，精神科の受診歴などないかも確認する． 　*発症する前に患者がもっていた最も高いレベルの機能
② 患者の病気や治療のとらえ方 　患者が今の状況をどのようにとらえているか，何を求めているかなどを把握する．
③ 他のスタッフからみた患者像 　患者にかかわる医師，コメディカルとのカンファレンスで情報交換をし，患者の理解を深めることが重要である．
④ 家族からの患者情報 　入院前の患者の様子や入院中の患者の様子など，家族に映っている患者像について情報を得る．
⑤ 患者の行動や表情の観察 　患者との会話で，注意力，集中力，判断力を把握し，情緒的反応，行動上の反応，生理的反応の3つの視点で不安状態を観察し把握する．
⑥ セルフケアレベルの査定 　「不安」が患者の生活にどう影響しているかを把握するために重要である．つまり，患者の食事，睡眠，排泄，清潔行動，人との交流，安全を保つ能力，これらに支障をきたしているか否かである．

(2) ケアの実際

　不安状態にある患者へのケアは，不安を軽減することより生活に支障をきたしている部分へ援助をすることが看護師の役割となる．つまり，① 安心できる環境を提供する，② 日常生活を整える，③ 対処行動を改善する，④ 洞察を促すことがケアのポイントである．

　具体的には，以下のようなケアを提供する．

・患者が感情を表現できるように促す

・医療者からみた患者の反応，行動を患者に伝える
・医療者とともに，不安の引き金について，心理的・社会的・身体的ストレスについて話し合う
・過去にどのように不安を緩和してきたのかについて話し合う
・患者の疾患へのコーピングを知り，それを支える
・患者に多くのことを求めず，患者の日常生活を整える
・患者の訴えを傾聴し，気持ちを受け止める
・抗不安薬，睡眠薬などの薬剤投与の必要性を検討する
・自傷他害の可能性を査定する

おわりに

　患者の強い不安は，様々な形で看護師へ訴えられる．つまり，不定愁訴や頻回なナースコール，攻撃性や敵意などの不適切な感情表現，拒薬や治療拒否などがそれである．こういった患者の行動は看護師自身を悩ませ消耗させ，ケアする意欲を低下させる．看護者自身の巻き込まれる感情を客観視することは，患者の行動の背景にある不安をアセスメントするために必要である．看護者自身の感情や反応に目を向け，チームカンファレンスなどで共有化することが重要である．

（須藤章子）

■ 文献
1) 宮岡　等：内科医のための精神症状の見方と対応．第1版第4刷，医学書院，1998.
2) American Psychiatric Association（高橋三郎・他 訳）：DSM-Ⅳ-TR 精神疾患の分類と診断の手引．新訂版，医学書院，2003.
3) 片平好重：不安の強い患者．リエゾン精神看護—患者ケアとナース支援のために，野末聖香 編，医歯薬出版，2004.
4) 高橋恵子，白井教子：不安とケア．精神看護エクスペール 16 リエゾン精神看護，坂田三允 編，中山書店，2006.
5) 明智龍男：がんとこころのケア．日本放送出版協会，2003.

> **コラム** 精神看護の基本的援助技術：傾聴と共感，そして受容について
>
> 　看護師は，日常生活援助を通して患者の話を傾聴しながら共感し（図），患者を理解しながら受容している．受容とは，あるがままの相手を受け入れる態度である．
>
> 　しかし，看護師が患者の態度や考えを受け入れられない場合，患者の気持ちや思いを引き出すことができずに看護師の思いを押し付ける危険性もある．つまり，看護師は自分自身の価値観や自己の傾向（考え方のくせなど）を客観的に認識し，看護専門職として患者とかかわることが重要である．
>
> **傾　聴**
>
> どうやって聴くの？
>
> ・相手の立場に立って，話を聴く
> ・相手の価値観に立って，話を聴く
>
> 「話ができて本当によかった」という反応があれば傾聴できたという評価になる．
>
> **共　感**
>
> どうやって共感するの？
>
> ・相手が感じている感情を同じように感じる
> ・相手を内側から理解しようとする

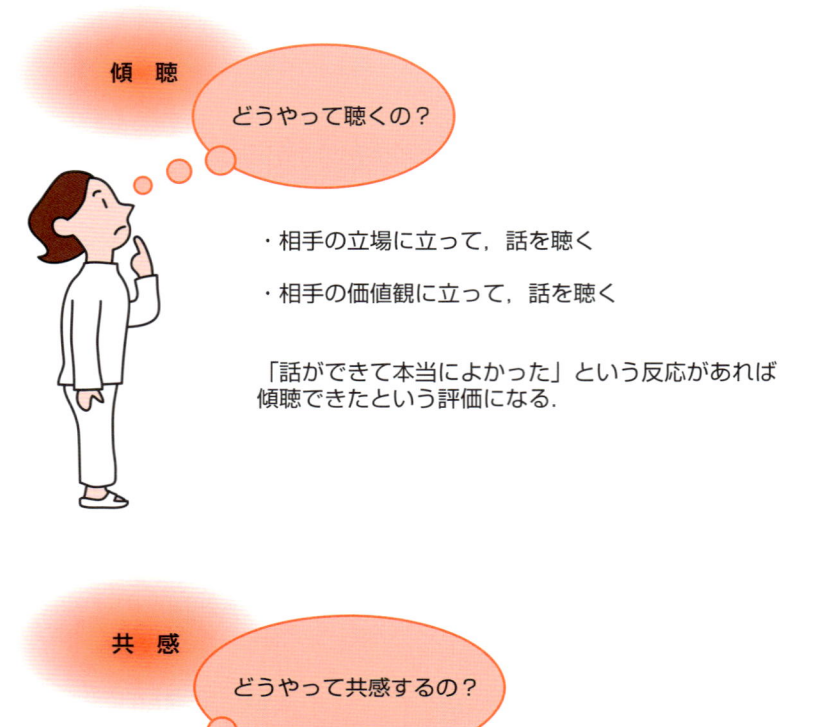

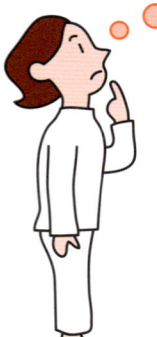

各論 2. がん患者が体験する精神面の主な症状コントロールの実際

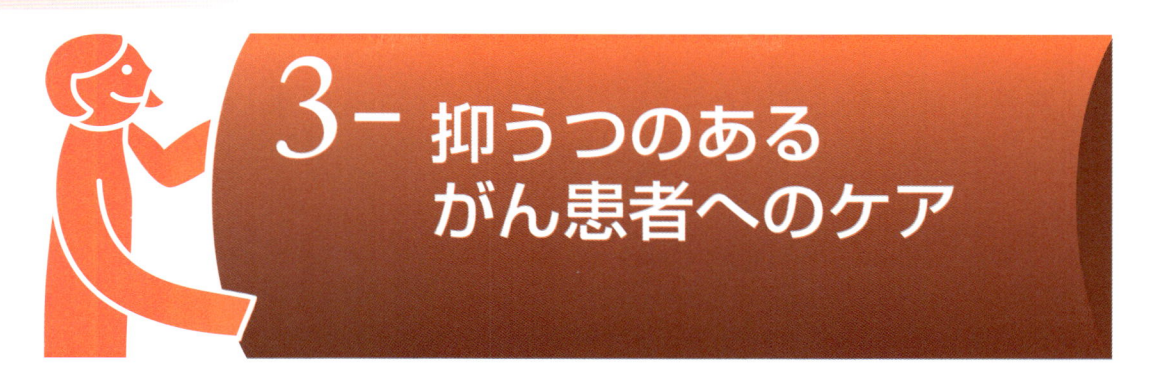

3 – 抑うつのあるがん患者へのケア

はじめに

抑うつはがんに罹患した際に生じる代表的な心理的反応の1つである．がんの場合，抑うつは，様々な喪失体験に関連して生じることの多い精神的反応である．喪失体験とは，がんになって健康，仕事，役割，将来の計画を失ってしまうことなどである．抑うつは重症化すると突発的な自殺行動につながることもあり，正しい知識に基づいた適切な対応が求められる．

1) 抑うつとは

抑うつは，① 症状（抑うつ気分），② 症候群（抑うつ状態），③ 疾患単位（うつ病）を表す言葉として広く用いられている．

抑うつ気分とは，「憂うつである」「気分が落ち込んでいる」などと表現される症状をいう．

抑うつ状態とは，抑うつ気分が強い状態をいう．抑うつ状態でみられやすい症状を表1に示す．

■ 表1 抑うつ状態でみられやすい症状

自覚症状	抑うつ気分（憂うつ感） 悲哀感 不安感，いらいら感，不眠 好きなことでもやる気にならない，集中力低下 些細なことへのこだわり，悲観的な考え方，自責感 自殺念慮，自殺企図
他覚症状	表情が暗い，反応が遅い
身体症状	不眠（入眠困難，中途覚醒，早期覚醒，熟睡感の欠如），全身倦怠，易疲労性，食欲低下，性欲減退，種々の身体愁訴

うつ病はうつに関する9つの主要症状（表2）のうち，1，2の主要症状を含み全部で5項目以上の症状が同時に2週間以上継続した場合に診断される．鑑別診断は，① 薬剤を含む身体的要因の認められるうつ状態，② 内因性うつ病，③ 性格や環境に起因するうつ状態の順につけていく．

■ 表2 うつに関する症状

1. 抑うつ気分（ほとんど1日中，毎日，2週間以上） 　日常生活や社会生活上の問題となる抑うつ気分，気分が沈んで憂うつ，落ち込む
2. 興味・喜びの減退 　何をしてもつまらない，何事にも興味がもてない，新聞やテレビにも興味が湧かない
3. 食欲不振/著しい体重減少 　食欲が出ない，何を食べてもおいしく感じられない，1カ月で体重の5％以上の減少
4. 睡眠障害 　なかなか寝つけない，朝早く目覚めその後眠れない
5. 著しい焦燥・精神運動制止 　いらいらしてじっとしていられない，何かをしようとしても思うように身体が動かない
6. 易疲労性・全身倦怠感/意欲の減退 　疲れやすい，だるい，気力が出ない
7. 無価値感または罪責感 　自分には何の価値もないとか周りに迷惑をかけているなどと感じてしまう
8. 思考または集中力の低下 　物事を決めることができない，物事に集中できない
9. 希死念慮 　死んでしまいたい

2) 抑うつ状態にある患者の治療

　抑うつの治療においては，身体症状の改善，特に抑うつとの関連が強い痛みの軽減が重要である．精神科的な対応としては薬物療法と支持的精神療法の併用が一般的である．

3) 抑うつ状態にある患者へのケアの実際

（1）情報収集とアセスメント

❶ うつ状態に関する自覚症状，他覚症状と身体症状の把握
　特に食欲低下と睡眠障害の有無はうつ状態の初期にみられることが多いため，注意する．
〈聞き方の例〉
・気分が憂うつですか？

・新聞を読む気になりますか？／見出しだけでも読めますか？
・寝つきが悪いですか？／途中で目が覚めますか？／朝方目が覚めますか？／熟睡感がありませんか？

❷ **患者の生活史（既往歴を含む）家族歴**

これまでの生活歴のなかで，同じような状態になったことがあるか，または家族にうつ状態になった人がいるかどうかを把握しておく．

❸ **病状や生活環境からくるストレスの程度**

検査や入院に伴う苦痛，医療者との関係などどのようにとらえているかを把握しておく．

❹ **病気に対する受け止めと喪失体験**

患者が病気をどのように受け止め，どのような喪失体験をしているかを把握しておく．

❺ **セルフケアレベルの査定**

セルフケアは食事，睡眠，排泄，清潔，人との交流，安全を保つ能力の項目である．うつ症状が，セルフケアにどのように影響しているかを把握する．

（2）ケアの実際

「看護師の対応がよければうつ状態の患者の気持ちを引き出すことができるのではないか？」「うつ状態の患者が話をしないのは，看護師の対応の仕方に問題があるのではないか？」と看護師は感じることが多い．しかし，それは大きな誤りである．うつ状態の患者は，話すエネルギーが枯渇している．話をするだけのエネルギーがないことを理解する必要がある．対応のポイントを参考に，かかわっていくことが重要である．

〈対応のポイント〉

> ① 「頑張れ」とむやみに励まさない
> ② すでに患者が頑張っていることを理解する
> ③ ゆっくり休むことに意味があることを伝える
> ④ アドバイスよりも話をよく聞く
> ⑤ 重大な決断は先延ばしにさせる
> ⑥ 患者のエネルギーが低下していると理解し，話を無理にさせなくてよい
> ⑦ そばに寄り添う，見守っているという姿勢を示す
> ⑧ 「死にたい」という言葉があったときは見すごしてはいけない

おわりに

抑うつ状態の患者とかかわるとき，「患者に話をしてほしい」という看護師のニードを満たそうとしていないだろうか？　患者のありのままを受容し，患者のそばに寄り添い，見守るというケアは難しいことだが，とても大事なケアである．「ケア」（care）という語の語源は「悲しみ」

（sorrow）で，ケア（care）は治療（cure）とは同義ではなくて感情が込められているという点で，治療（cure）よりも情緒的要素の味わいが深いといわれている．患者のそばに寄り添う看護師は感情的にも揺さぶられるが，感情があるからこそ「少しでもいいケアを提供したい」という気持ちにつながると考える．

（須藤章子）

■ 文献
1) 宮岡　等：内科医のための精神症状の見方と対応．第1版第4刷，医学書院，1998.
2) American Psychiatric Association（高橋三郎・他 訳）：DSM-Ⅳ-TR 精神疾患の分類と診断の手引き．医学書院，2003.
3) フランシス・ライター・クルーター（稲田八重子・他 訳）：よい看護ケアとは．看護学翻訳論文集1 新版・看護の本質，第8刷，現代社，2003.
4) 高橋恵子，白井教子：せん妄のケア．精神看護エクスペール16 リエゾン精神看護，坂田三允 編，中山書店，2006.

各論 2. がん患者が体験する精神面の主な症状コントロールの実際

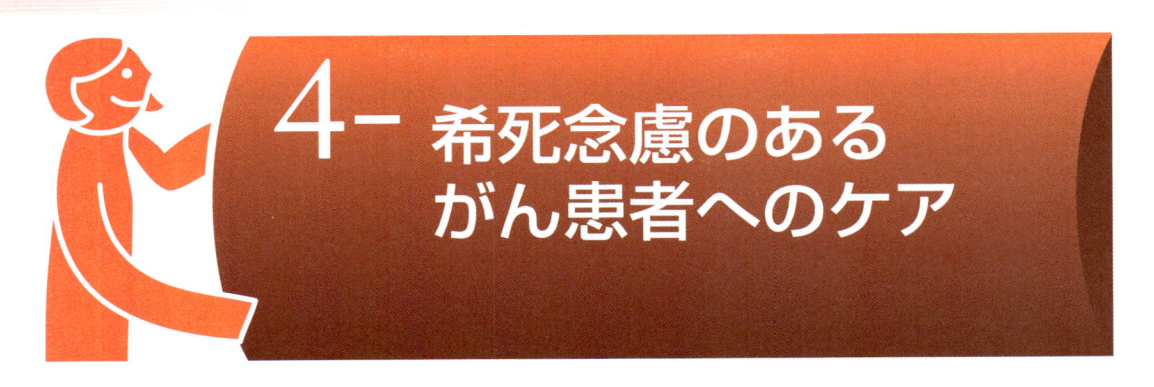

4 ─ 希死念慮のあるがん患者へのケア

はじめに

　終末期がん患者を対象とした研究[1]では，希死念慮の頻度は10〜20％といわれている．そして，その促進因子は，身体機能の低下や倦怠感などの身体症状，抑うつ，絶望感などの精神症状，ソーシャルサポート不足などの社会的問題など，様々な要因が複雑に関与している．つまり，がん患者が死を望む場合には，その背景に十分に緩和されていない何らかの苦悩があるということである．逆の言い方をすれば，希死念慮はケアや適切な援助を求めるメッセージととらえてもよい．しかし実際には，このメッセージを受け取った看護師は，どのように対応したらよいかわからず迷うことがほとんどである．本項では，看護師が患者から「死にたい」という言動を聞いたときの基本的姿勢について述べる．

1）希死念慮とは

　希死念慮は，「死にたい」「自殺したいという観念や考え」と定義される．直接的に「死にたい」と表現せずに，「私など生きていても意味がない」「眠ったまま，目が覚めなければいい」といったり，「お世話になりました」などと不自然な感謝の念を表したりする場合もある．また，大事にしていた物を処分したり，自殺に用いる手段を用意したり，非言語的に表現されることもある．

2）希死念慮のある患者への治療

　患者から希死念慮を訴えられた場合，その背景にある要因を把握する必要がある．身体的苦痛が要因と考えられる場合は，十分な緩和ケアを施す．また，うつ状態のアセスメントや薬物療法の必要性を精神科医へ相談することも必要である．

3）希死念慮のある患者へのケアの実際

(1) 問 診

患者の希死念慮が疑われる場合の問診は，順序だてて死にたい気持ちを確認する．
例)
① 毎日がつらいですか？
② もうどうなってもいいと思うことがありますか？
③ 死にたい気持ちはありますか？
④ 何か行動に移したことはありますか？
⑤ あなたを引き止めていることは？
　これらを順番に聞くことにより本人の気持ちを引き出すことができる．

(2) 共 感

　患者の気持ちに共感する．
例)
患　者：「いっそ死んでしまいたい」「もう，だめです」
看護師：「こんなに痛みがあるとそんな気持ちにもなりますね……」
　　　　「もうだめなんだな……と，そんな気がするんですね」
　また，これまでに自殺を図ったことのある患者は，再び自殺行動を繰り返す可能性が高いので精神科医療につなげる必要がある．

おわりに

　看護師は希死念慮が疑われる患者を前にすると，どのように対応してよいか悩むことが多い．その話に触れると，「刺激して自殺企図を決心させてしまうのではないか」という不安を抱いていることが多い．しかし，前述したように，終末期がん患者の希死念慮の背景には苦悩があり，適切なケアを求めるメッセージでもある．「死にたい」とひとりで孤独にその考えをもっている場合は，看護師へ思いを語ることで「死への考え」を整理して客観的に見直す機会となりうる．身の回りの援助をしてもらう身近な存在である看護師，生死に携わっている専門職看護師であるからこそ，患者は「死に関する思いを語れる」ということを理解しておくことが重要である．

（須藤章子）

■ 文献
1) 明智龍男：TECHNICAL TEAM 緩和医療．下山直人・他 編著，p124，先端医学社，2002．
2) 明智龍男：がんと心のケア．日本放送出版協会，2003．
3) 保坂　隆：ナースのためのリエゾン．南山堂，2004．

> **コラム** 精神看護の基本的援助技術：共感した内容の伝え方

通常のコミュニケーションのうち言語的コミュニケーションは35％，非言語的コミュニケーションは65％といわれ，言語以外の情報が大半を占めている．この事実を知っていることで，看護師が患者のそばに寄り添いその場にいることは，意味があるケアであることがわかる．

```
        十分に傾聴しなければ共感できない
                  （共　感）
              理解した感情を伝える
                     ↓
            いかに傾聴・共感を伝えるか

         （言語的技術で）    （言語以外で）
         ・あいづち         ・位置    ・沈黙
         ・明確化          ・姿勢    ・声の調子
         ・問題のリストアップ  ・表情
         ・繰り返し         ・視線
         ・感情の反映       ・動作
```

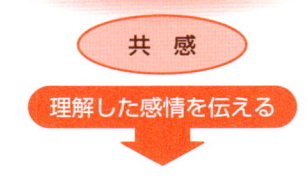

言語的技術
- あいづち：あいづちによって共感を示す．話を促す効果．「そうですか，なるほど」
- 明確化：相手の言葉とは違う言い方で話の内容を明確にする
  「あなたがおっしゃっていることは○○ということなんですね」
- 問題のリストアップ：相手の話を要約して伝えたあとに「何かわからないことはありませんか？」「ほかに困っていることはありませんか？」など相手の話を引き出すことにつながる
- 繰り返し：相手の使った言葉を繰り返す
- 感情の反映：相手の感情を言葉で表現して伝える．「とてもつらそうですね」「不安そうですね」

非言語的技術
- 位置：目線を同じ位置にし，対面よりも90度の角度での方が緊張感が緩和される
- 姿勢：前かがみ，のぞきこみ，体をそらす姿勢は相手に不快な印象を与える．相手の話に耳を傾ける気持ちをもった姿勢で望む
- 表情・視線：笑顔や共感を意味する表情．相手の目を見て話す．目と目を合わせることに抵抗がある場合は，ネックレスの位置をみるとよい
- 動作：適時うなずいて同意を示す．肩や背をさするなどの動作で支持する
- 沈黙：沈黙は緊張をもたらし，何とか会話を継続させようとすることがあります．しかし，沈黙は相手が考えを整理し考えている時間ととらえ，その時間を共有する
- 声の調子：相手のトーンやスピードに合わせる

各論 3. がん患者の意思を尊重した日常生活援助の実際

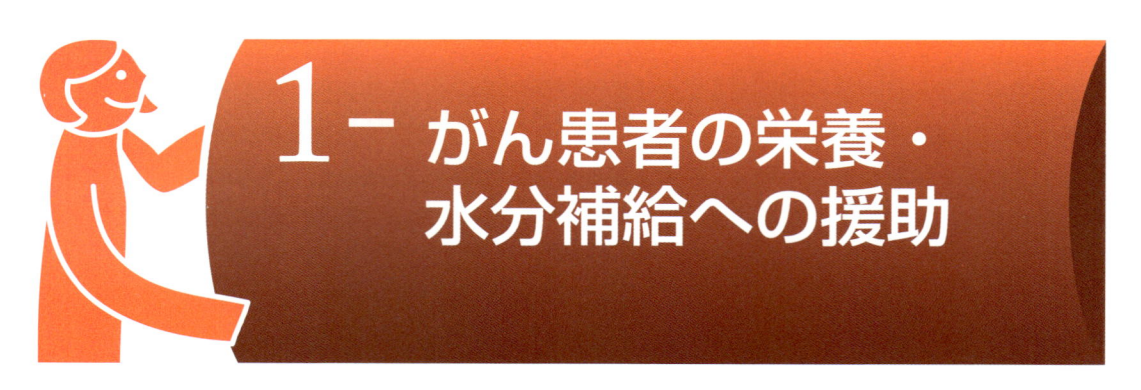

1 - がん患者の栄養・水分補給への援助

1) エンドオブライフ・ステージにある患者の栄養障害

この時期のがん患者のほとんどが,「悪液質(cachexia)」を呈するといわれている. これは, がんの進行に伴う栄養障害で, 症候群としてとらえられる. るいそう, 骨格筋の減少, 倦怠感, 食思不振, 味覚異常, 浮腫, 貧血, 褥瘡などの臨床症状がみられ, ボディイメージの障害など心理・社会面へも影響を及ぼす. 主な原因は腫瘍による栄養奪取で, サイトカインが代謝障害を引き起こすといわれている(図1). 本項では, 経口摂取と人工栄養・水分補給に分けた援助の実際と心理・社会面への援助の実際について述べる.

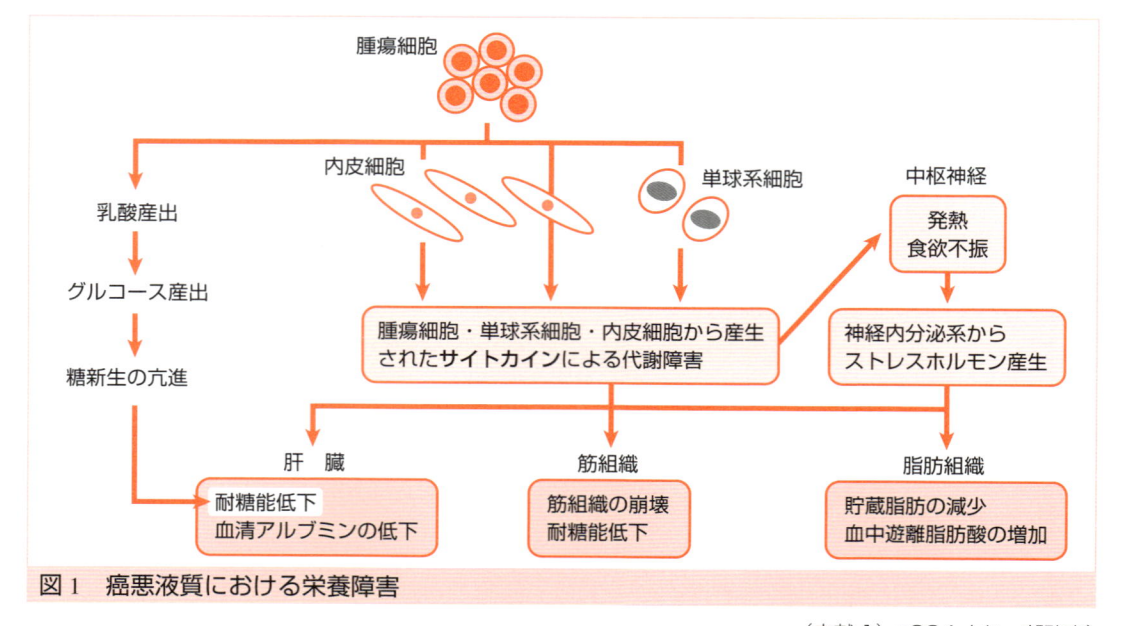

図1 癌悪液質における栄養障害

(文献1) p664より一部改変)

2) 経口摂取が可能な場合の援助の実際

　がん患者は，悪液質に加えて「疼痛マネジメントに用いる薬剤による消化器症状」や「がんの治療に起因した口腔内トラブル」などで経口摂取量が低下している．したがって，患者のQOL（quality of life；生活の質）を一番に考えて食べたい物を食べたい時間に摂取できるように援助する．
　以下に，栄養・水分補給への援助について述べる．

(1) 食事の環境を整える

　私たちは日常生活のなかで，食事のときの環境の違いが食の満足度に大きく影響することを体験している．どのようなときに食欲が増しておいしく摂取できるかは，個人差も大きい．そこで，患者の生活習慣や好みと，提供できるアメニティを考慮しながら食事しやすい環境を整える．また，食べやすい食器や好みの食器を選択することも重要である．

(2) 口腔内のケアを行う

　食物は歯で咀嚼され，舌の上で唾液と混ぜられて食塊となって嚥下される．したがって，舌苔や口腔内乾燥への口腔ケアが重要である（口渇・口腔乾燥のあるがん患者へのケア p51 参照）．

(3) 誤嚥をしないように体位や食事の形態を整えて与える

　誤嚥をしないように，座位，セミファウラー位など可能な範囲でベッドアップをする．十分な咀嚼が困難な場合，嚥下しやすいように食物の形態を整える．刻み食は食塊形成ができないので，ミキサー食にして整えるとよい．食事の介助をする場合は，一口量を舌のくぼみ*にのせると嚥下しやすい[2]．摂取量が少ない場合は，好みに応じて濃厚流動食品を与える（図2）．
*舌のくぼみ：「ら〜」と発音するとにできる舌のくぼみ（ホール）．

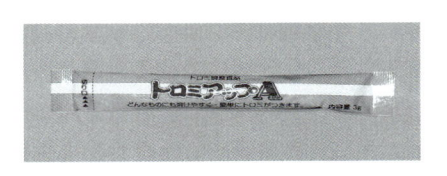

食事の形態の整え方：水分と混ぜ合わせて，ポタージュ状，ヨーグルト状，はちみつ状に調整できる．スティック・袋詰・缶詰のもの，かつお味・コンソメ味のものが市販されている．

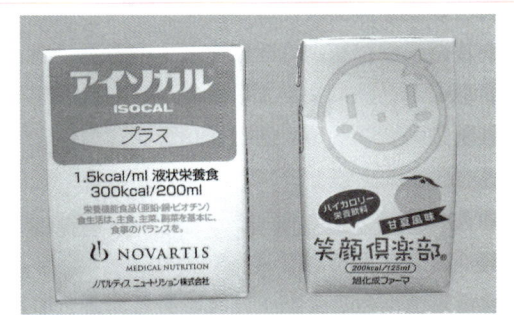

濃厚流動食品は1mlあたりの栄養価が高いので，少量の摂取で必要な栄養が補給できる．上記の飲むタイプ以外にも，多種類のものが市販されている．

※これらは医師，看護師，栄養士に相談したうえで，インターネットで購入できる．
（ヘルシーネットワーク http://www.healthynetwork.co.jp/）

図2　トロミ調整食品（左）と濃厚流動食品（右）

(4) 適宜，水分を補給する

吸い飲みなどで適量の水分を口腔内に含ませ，誤嚥しないようにして飲水させる．吸う力が弱っている場合は，氷片を含ませたり，安価で入手できる化粧水ボトルなどで口腔内に噴霧したりして与えてもよい．その際，好みの飲み物を与えると満足度を増すことができる．

3) 人工的な栄養・水分補給の実際

悪液質を伴うがん患者で経口摂取ができない場合は，1日の水分量は約500〜1,000ml (15〜25ml/kg)，必要カロリーは約200〜600kcal (5〜15kcal/kg) といわれている[3]．人工的に栄養・水分補給を開始する際は，「患者の身体へ管を入れる」ことになるので患者の利益と不利益を患者・家族，医療チームで十分に検討する．

(1) がん患者のQOLを念頭においた投与経路の選択

人工的な栄養・水分補給を開始する場合，投与経路は，① 腸管，② 静脈（皮下）の順で検討することが原則である．しかし，エンドオブライフ・ステージにあるがん患者の場合は，患者の好みや人生の最期をどこで過ごしたいと願っているかが重要なポイントになる．したがって，投与経路を決定する際，看護師は「患者・家族の意思決定の過程に寄り添う」ことと「患者・家族の擁護者」として患者のQOLを一番に考えて医療チーム間で意見を述べる必要がある．

(2) 経腸栄養法の場合

投与方法は経鼻胃管法以外にも① 経皮内視鏡的胃ろう造設術（PEG；percutaneous endoscopic gastrostomy），② 経皮経食道胃管挿入術（PTEG；percutaneous trans esophabeal gastrotubing）がある（図3）．これらは，栄養補給目的以外に，腫瘍で消化管狭窄をきたした場合の減圧法としても用いられる．

栄養剤は，経口摂取も可能な半消化態栄養剤（図4）が選択される．経口摂取と同様で可能な範囲でベッドアップをして投与し，投与後もすぐに臥位にしないで嘔吐による誤嚥性肺炎に注意する．

(3) 輸液療法の場合

輸液経路は，① 末梢ルート，② 中心静脈ルート，③ 在宅中心静脈栄養（HPN；home parenteral nutrition）（図5），④ 皮下輸液がある．患者の日常生活行動に合わせて，間欠的または持続的な投与を行う．

2007年4月に，日本緩和医療学会が「終末期がん患者に対する輸液治療のガイドライン（第1版）」[4]を発行した．このガイドラインの「医学的推奨の要約」を，表1に示した．単に医学的・栄養学的な観点のみならず，「終末期のQOL」を効果の指標として患者・家族の精神的側面や価値観も含めて総合的に判断しているのでぜひ参考にしていただきたい．

適応：4週間以上生存可能で，誤嚥の危険性が少なくて胃内視鏡が可能な場合．
方法：腹壁からガイドワイヤーを挿入して内視鏡で誘導したカテーテルを留置する方法と，直接腹壁からトロッカーを穿刺して留置する方法がある．

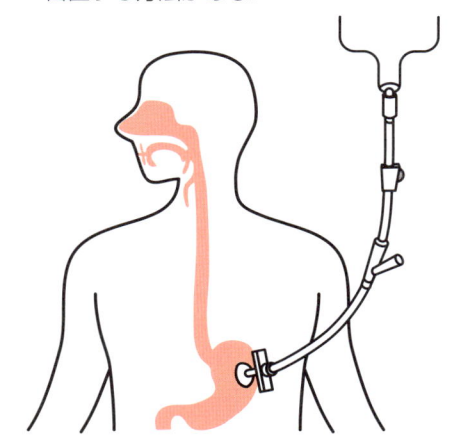

経皮内視鏡的胃ろう造設術（PEG）

適応：胃の術後，腹壁ヘルニア，腹水などでPEG挿入が不可能な場合．
出血傾向，穿刺経路が確保できない，反回神経麻痺がある場合は挿入できない
方法：経皮的に頸部食道を穿刺し，カテーテルを誘導して留置する．

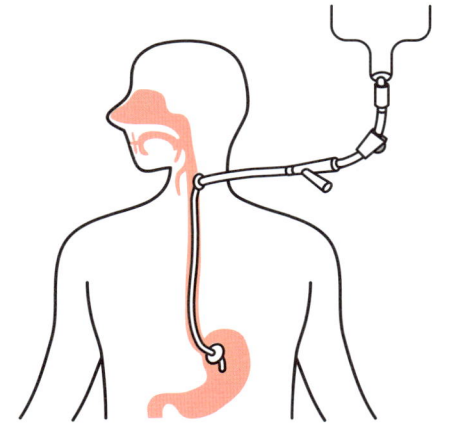

経皮経食道胃管挿入術（PTEG）

図3 経腸栄養法の適応と留置方法

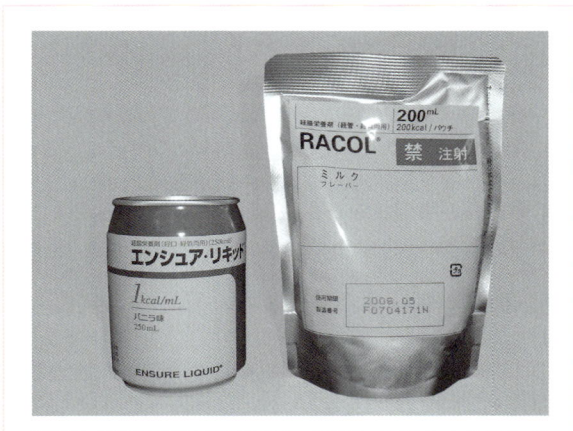

半消化態栄養剤は医薬品で，医師から処方されるものである．ミルク味が苦手な患者や味に飽きないために，コーヒー味などの各種フレーバーも用意されている．

図4 半消化態栄養剤

適応：消化管の閉塞や吸収障害がある場合で，末梢静脈確保が困難な場合．
方法：内頸静脈，鎖骨下静脈または肘静脈（正中・尺骨）を穿刺し，カテーテルを上大静脈へ誘導して留置する．

適応：在宅での輸液療法が必要な場合．
方法：植込み式ポートを右前胸部の皮下に植え込み，カテーテルの先端を鎖骨下静脈から上大静脈へ留置する．皮下へ植え込むので，抜針時は入浴も可能になる．ポートへ専用の針を穿刺し，専用の輸液セットを用いてポンプで投与する．家族に操作指導をすることで，在宅での輸液療法が可能となる．

中心静脈ルート／在宅中心静脈栄養（HPN）

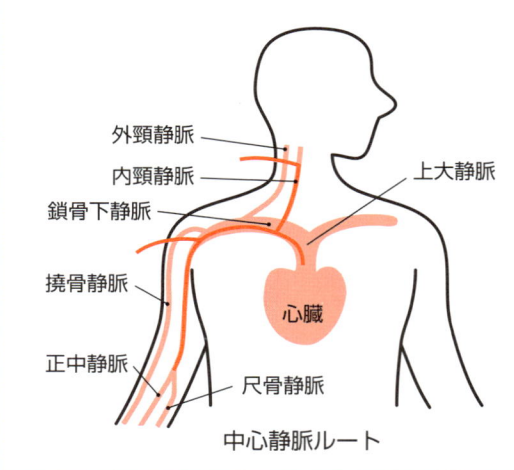

図5　中心静脈ルートの投与経路と留置方法

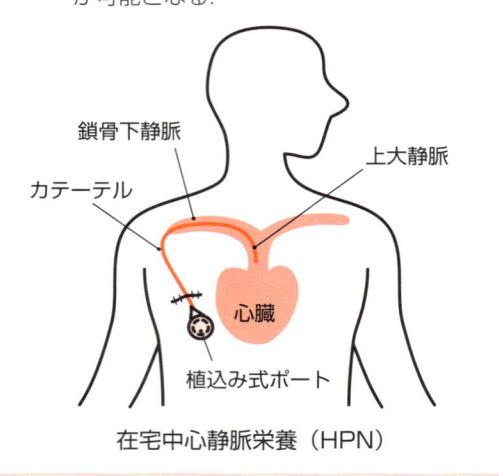

■ **表1　「終末期がん患者に対する輸液治療のガイドライン」の医学的推奨の要約**

- performance status*の低下した，または，消化管閉塞以外の原因のために経口摂取ができない終末期がん患者において，輸液治療単独でQOLを改善させることは少ない．
- performanse statusがよく，消化管閉塞のために経口摂取ができない終末期がん患者において，適切な輸液治療はQOLを改善させる場合がある．
- 終末期がん患者において，輸液治療は腹水，胸水，浮腫，気道分泌による苦痛を悪化させる可能性がある．
- 終末期がん患者において，輸液治療は口渇を改善させないことが多い．口渇に対して看護ケアが最も重要である．
- 終末期がん患者において，輸液治療はオピオイドによるせん妄や急性の脱水症状を改善させることによってQOLの改善に寄与する場合がある．
- 静脈経路が確保できない／不快になる終末期がん患者において，皮下輸液は望ましい輸液経路になる場合がある．

＊performance status（PS）はがん患者の一般状態を表す全国的な指標で，5つのグレードに分かれている．
　0：無症状で社会活動ができ，制限を受けることなく発病前と同等に振る舞える．
　1：軽度の症状があり，肉体労働は制限を受けるが，歩行，軽労働や座業はできる．
　2：歩行や身の回りのことはできるが，時に少し介助が要ることもある．軽労働はできないが，日中の50％以上は起居している．
　3：身の回りのある程度のことはできるが，しばしば介助が要り，日中の50％以上は臥床している．
　4：身の回りのこともできず，常に介助が要り，終日臥床を必要としている．

（文献4）より）

4) 心理面・社会面への援助

海外の研究では，患者が「食べられないこと」は苦痛を伴わないが，患者・家族にとって精神的につらい経験であったととらえていた[5]．つまり，「家族の団欒」などの「食」がもつ社会的な関係性の側面へ影響してくる．そして，近い将来に訪れる「死」を意識し，「患者は家族のために食べる」「家族は患者が食べられないことを案じる」という心理的な悪循環に陥る．社会・心理的苦痛には個別性があるので，看護師はそれぞれの患者・家族が感じているつらさを共感的に理解する．そして，「食べられなくなること」は，死への過程において自然な流れだということを受け止めることができるようにかかわる必要がある．

プロフィール

> 泉さん（仮名），50歳代，女性．
> 夫と2人暮らしで嫁いだ娘2人の介護支援が得られる．
> 消化器がんで外来化学療法を続けてきたが，経口摂取量が少なくなり「病気の経過とともに食べられなくなる」と説明を受けてHPN導入目的で入院した．しかし，腫瘍の浸潤による消化管出血を併発し，HPNで外泊をした後に永眠された．

ケア

入院時に泉さんが気にかけていたことは，① もしも万が一食べられるようになったら，HPNをはずすこともできるのかということと，② 点滴の一日の費用はどれくらいかかるのかということであった．

① のような言動があると，医療者は「病状を理解していないのではないか」とか，「叶えられない願いをもつ患者にどう対応したらよいか」と戸惑うことがある．泉さんは医師の説明で，「食べられなくなること」は受け止めていた．しかし，一方で希望も抱いていた．終末期であっても，今を生きている患者が希望をもつことは自然なことであり，医療者は患者の希望を否定することなく寄り添うことが重要である．

② 費用は，患者の意思決定の際の情報としてなくてはならないものである．点滴の内容によって異なるが，事前の説明を忘れてはならない．

おわりに

終末期がん患者の栄養・水分補給は，悪液質であることをかんがみて行う必要がある．つまり，過剰に補給すると腫瘍の増大や浮腫などの悪影響が起こる．また，嚥下障害が起こってくると，誤嚥の危険性も伴う．しかし，食事をとるということは，患者にとっても家族にとっても「生きる」ことの意味づけでもある．そのことを理解したうえで，今を生きている患者・家族のQOLを考えて援助することが重要である．

（千﨑美登子）

■ 文献

1) 荒川康弘, 相羽恵介：末期悪性腫瘍. 臨床栄養, 99(5)：663-667, 2001.
2) 田中靖代：摂食・嚥下のメカニズムと食べさせ方の工夫. 緩和ケア, 17(3)：212-214.
3) 村井美代, 東口高志：Q67 終末期の栄養の考え方を教えて下さい. 一般病棟でできる緩和ケア Q&A, 堀 夏樹, 小澤桂子 編, pp146-147, 総合医学社, 2006.
4) 日本緩和医療学会：終末期がん患者に対する輸液治療のガイドライン. p13, 2007.
5) Meares CJ：Primary caregiver perceptions of intake cessation in patients who are terminally Ⅲ. Oncol Nurs Forum, 24(10)：1751-1757, 1997.

各論 3. がん患者の意思を尊重した日常生活援助の実際

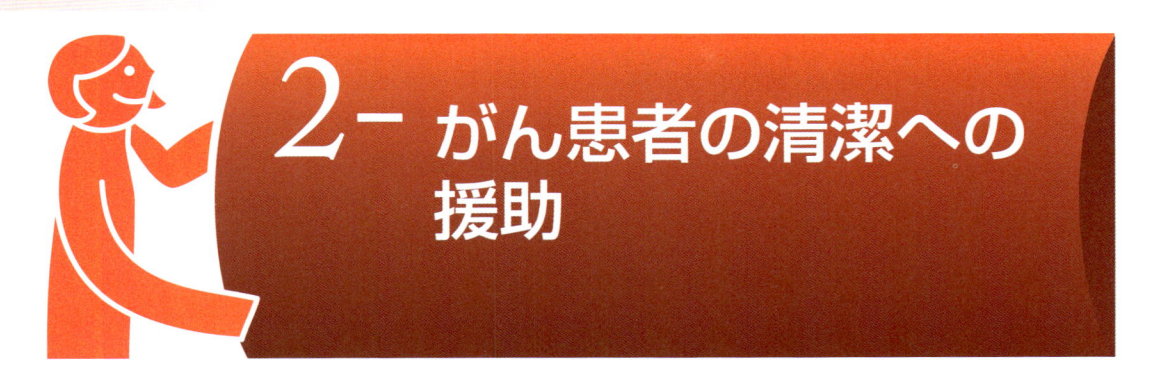

2 — がん患者の清潔への援助

はじめに

　私たちは日常生活のなかで当たり前のように洗面や入浴などを行っているが，終末期がん患者は全身状態の悪化に伴ってセルフケアが困難となり，他者の援助を受けざるを得ない状況となる．清潔ケアは皮膚の新陳代謝や内臓諸機能を高め，爽快感を得るなどのプラスの効果をもたらす反面，肉体的疲労に伴う心肺機能の低下などの影響も与える．また，患者の身体を観察することで新たなケアへの提起になるが，患者にとっては身体をさらけ出すという羞恥心から自尊心を傷つけられたり，心理的負担にもなったりする．看護師はそのような両局面をもったケアであることをよく理解し，患者にケアを提供する必要がある．

1) 清潔ケアのアセスメント

　清潔保持は人間の基本的欲求の1つであり，患者の自立度に合わせてケアを提供する．表1にアセスメントの視点を示したが，患者の自立度は上下肢の関節可動域の程度，筋力の程度，年齢や認知度，物事の理解度などの安全面も考慮する．また，患者に残された時間を有意義な時間にできるように，患者・家族の受け止めや思いを把握する必要もある．なお，がんの終末期には，表2のような身体的苦痛症状が出現するので十分に配慮する．

■ 表1 アセスメントの視点

運動機能	心肺機能，上肢の関節可動域，徒手筋力テスト，手指の巧緻性，利き手
治療上の制限	安静度
視覚機能	視力・視野欠損の状態
認知・知覚障害	認知症の有無，皮膚の知覚障害
発達段階	年齢
清潔習慣，好み	衣服の選択，方法，入院までのスケジュール
生活環境	補助具，サポート体制
病状認識と受け止め闘病意欲	病状の受け止め，受容段階
皮膚・粘膜の状態	褥瘡の有無，皮膚の乾燥または湿潤，浮腫の有無，程度
家族の思い	ケアに参加したいと考えているか，最期を迎えることについての不安

■ 表2 身体的苦痛の種類

全身倦怠感	97.60%	悪心・嘔吐	46.10%	腸閉塞	16%
食欲不振	94.70%	混乱	31.60%	黄疸	16%
疼痛	76.70%	死前喘鳴	25.20%	吐血・下血	6.80%
便秘	75.20%	腹水	24.30%	嚥下困難	5.80%
不眠	63.10%	胸水	23.80%		
呼吸困難	51.90%	不穏	17.50%		

（文献1）より一部改変）

2) 清潔ケアの実際

終末期がん患者へ清潔ケアを提供する場合，他に入院している患者よりもさらにエネルギー消費と苦痛を最小限にして安全に行うことが重要である．つまり，患者の状態をみながら全身状態が良好なときに提供するケアと身だしなみや感染防止のために毎日行うケアとがある（表3）．

(1) 洗　顔

朝夕の洗顔は，顔面の垢を除去し，爽快感を得るとともに日常生活のリズムをつけるためにも必要なケアである．洗面台に誘導して流水と石鹸を用いた洗顔をなるべく勧めることが望ましいが，病的骨折や呼吸困難などによる安静制限がある場合，ベッドをファウラー位とし，洗面器に微温湯を用意して洗顔を行うか，温タオルを使用して顔面を清拭する．清潔な部分から拭き始め，下方に向けて拭き進める．内眼角から外眼角に向けて眼垢を除去するように拭き取る．さらに垢

■ 表3　清潔ケアの種類

毎日行うケア		全身状態が良好なときに行うケア	
	洗　顔（男性はひげ剃りも含む）		洗　髪
	口腔ケア		入　浴
	結　髪		シャワー浴
	陰部洗浄		部分浴
			全身清拭

のたまりやすい耳介の後部や頸部，手指の清拭も忘れずに行うことが必要である．

　男性は，ひげ剃りも忘れずに行う．終末期は皮膚の脆弱化が起きているため，カミソリでは皮膚を傷つける可能性が高くなるので，可能であれば電気カミソリを使用するとよい．

(2) 口腔ケア

❶ 口腔内乾燥

　悪液質や薬物の使用による脱水が起きやすいため，唾液腺の分泌が低下し，口腔内乾燥が増悪する．さらに倦怠感や疼痛などの身体的苦痛が強くなれば，口腔ケアを自ら行おうという意欲が低下する．患者自身では細菌の除去が困難となり，舌苔の発生や歯垢のたまりによるう歯，口内炎や舌炎などが発生する．さらに，身体の衰弱が進むと粘稠度が増した喀痰の確実な喀出が困難となり，口腔内に喀痰がこびりついてしまうこともある．また，がんの種類によっては口腔内に浸潤する場合もあり，口腔内の不衛生も重なって悪臭を呈する．口腔内の衛生状態を保つためには，現在の状態をアセスメントし，必要なケアを選択する必要がある．最近では改良された口腔ケア製品が多く発売されているので，患者の状態に適した製品を選ぶ必要がある．

❷ 誤　嚥

　口腔ケアを行う際にいちばん気をつけなくてはならないことは，誤嚥である．高齢者および咽頭・喉頭や食道がんによる反回神経麻痺を起こしている患者は，セルフケアを行う際にもその体位によって誤嚥する危険性は高い．ケアのセッティングを行うときには，十分に留意することが必要である．

　看護師が主体で口腔ケアを行う場合には，可能なかぎりファウラー位として顔を横に向け，洗浄液などが気道に入らないように留意する．すすぎの水は1回に5ml以上入れないように上部の口角または，歯列から注ぎ，吸引の用意を行って下部の頬部から吸引をする．

　家族には，看護師が行う定期的な口腔ケア以外に，乾燥が悪化することを防ぐため，水に浸した綿棒で口をぬぐってもらうよう，指導することが必要である．

(3) 入浴, シャワー浴, 部分浴

❶ 入浴, シャワー浴

　入浴やシャワー浴は, 身体の清潔を保つだけでなく, 精神的にもリラックスできる清潔ケアの方法である. しかし, 他の清潔ケアよりも生体反応は大きく, 水分バランスの不均衡や血圧の変動など循環器系に大きな影響を与える. 基本的に, 終末期で全身が衰弱している患者には, 入浴は好ましくない. しかし, バイタルサインが落ち着いており, 患者の強い希望があった場合には, 臥位が保てる特別浴槽での全身浴や半身浴, およびシャワー浴を選択し, 疲労感を与えず, 爽快感を得られるようにケアを行う（必要時は医師の指示の下）.

　入浴後は, 水分が皮膚に残っていると, からだが冷めてしまうので, バスタオルなどで十分に水滴を拭き取り, ほてりが少し収まったところで衣服を着るようにする. また, 脱衣所の室温は 22〜26℃程度, 浴室はあらかじめ蒸気で温めておくなど, 急激な温度の変化をつけないような配慮が必要である.

❷ 部分浴

　入浴やシャワー浴が不可能な就床患者には, ベッドサイドで温湯を張ったベースンやバケツを用いて, 部分浴をする. 手足浴をすることで, 末梢血管が拡張し, 副交感神経も優位となり, リラックスできるといわれている. 可能であれば, 温湯にゆっくりと手や足を浸し, 末梢循環がよくなったところでマッサージを行うと, 患者の気分向上やコミュニケーションの良い機会として役立つと考える. 家族が部分浴やマッサージを行う機会は入院するまであまりないと思われるが, 全身に与える影響は少ないため, 家族も躊躇なく参加できるケアのひとつであり, 指導するとよい.

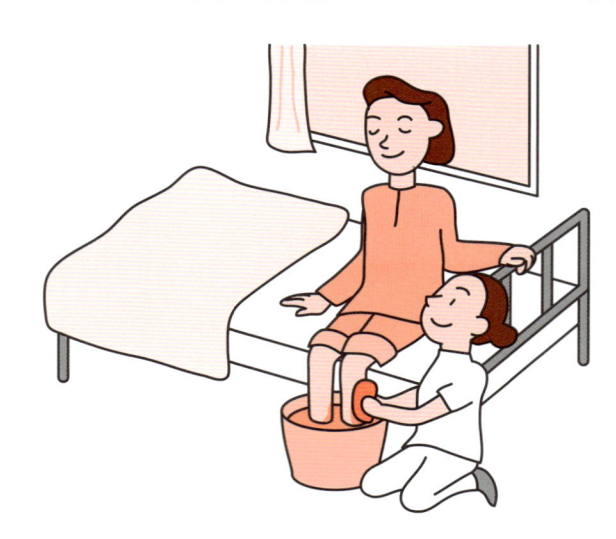

(4) 全身清拭

　石鹸と温湯を用いた石鹸清拭と, 蒸しタオルを使用した清拭に分けられる. 入浴と同様, 全身の皮膚の観察ができ, 特に終末期の就床患者では, 褥瘡の早期発見や早期治療にも役立つ.

　実際の清拭場面において留意する点としては, 気化熱の問題があげられる. 清拭後, 皮膚に水滴が残っていると, 水分の蒸発によって熱が奪われ, 体表面の温度が下がってしまう. 羞恥心を

最小にする目的もあるが，保温の意味も兼ねて乾タオルやタオルケットなどで清拭後に体を包む必要がある．

　終末期の患者は，新陳代謝が低下しており，入浴などの十分なケアができず，皮膚に皮脂がたまりやすい．しかし，脱水などの影響により皮膚が乾燥しやすく，また，浮腫などにより皮膚が脆弱化している．さらに，体内循環も落ちているため冷感があるといった悪条件が重なり，通常の清拭方法では患者の体調に即さない場合が多い．そのため，次のような工夫が必要である．

〈清拭時の工夫〉

- ケアをする部位を数日に分けて計画する．
- 弱酸性の石鹸や沐浴剤と温湯を使用した清拭方法とする．
- 清拭をする前に身体の広い部分を温タオルで温めてから清拭をする

　また，がん性疼痛のある患者は，清拭をすることでの疼痛の増悪を避けるため，前もってレスキュードーズを使用することも必要である．疼痛除去の方法として，皮膚貼用性麻薬を使用していることもあるので，その貼用部位の汚れで薬剤の吸収を妨げないように清拭することも必要である．

　患者は，全身衰弱が激しく就床していることが多いため，ベッド上で清拭を行うことがほとんどである．全身清拭を行う際には，ケアする看護師の人数を確保し，体位変換も最小限にして疲労を感じさせないように清拭をすることが必要である．

(5) 洗　髪

　頭皮および頭髪の清潔を保つことで，爽快感を得る重要なケアである．しかし，バイタルサインの変動やエネルギー代謝量の増加に伴う疲労感を得やすいケアでもある．洗髪の体位によってその生体反応の変動は変化するといわれているため，全身衰弱の激しい患者に洗髪を行う際には，その生体反応の変動が最小となるように配慮しなくてはならない．ケリーパッドやバスタオル，あるいはビニール袋を組み合わせた簡易ケリーパッド（図1）を用いてベッド上で行える方法があるので，そのなかから患者の状態に適した方法を選択する．

　洗髪前に櫛やブラシである程度の汚れを取ってから，湯とシャンプーを使用して汚れを落とすと，泡立ちもよく，短時間で洗髪を終了させることができる．また，さらに状態が悪化しており，湯を使用した洗髪方法で患者の疲労感を増悪させる場合には，温タオルで頭髪および頭皮の汚れ

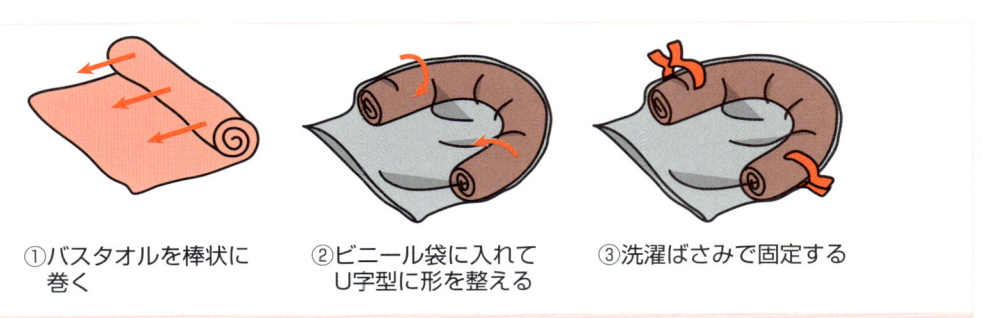

①バスタオルを棒状に巻く　　②ビニール袋に入れてU字型に形を整える　　③洗濯ばさみで固定する

図1　簡易ケリーパッドのつくり方

を拭き取り，市販のドライシャンプーを使用する方法もある．状態をアセスメントして，適した方法を選択することが必要である．

(6) 陰部洗浄

陰部はアポクリン腺も開口し，排泄部位でもあるため，非常に汚染しやすい部位である．セルフケアができない患者は，トイレの自動洗浄器も使用することができず，オムツの使用による蒸れや失禁，尿道カテーテルの挿入により汚染が悪化する可能性が高く，そこから感染症を引き起こす．そのため，セルフケアができない患者に対しては，最低でも1日に1回は陰部洗浄を行う必要がある．

陰部洗浄はその人にとっていちばん羞恥心を与えるケアであるため，十分にプライバシーを守った状態で行うことが重要である．また，石鹸を使用するときには，十分に泡立てた状態で陰部の表面にある汚れを落とし，十分に温湯で洗い流すことが必要である．温湯は，準備するときに自分の前腕にあてて，熱くなりすぎていないことを確認してから患者に使用することが必要である（p.115参照）．

おわりに

私たち看護師は清潔ケアを提供することで，患者へ爽快感を与えるとともに全身状態を観察し，把握することができる．しかし，患者にとっては，今までの清潔習慣を変えざるを得なかったり，羞恥心を高めたりするケアであることを理解したうえで施行する必要がある．

また，終末期がん患者と家族の最終目標は，その人らしく人生の最期を迎えられることである．死への恐怖や不安などを抱えている患者にとっては，ケアを通して直接触れ合うことで負の感情を少しでも軽減できる機会となるかもしれない．そして，患者の死を目前にして為す術がなく，つらい思いをしている家族にとっても，肌に触れるなど患者へ直接ケアを提供できることは意味のあることと考える．清潔ケアを通じて，家族が患者とともに最期の時間を過ごせるように配慮することは，とても重要な援助と考える．

（三浦里織）

■ 文献

1) 恒藤　暁：最新緩和医療学．p18，最新医学社，1999．
2) 日野原重明 総監修：がん看護マニュアル．学習研究社，2001．
3) 淀川キリスト教病院ホスピス 編：緩和ケアマニュアル．最新医学社，2001．
4) 特集 すっきりさっぱり清潔ケア ケアをとおして患者の状態，把握できていますか？月刊ナーシング，27(4)：20-46，2007．
5) 石渡奈津江：これだけは避けたい！看護技術 清潔①清拭．ナーシング・トゥデイ，22(2)：34-37，2007．
6) 諏訪みゆき：これだけは避けたい！看護技術 清潔②洗髪．ナーシング・トゥデイ，22(3)：36-39，2007．
7) 石渡奈津江：これだけは避けたい！看護技術 清潔③入浴介助．ナーシング・トゥデイ，22(4)：38-41，2007．
8) 諏訪みゆき：これだけは避けたい！看護技術 清潔④陰部洗浄．ナーシング・トゥデイ，22(5)：32-35，2007．

各論 3. がん患者の意思を尊重した日常生活援助の実際

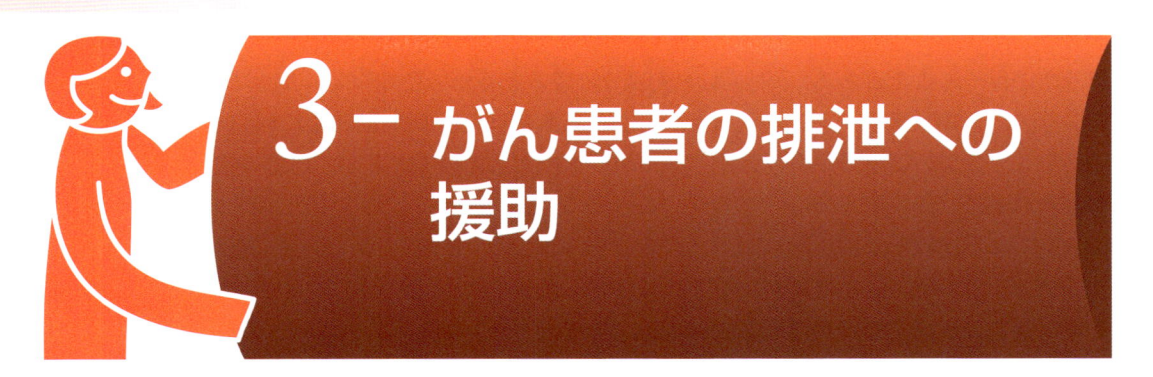

3- がん患者の排泄への援助

はじめに

患者の排泄への援助を行うときに,「他人の世話になるのは申し訳ない」「オムツだけはしたくない」という言葉が聞かれることがある.エンドオブライフ・ステージにあるがん患者(以下,患者)は,病状の進行やオピオイド剤の副作用などから排泄困難を生じやすい.また,排泄行為を他者に委ねなければならないときには,自分で始末できない苦痛を伴い,自尊感情やボディーイメージにも影響する.

患者の排泄を支援する看護師には,身体的な機能や排泄機能を十分把握したうえで,患者の排泄に対するニーズを考慮し,体力の消耗が最小限かつ爽快感を得られるケアの提供が求められる.具体的には,患者の排泄に対する思いや価値観を理解して,患者の状態に応じた排泄の目標を設定し,医療スタッフ間で統一した認識をもつことが大切である.医療においては利尿剤や下剤などの薬剤による適切なコントロールを,看護ではマッサージ,ツボ,温罨法など薬剤以外の方法を取り入れた安全・安楽な排泄の援助が必要となる.

1) 排泄のマネジメント

(1) 患者の排泄機能の理解

患者は,全身的な要因と局所的な要因,および医原性の要因が複雑に絡み合って排便困難になりやすい.全身的な要因には低栄養状態,電解質の異常,肝機能障害,腎機能の進行などが,局所的な要因には腹腔内のがん腫や術後の腸管癒着による腸管蠕動不良などが挙げられる.医原性の要因ではオピオイド剤などの薬物や輸液などがある.高度の便秘や骨盤内腫瘍増大は,二次的に膀胱の圧迫や神経因性膀胱となって,膀胱炎から排尿障害にもなりやすい.病態生理と排泄習慣をアセスメントして予防的にかかわることが患者のQOL向上のためには,重要といえる.

(2) 患者の排泄に対する思いや価値観の理解

排泄行為を自分でコントロールすることは、社会生活を営むうえでの基盤となり、社会人としての自立や自尊感情に影響を及ぼす[1]とある。排泄行為が自立できなくなるときに、人は自尊感情が傷つくことがある。「トイレさえ自分でできなくなったなんて、生きている意味がない」というスピリチュアルペインが表出されることもある。患者の排泄に関する思いを看護チーム内で共有し、患者の安全で安楽な排泄ケアについて模索していくことが、患者の生きることへのケアにつながる。

(3) 排泄ケアのアセスメント

身体機能の衰弱をきたしている状況では、排泄ケアの方法を十分に考察していくことが必要となる。ここでは排泄ケアについてのアセスメントについて述べる。食事を経口摂取していない状態の患者からは、「食べていないので便は出ません」という言葉を聞くことがある。食事を摂れないときでも、腸内の分泌物、粘膜表面の剥げ落ちや腸内細菌などの排泄はあるため、病状に応じたケアが必要である。オピオイド剤を使用している患者は、副作用として便秘が起こりやすいため、早期からケアプランを立てていくことが必要である。便秘は、食欲不振や嘔気、嘔吐、せん妄、通過障害、腹部痛の原因となるため、直腸内に便を触れなくても、宿便の可能性もあることなども踏まえたうえで、患者の主観的・客観的な状態についてアセスメントを行う。

アセスメントの内容については、表1に示す。

■ 表1 便秘のアセスメントの内容

主観的情報	・排便時の不快感（痛み、不快感、残便感）の有無と部位、頻度 ・食欲不振・嘔気・嘔吐の有無 ・疲労感・倦怠感の有無 ・麻痺の有無 ・精神的な苦痛の有無 ・排泄方法の希望
客観的情報	・通常のパターン（1日の排便回数と量） ・現在のパターン（1日の排便回数と量） ・緩下剤の使用（種類、投与量、投与回数） ・浣腸の使用（種類、回数）、便の性状、色、臭い、硬さ、大きさ ・食事・水分摂取量、食事の種類 ・消化管運動（腸音、鼓腸、腹部膨満、便塊の触知） ・腸蠕動に影響する薬剤の使用 ・腹部X線上の残便・ガスの存在 ・腹部の病態（腫瘍の位置、腫瘍の浸潤・転移、直腸括約筋の調整、肛門周囲のスキントラブルの有無 ・精神的な症状（イライラ、不安）

(文献7)p212を参考に作成)

頻尿や残尿感のような排尿障害のある患者の場合にも、どのような苦痛があるのか確認してケアすることが重要になる。エンドオブライフ・ステージでは、症状による患者の苦痛が軽減または消失できることを第一優先としてケアを考慮する。そのアセスメントの内容については、表2に示す。

■ 表2　頻尿・残尿感のアセスメントの内容

主観的情報	・排便時の不快感（痛み，不快感，残尿感）の有無と部位，頻度 ・食事・水分摂取量，食事の種類 ・疲労感・倦怠感の有無 ・下腹部の不快感や圧迫感の有無 ・陰部の痒み，痛みなどの不快感の有無 ・精神的な苦痛の有無 ・排泄方法の希望
客観的情報	・通常のパターン（1日の排尿回数と量） ・現在のパターン（1日の排尿回数と量） ・尿の性状，色，臭い ・利尿剤の使用（種類，投与量，投与回数） ・食事・水分摂取量，食事の種類 ・補液量 ・消化管運動（腸音，鼓腸，腹部膨満） ・腹部X線上の残便・ガスの存在 ・腹部の病態（腫瘍の位置，腫瘍の浸潤・転移による圧排・狭窄や閉塞，陰部のスキントラブルの有無） ・精神的な症状（イライラ，不安）

2) 実際のケアの方法

排泄ケアの実際について，以下に述べる．

（1）腸管への物理的な刺激によるケア

大腸の走行や腰部や仙骨部のマッサージは交感神経の緊張を和らげる作用があり，腹部温罨法と併用して行うことで迷走神経や骨盤神経などの自律神経系へ作用し，腸への血流が増加する．

❶ 腹部マッサージ

お腹を右側から左側に円を描きながらマッサージする．

❷ 便秘にきくツボを押す

a. 大横（だいおう）

左右の乳首から真下に下ろした線と，へその線から横に引いた線の交わった部分．

指圧法：大横を両手の3本分の指（人差し指，中指，薬指など）でぐっと10秒間ほど押し込む．3回から4回繰り返す．

b. 天枢（てんすう）

へそと大横を結んだ線の真ん中の部分．

指圧法：親指または人差し指，中指など1本分の指で力強く押す．20～30秒押し続け，6秒離す．これを3～4回ほど繰り返す．

＊下腹部全体を「の」の字を描くようにして，手のひらで押しながらなでてもよい．5～6回繰り返す．

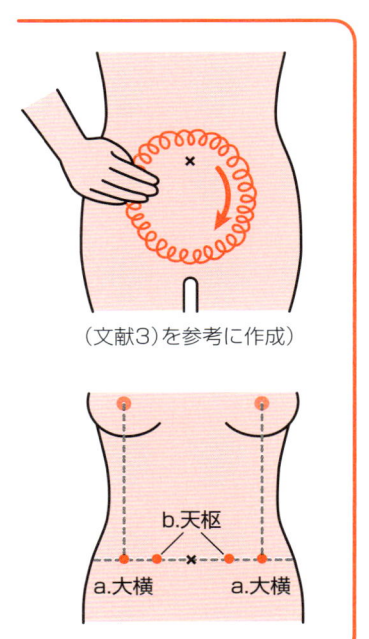

（文献3)を参考に作成）

❸ 水分・食事摂取の工夫

エンドオブライフ・ステージでは，水分摂取量が低下しやすく便を軟化させるためには，かき氷やシャーベットなど摂取しやすい形態で水分を勧める．消化しやすい食事の摂取に加えて，十分な量の摂取が困難な場合には，食事の内容や量にこだわりすぎずに，食べる楽しみをサポートしていくことも大切なケアとなる．

❹ 排泄方法の工夫

倦怠感や疲労感が強く，全身衰弱が進行している状態の患者にとっては，排泄行為そのものが苦痛に感じられる．

ベッドからトイレまでの動線をできる限り短くするようにトイレに近い部屋に調整する．病室内のベッドの位置を考慮し，必要に応じてポータブルトイレの設置や尿器・便器の使用を提案する．仙骨部の骨突起の目立つ患者が排泄をベッド上で行うときには，腹圧がかかりすぎない楽な姿勢を保持する．便座にカバーをつけ，クッションなどを使用して体勢が安定するように工夫する．患者が腹圧をかけやすい高さにベッドをギャッチアップすることも必要である．

排泄行為により疼痛や呼吸困難などの症状が増強する場合には，体動前に予防的に速効性モルヒネ製剤を使用し症状コントロールを図る．

排泄後は，室内に臭気がこもらないように排泄後の換気や消臭スプレーを使用し，環境を整えることが大切である．

❺ 薬物の使用に関する知識と情報提供

便秘は排泄障害を引き起こしやすいために緩下剤を使用して予防することが多い．緩下剤は，便の軟化と腸蠕動の促進の目的で使用される．薬剤の使用のポイントは，患者のからだへの侵襲性や期待する作用（例：便の軟化か腸蠕動の促進か）を判断したうえで，薬剤の組み合わせ（例：塩類下剤と大腸刺激性下剤など）を考える．腹筋が低下し，衰弱が進行している患者には，緩下

■ 表3　代表的な緩下剤の種類と適応

分類	代表的な薬物	作用	特徴
塩類下剤	酸化マグネシウム（マグラックス®）	便の軟化	作用が穏やか 予防的に使用することが多い
高張性下剤	ラクツロース（モニラック®）	便の軟化	錠剤や粉薬が飲めないとき選択される
刺激性下剤	センノシド（センノサイド®） ピコスファートナトリウム（ラキソベロン®）	消化管蠕動の促進	腸蠕動により腹痛を起こすことがある
	炭酸水素ナトリウム坐薬（新レシカルボン®）	腸管の炭酸ガスによる刺激	直腸性便秘に適応
消化管運動促進薬	パントシン（パントール®）	消化管蠕動の促進	腸蠕動により腹痛を起こすことがある
浣腸薬	グリセリン（グリセリン浣腸液®）		腹部炎症・脳圧亢進・心疾患者には慎重投与

（文献5）p167を参考に作成）

剤の内服だけでは排便困難なときもあり，便栓を取り除くために摘便を行う場合もある．代表的な緩下剤の種類と適応については，表3 に示す．

❻ チーム医療における輸液の調整に関するケア

尿意による夜間の中途覚醒や，尿が漏れるのではないかという不安から眠れない場合もあるため，輸液が処方されている患者においては日中の早い時間に輸液を行い，夕方から夜間にかけてはできるだけ行わないようにする．持続的な輸液が必要な場合でも夜間の輸液量や速度の調整が必要である．輸液の必要性・輸液量・輸液時間についてはチーム内で日中に十分検討し，共通認識をもつことが必要である．

❼ 陰部の清潔の保持とケア

陰部が汚染すると皮膚の痒みや痛みなどのため不快感が生じる．また膀胱炎などの尿路感染や褥瘡発生の原因にもなりうるため，清潔の保持が重要である．病棟では，トイレに行くことが可能な場合にはウォシュレットの使用を指導する．不可能な場合には，陰部清潔の必要性を十分説明し，理解を得たうえで陰部洗浄を行う．

〈陰部洗浄の仕方〉

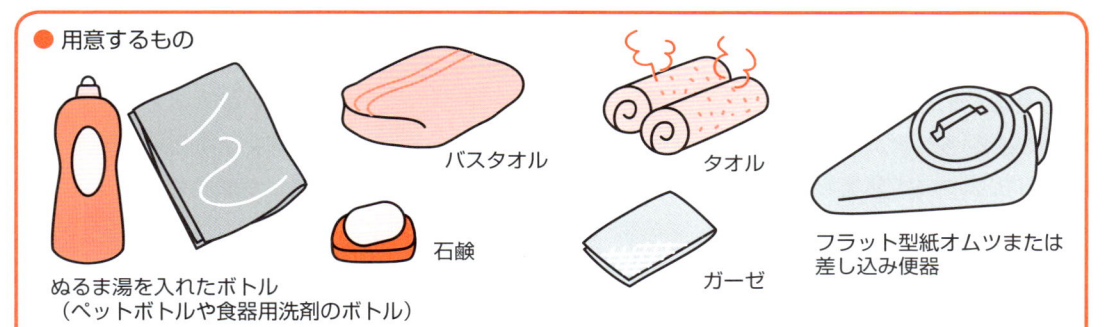

● 用意するもの

- ぬるま湯を入れたボトル（ペットボトルや食器用洗剤のボトル）
- バスタオル
- 石鹸
- タオル
- ガーゼ
- フラット型紙オムツまたは差し込み便器

1. 水漏れや水はねしないよう，お尻の下にバスタオルか紙おむつを敷き，その下にビニールを敷いておく．差し込み便器でもよい．
2. 両膝を広げ，足の上にタオルをかける．
3. 手袋をして，まず陰部と肛門に湯をかけて汚れを落とし，次に石鹸を付けてタオルで洗う．ゴシゴシこすらずに，湯で洗い流すようにする．

● 男性の場合*

男性の場合は性器を持ち上げ，裏の部分もよく洗う．亀頭部は垢がたまりやすいので丁寧に．

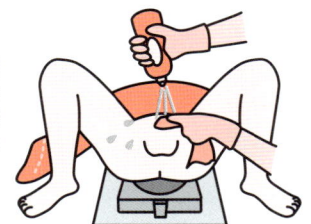

● 女性の場合*

女性は陰部から肛門へ向けて洗う．肛門から先に拭くと，肛門周辺の雑菌が尿道口につく可能性があるので禁物．

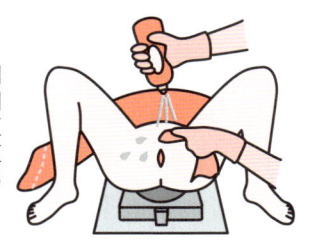

（*は文献2）より）

❽ 患者・家族と情報・ケアプランの共有

患者にとって家族は最も重要な理解者であることから，患者の状態の変化や ADL の低下に応じて，ケアの目的や内容も変化するため，情報を共有しておくことが必要である．家族からの情

報が患者のケアに生かされることもたびたびあるため，患者・家族とのコミュニケーションを図る．

　患者の個別性を尊重して無理のない方法で排泄できるように，看護師はケアを心がけたい．患者が，全身状態の悪化により，体動による疼痛の増強や，転倒や骨折する可能性が高い状況でも「1人でトイレまで行かせてほしい」「オムツも尿の管も嫌だ」と望むことがある．このようなときには，患者が苦痛なく安全で安楽に過ごせることを目標とし，患者・家族と十分にコミュニケーションをとり，可能な範囲で折り合いを付けたケアを選択する．

　例えば，排尿障害があり尿道留置カテーテルの挿入が考慮されるようなときに，患者が「必要ない」と感じている場合がある．尿道留置カテーテル挿入の適応については，医療者のみで判断することなく，いくつかの排泄ケアの1つとして患者に提示する．そして，メリット・デメリットを説明したうえで患者・家族と十分に話し合い，患者が納得して選択できることが理想である．

おわりに

　排泄の援助は，患者の生活習慣と密接に関係していることからケアの工夫が求められる．患者が排泄ケアを依頼したり，相談したりするプロセスを通して，看護師・ケア提供者と患者の信頼関係が構築される．看護師は，患者・家族へ関心を寄せて丁寧なアセスメントを行い，薬剤やケアの方法について調整を行い，苦痛の緩和を目的として援助していくことが重要である．

（久山幸恵）

■ **文献**（5〜11は参考文献）
1) 香春知永，川島みどり 監修：排泄の援助技術．基礎看護学，pp164-168，日本看護協会出版会，2003．
2) http://www.pfizer.co.jp/pfizer/healthcare/pokapoka/index-11.html
3) http://www.rarara.co.jp/pico/pico/main.html
4) http://www.kenko.gr.jp/tsubo/tsubo-05.htm
5) 梅田　恵：便秘と宿便に対応するには．ターミナルケア，7：161-170，1997．
6) 村田真紀・他：排泄の管理．一般病棟でできる緩和ケアQ&A，堀　夏樹，小澤桂子 編，pp122-127，総合医学社，2006．
7) 檜谷貴子：便秘と宿便．ターミナルケア，11：210-216，2001．
8) 小野充一：腹水，腹部膨満，便秘．緩和ケア，東原正明，近藤まゆみ 編，pp229-245，医学書院，2000．
9) 恒藤　暁：最新緩和医療学．pp102-106，最新医学社，1999．
10) 石原久美子・他：尿意頻回・残尿感．ターミナルケア，11：222-226，2001．
11) http://www.elleair.co.jp/takecare/attento/kaigo/05-excretion03.html

各論 3. がん患者の意思を尊重した日常生活援助の実際

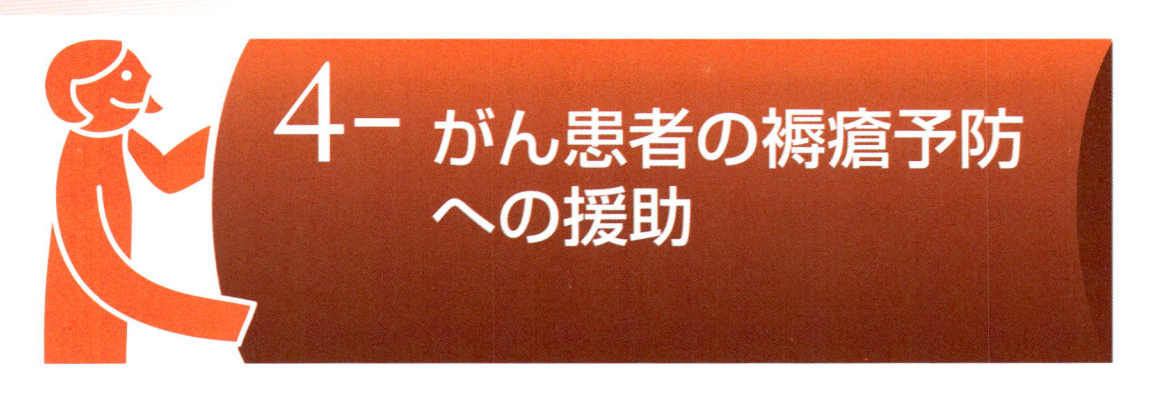

4 — がん患者の褥瘡予防への援助

はじめに

　エンドオブライフ・ステージにおける患者は，痛み，呼吸困難感，腹部膨満感などの様々な症状があり，身体を動かすことによって苦痛が増強することがある．また，栄養状態や免疫機能が低下し，皮膚が脆弱化していることから褥瘡が発生するリスクは極めて高い．しかし，このような褥瘡発生のリスク要因が明らかになっていてもすべてを取り除くことは難しく，患者の苦痛緩和を考えると一般的な褥瘡予防のケアが行えないことも多い．

　そこで本項では，エンドオブライフ・ステージにおいて褥瘡を予防するために，どのような点に留意しながらケアを実践すべきかを述べる．

1) 褥瘡ケアを行ううえでの問題点

(1) 病状の悪化に伴う褥瘡発生リスク

　身体を動かすことによる痛みの増強や誘発，およびその恐れから自ら同一体位が持続する．また，呼吸困難感や腹部膨満感があると，最も苦痛が少ない体位をとり続ける．さらに病状の悪化に伴って骨突出，浮腫，黄疸，栄養状態や免疫機能の低下などが顕著になり，日ごと時間ごとに変化する症状から新たな褥瘡発生のリスクが生じる．

(2) 褥瘡発生危険因子のすべてを取り除くことが困難

　患者は，多くの褥瘡発生リスク要因を抱えているが，これらの要因がたとえ明らかになっていても，すべてを回避することは困難である．この時期は，がんの進行を防ぐことが難しく，様々な症状が出現するのに伴い新たな褥瘡発生リスクが生じてくる．また，症状コントロールは常に良好に維持されているとは限らず，全身状態の改善も難しい．そして，これらの症状コントロールが図れていない状況で行う褥瘡予防のケアには限界がある．

(3) 症状緩和を前提とした褥瘡ケアの必要性

この時期は，症状の緩和を最優先に考えなければならない．患者にとって苦痛となっている症状をアセスメントし，それを取り除くための様々な方略を検討していくなかで褥瘡予防のケアについても考慮していく必要がある．

例えば，大転子部の痛みのために同一の側臥位をとり続けている場合は，まず痛みの原因をアセスメントし，痛みを緩和するための方法を考慮する．それとともに褥瘡予防効果のあるマットレスに変更し，痛みが増強しない範囲で体位変換をサポートする．呼吸困難感や腹部膨満感，倦怠感などは症状コントロールが難しいこともある．安楽な体位を維持するためにベッドの背上げが持続する場合には，仙骨から尾骨にかけてのずれや摩擦が生じやすい．このような場合は，患者にとって安楽な体位に十分配慮しながら，クッションやピローを用いて体位を整え，局所の皮膚を保護する．

2) 褥瘡予防への援助（表1）

■ 表1　エンドオブライフ・ステージにおける褥瘡予防のケア

1. 褥瘡発生のリスクアセスメント
2. 十分な痛みのコントロール
3. 寝心地を考慮した体圧分散マットレスの選択
4. 安楽な体位の調整
5. 脆弱な皮膚に対するケア

(1) 褥瘡発生のリスクアセスメント

がんの進行に伴う症状と褥瘡発生リスクの関連を考えながらアセスメントすることが大切である．疼痛コントロールの状況に限らず，患者が不快や不安に感じていること，日常生活に支障をきたしている状況を把握し，それらが褥瘡発生にかかわることなのかを判断する．

例えば，同一体位をとり続けている場合，それは，痛みや呼吸困難感が増強することへの不安から自ら身体を動かさないようにしていることもあれば，骨転移，麻痺，リンパ浮腫などのために自力で身体を動かそうと思っても動かすことができないこともある．また，あるいは意識レベルが低下して身体を動かすことができないこともあるだろう．

病状の悪化に伴う身体症状，すなわち骨突出，浮腫や黄疸が進んで極度に皮膚が脆弱化し，栄養状態や免疫機能の低下が顕著になると，褥瘡発生のリスクはよりいっそう高まる．

臨床では，褥瘡発生リスク・アセスメントツールを日ごろの褥瘡予防ケアに活用している．よく使用されているものに「ブレーデンスケール」「OHスケール」「K式スケール」などがあり，主なアセスメント項目として活動性，可動性，知覚の低下，骨突出，浮腫，摩擦とずれ，栄養状態，関節拘縮，湿潤などがある．がんの進行によっては，これらの項目に加えて痛みの部位や程度，

痛みに伴うストレスや不安，麻薬などの鎮痛剤使用の有無，しびれ，呼吸困難感，倦怠感，腹部膨満感など，がん特有の状態を観察する．さらに症状が日々，あるいは時間ごとに変化している場合や，新たな症状が出現した場合には随時アセスメントする．

（2）十分な痛みのコントロール

痛みを緩和し，QOL の向上を図ることは，末期における援助としてとても重要である．それゆえ，褥瘡予防のケアとしてまず行うべきことは，十分な痛みのコントロールである．痛みコントロールが図れていない状況下で行われる処置やケアは，患者にとって身体的精神的な苦痛となる．特に褥瘡予防のケアとして行う体位変換やスキンケアのときには，痛みの増強や誘発がないように十分に痛みのコントロールを図る必要がある．

（3）寝心地を考慮した体圧分散マットレスの選択（表2）

自宅で長年使ってきた布団やベッドは，慣れ親しみ最も寝心地よく眠れるという人は多い．しかし，入院中は既定のベッドでマットレスの種類や数も限られているため，必ずしも個々の好みに合わせて使用することができない．環境条件により限界はあるが，施設内にあるマットレスの種類とそれぞれの特徴を知り，褥瘡予防とともに患者の状態や寝心地にも配慮してマットレスを選択する．

■ 表2　寝心地を考慮した体圧分散マットレスの選択

1. 体圧分散効果	3. マットレス変更による苦痛がない
2. 寝心地	4. 自力での動きを妨げない

❶ ウレタンフォーム素材のマットレス

ある程度は自力での寝返りができ，ときどき歩行したり端座位がとれる場合に使用されることが多い．エアマットに比べると凹凸感や浮遊感は少ないが，マットレスの厚みや材質により硬さ，沈み込み感，安定感などが異なる．

❷ 圧切替型エアマットレス

骨突出や浮腫がある場合，自力での寝返りがほとんどできない場合に使用される．ウレタンフォーム素材のマットレスに比べると褥瘡予防効果は高いが，凹凸感，エア圧切替時の浮遊感などから不快と感じる人もいる．また，マットレス面が柔らかいために身体が沈み込んで自力での動きに支障をきたすこともあるほか，端座位になったときに姿勢保持が不安定になることがある．圧切替型マットレスのなかには，エア圧の硬さ，体重，微波動など設定モードが変更できるものがある．患者の状態の変化に合わせてこのような機能をもつエアマットレスを活用するのもひとつである．

褥瘡予防としてのマットレスは，① 寝心地（不快感，違和感などがない），② マットレス変更による苦痛がない，③ 自力での動きを妨げないなどに配慮して選択し，マットレス変更後もこれらを確認する．

（4）安楽な体位の調整（表3）

■ 表3　安楽な体位調整を図るケア

1. 体位変換前のアセスメント 　症状コントロールの状況，触れると痛い部位，麻痺やしびれの部位，浮腫や骨突出部のある部位，精神面など
2. 患者への説明 　強制的に行わない．タイミングを考慮して患者の了解を得て行う．
3. 体位変換 　患者の状況に応じ数人の看護師で行う．痛みの部位には触れない． 　常に患者にとっての安楽性と安全性に配慮しながら行う．
4. 体位変換後の確認と微調整 　苦痛の有無を確認する． 　手足の位置，顔の向き，腰の位置などを再調整する．
5. ケアの評価 　ケアのタイミング，方法，間隔，患者の好み，安楽性，安全性など

　体位の調整は，看護師による患者への直接的ケアとして，日常的に行われているケアのひとつで，安楽の促進，褥瘡の予防，診断・治療・処置のために行われる．さらに，体位の調整で適切な体位をとることにより肺の換気や脳組織灌流の促進を図ることにもつながる[1]．臨床現場では，意識レベルが低下している患者や自力で身体を動かせない患者には，どこでも習慣的に行われているが，一般的には安楽の促進と褥瘡の予防を目的として行われることが多い．

　体位の調整は，安楽性に配慮することが重要である．患者にとっての安楽な体位は，私たちがみて客観的に決めるものではない．いつでも患者に確認しながら行う．

　まず，体位を変換する前に，患者にとって ① 動かすと痛い部位，② 触れると痛い部位，③ 安楽な体位，④ 好みの体位，⑤ 苦痛が増強する体位などを知ることである．呼吸困難感があると，1日中座位や背上げの姿勢でいることや，倦怠感が強いために身の置きどころがなく，どのような体位をとっても落ち着かないこともある．患者の状態はいつも同じとは限らないので，そのときどきで状況を把握する必要がある．

　褥瘡予防を目的としたベッド上での体位の調整として，30度側臥位，完全側臥位，腹臥位などがある[2]．腹臥位は，呼吸困難感や腹部膨満感などがあると苦痛になることがあるので注意する．体位変換は，痛みの部位や苦痛が増強する体位に配慮して数人で行い，痛みがある部位には触れないように留意する．そして，腰の位置や手足の置き方，組み換え，顔の向きなど細かな部分にも気を配り，クッションやピローを用いて安楽な体位を調整する．図1～3に30度側臥位，完全側臥位，背上げ時のクッションの置き方や手足の向きなどの一例を示す．体位を変換したあとは，苦痛や不快感がないかをもう一度確認し，手足や腰の位置などを微調整する．

　患者の状態により，どうしても体位変換ができない場合は，マットレスと身体接触部位に手を入れてマットレスを数分押したり，腰部に小さなクッションを入れ込むなどして部分的な除圧を図る．

4- がん患者の褥瘡予防への援助

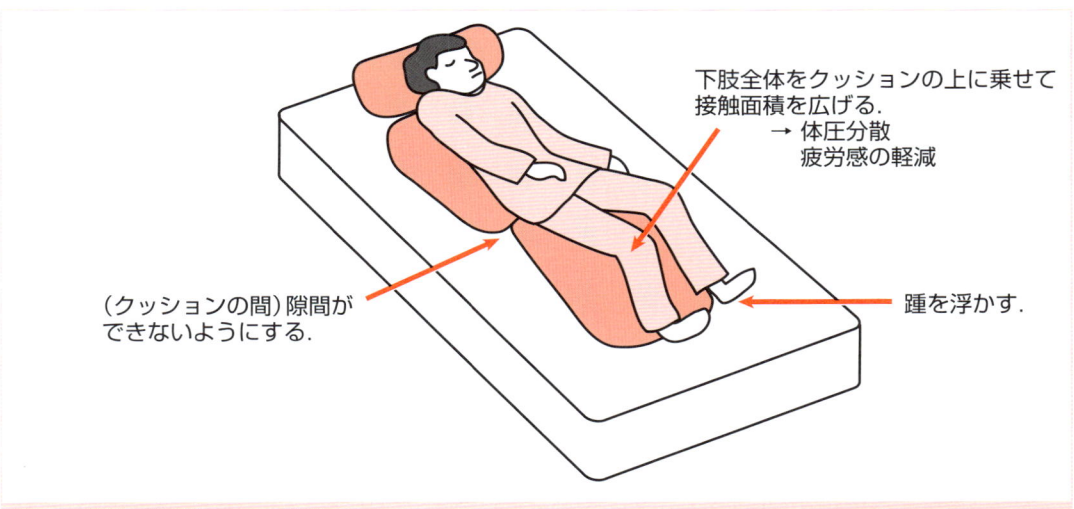

図1 体位の調整：30度側臥位

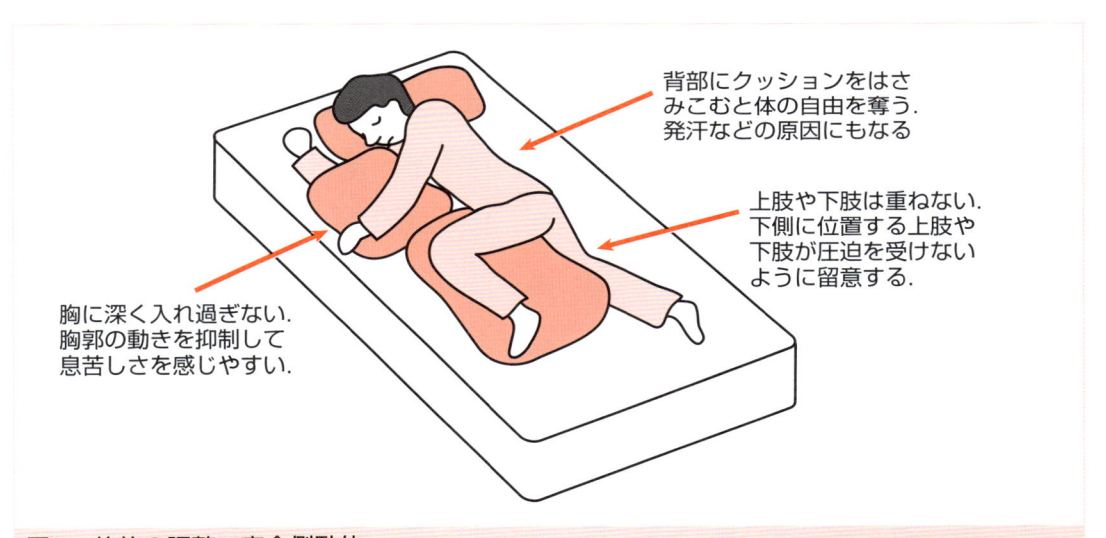

- 下肢全体をクッションの上に乗せて接触面積を広げる．
  → 体圧分散
    疲労感の軽減
- （クッションの間）隙間ができないようにする．
- 踵を浮かす．

図2 体位の調整：完全側臥位

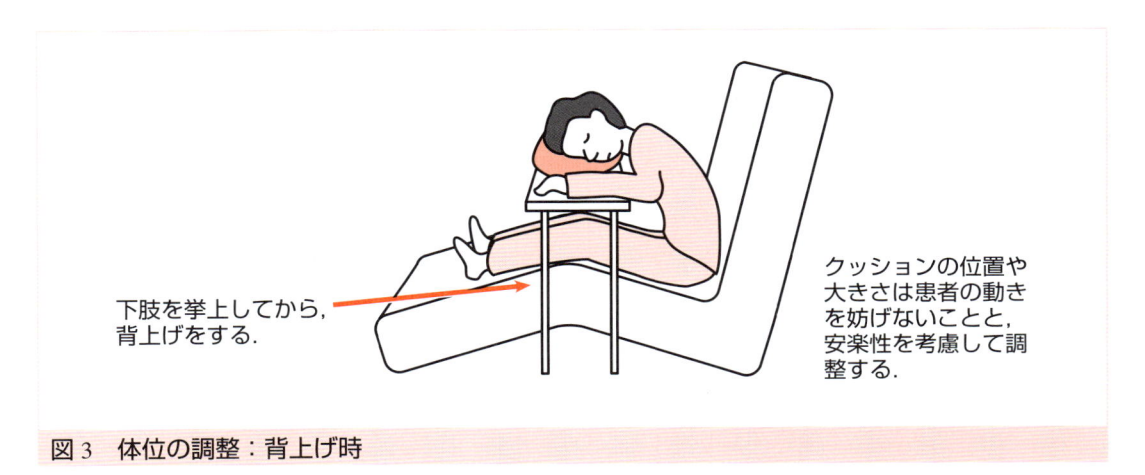

- 背部にクッションをはさみこむと体の自由を奪う．発汗などの原因にもなる
- 上肢や下肢は重ねない．下側に位置する上肢や下肢が圧迫を受けないように留意する．
- 胸に深く入れ過ぎない．胸郭の動きを抑制して息苦しさを感じやすい．

図3 体位の調整：背上げ時

- 下肢を挙上してから，背上げをする．
- クッションの位置や大きさは患者の動きを妨げないことと，安楽性を考慮して調整する．

体位の調整は，定期的に行えないこともあるが，そのときどきの患者の状況に合わせて時間，間隔，方法を考慮し，患者ががまんすることがないように可能な範囲で工夫しながら行うことが大切である．

(5) 脆弱な皮膚に対するケア

スキンケアを行う前に，スキントラブルの有無，浮腫の部位，痛みがある部位，しびれの部位，知覚がない部位を把握し，患者の症状コントロールの状況をみながらケアを行う．また，必要物品，スタッフの役割分担などをあらかじめ整え，手際よく，患者にとって苦痛がない方法を計画する．

脆弱な皮膚に対するケアのポイントは，皮膚の清潔を保つことと，皮膚を保護することである．特に排泄物による汚染を受けやすい会陰部や臀部は，皮膚刺激性の少ない弱酸性の洗浄剤を十分に泡立てて汚れを落とす．そのほかに液状スプレー式で泡立てが不要なものや，クリーム状で洗い流しが不要かつ保湿効果のあるものも市販されているので，患者に合ったものを選択するとよい．

仙骨部や尾骨部は，骨突出部で圧迫やずれが生じやすいだけではなく，排泄物による汚染を受けやすいために褥瘡が発生するリスクが高い．また，皮膚保護を目的としてドレッシング材を貼付しても容易に剥がれてしまうことがある．このような場合には，皮膚を清潔にしたあと，液状皮膚被膜剤，皮膚保護クリーム，白色ワセリンなどを用いて皮膚を保護するとよい．また，下痢や下血の持続，失禁などにより湿潤しやすい場合は，吸収性に優れた紙オムツを使用するとともに，撥水性クリーム，白色ワセリンなどを用いる．

3) 褥瘡予防ケアの評価

褥瘡予防のケアは，患者の苦痛や不快にならないようにすることが重要である．一般的な褥瘡予防のケアが，患者にとっては苦痛や不快になることもありうることを考えながら「苦痛のないケア」に努めることが大切である．

褥瘡予防ケアの評価の視点として，① 緩和ケアを考慮して個人に見合ったケアが行えたか，② 褥瘡予防のための処置やケアが患者にとって苦痛や日常生活への支障になっていないか，③ 患者や家族の希望を尊重したケアが行えたかということを常に意識して日々の実践を行うことが重要である（表4）．

強調することは，エンドオブライフ・ステージのがん患者における褥瘡予防ケアは，緩和ケアの一環であり，症状緩和を最優先に考えることである．

■ 表4　エンンドオブライフ・ステージにおける褥瘡予防ケアの評価の視点

1. 緩和ケアを考慮して個人に見合ったケアが行えたか
2. 処置やケアが患者にとって苦痛や日常生活への支障になっていないか
3. 患者や家族の希望を尊重したケアが行えたか

> **コラム** がん終末期における褥瘡ケアの実践
> ・緩和ケアを最優先に考え,個人に見合ったケア計画を立てる
> ・患者の状態の変化をみながらケア方法の変更,ケアのタイミングを判断する
> ・褥瘡予防のケアは,苦痛や不快感になってはならない

(松原康美)

■ 文献

1) Snyder M, Lindquist R(野島良子,冨川孝子 監訳):体位の調整.心とからだの調和を生むケア―看護に使う28の補助的/代替的療法,pp146-153,へるす出版,1999.
2) 田中マキ子 編著:ポジショニングの技術.動画でわかる褥瘡予防のためのポジショニング,pp60-95,中山書店,2006.

各論 4. 大切な人を喪失する人々とのコミュニケーションの実際

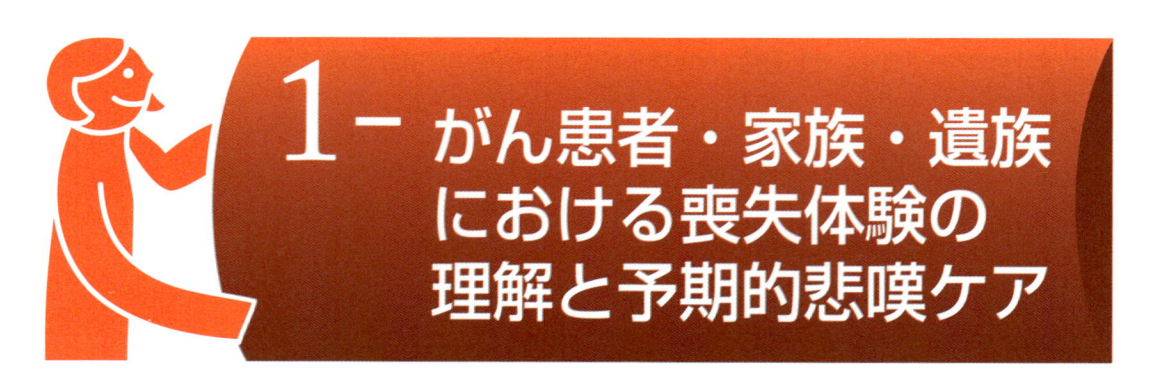

1 ─ がん患者・家族・遺族における喪失体験の理解と予期的悲嘆ケア

はじめに

家族は互いに大きな影響を及ぼし合う存在である．患者が死を控えて様々な苦痛を抱えるとき，家族もまた，愛する人を失おうとする大きな悲しみを背負い，自らもケアを必要とする．本項ではそのような予期的悲嘆の状況にある人々に対する看護ケアの視点について述べる．

1) 死生観を模索するがん患者・家族

「死生観」とは，死と生についての考え方，すなわち，生き方・死に方について考えることを指す．患者は死を目前にして，生きる意味や目的を問い，また自らの死生観によって生と死を意味づける．つまり，エンドオブライフ・ステージの患者は，「残りの人生をどのように生きようか」「どのような最期を迎えたいか」と自らに問うようになる．そこで，看護師には1人ひとりの患者や家族のありのままの感情を受け入れ，支援していくことが求められる．

2) 予期的悲嘆とは

キューブラー・ロスは著書「死ぬ瞬間」[1]のなかで，死に直面した患者の心理過程として「否認」「怒り」「取り引き」「抑うつ」「受容」といった5つの段階を示した．この各段階は一方向に進むものではなく，時に重なり合い，繰り返しながら現れるとされている．また，この心理過程の途中の段階で死を迎え，「受容」に至らないこともある．しかし，患者はどの段階においても希望をもち続けながら，身体的苦痛・精神的苦痛・社会的苦痛・霊的苦痛を併せもつ．よって，

現実に死と対峙しなければならない状況や危機においても，必ずしも患者の希望が失われるわけではない．

　死が近づいていることを悟った患者は，迫りくる死や大切な人との別れを予測し，悲しみ，嘆くという情緒的・心理的反応を呈するようになる．これが予期的悲嘆である．また，家族員の1人がこのような生命の危機にさらされたとき，家族は患者との別れを前に，患者同様，強い情緒的・心理的反応を体験する．家族もまた，予期的悲嘆をたどる存在であることを看護師は理解し，患者の最期の時に向けてかかわっていくことが必要である．

3）エンドオブライフ・ステージにある人への援助

　終末期ケアにおいては，全人的アプローチに基づいた苦痛緩和が非常に重要である．病気の進行により，患者は様々な身体的苦痛を呈するようになる．そして，身体的苦痛は，精神的・社会的・霊的状況によっても影響され，さらなる苦痛へとつながる可能性がある．よって，痛みなどの身体症状として表出される患者の訴えの背後にどのような苦痛があるのかをとらえて，全人的痛みに対してかかわっていく必要がある（図1）．

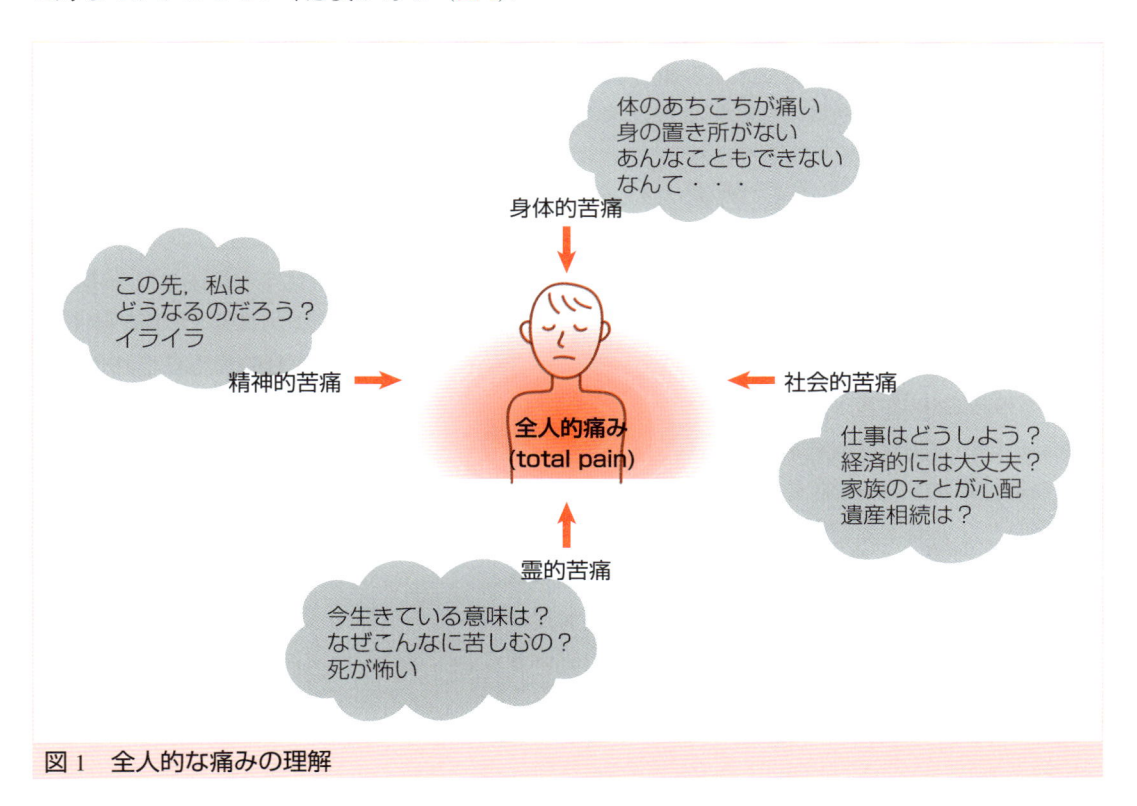

図1　全人的な痛みの理解

4）ボディイメージの変化やコントロール感覚を喪失した人への援助

　病状が進み，不快な身体症状が増えると，ADLが低下し，患者は自分の体でありながら「思いどおりにならない」「身の置き所がない」「どのようにしたら楽になるのかわからない」「こんなこともできなくなってしまった」などと，精神的負担感を感じて訴えるようになる．このようなコントロール感覚を喪失した状態にあると，患者は生きていることに対して否定的になり，無力感が増すことになる．さらに，今後のさらなる症状の悪化に対する恐怖感をも増強させる．

　しかし，自身の身体症状に対して何らかの対処方法を見つけて，コントロール感覚を獲得したときには，生きている自分自身を肯定的にとらえ，自己の安定感や信頼感も得られる．患者にとって死が避けられないものであっても，身体症状をコントロールできる感覚を得ることにより，恐怖から解放されるのである．

　コントロール感覚の獲得に向けた援助では，看護師，医師，薬剤師や理学療法士らと協働しながら，患者とともに様々な対処法を試みることが大切である．

　例えば，疼痛緩和のためにリラクセーション法を自ら習得して生活のなかに取り入れる，不安や緊張状態を自己コントロールする，鎮痛剤の作用や服薬方法を理解する，自らの痛みの特性などについて十分理解して，服薬のタイミングを図るなど，痛みを自分自身でマネジメントできるようになる，あるいは，「できている」と実感することがあげられる．

　看護師は患者のセルフマネジメント能力を継続的に観察し，充足感を促すことが必要である．

5）意思決定と事前指示書

　患者にとって，どのように人生を終えるかを決めることは，これまで自らが治療方針を決めてきたのと同様に重大な問題である．患者が自ら意思決定できなくなったときに備え，あらかじめ希望する医療，あるいは希望しない医療やDNR（do not resuscitate；急変時または心肺停止時に蘇生を行わないこと）について書面で示したものが事前指示書（advanced directive）である．

　患者が自立的な意思決定を行うためにはインフォームド・コンセントが大前提である．エンドオブライフ・ステージを迎えた患者には医師から「苦痛をとるためのケアを優先的に行い，残された時間を有意義に使えるように」と話されることが多い．

　療養の場の選択には，次のような問題があげられる．

- どのような治療を受けるか
- どこで最期を迎えたいか
- DNR，心肺蘇生や気管内挿管
- 人工呼吸器，昇圧剤の使用
- 経口摂取できなくなった場合の輸液や経管栄養の有無
- 鎮静（sedation）の問題

療養の場の選択に関するこのような問題について，患者が死を意識する以前に話されても実感がわかず，逆に死を目前にしては受け入れがたく，冷静に考えることもできないだろう．よって，適切な時期を考慮し，患者が希望を失うことなく自分の状況を正しく認識し，最良の方法を選択できてこそ，事前指示書が成立する．

看護師は患者や家族が意思決定する過程を支え，家族との調整をすることが必要である．状況の変化があれば患者・家族が求める前に説明をする．また，それらの説明を患者・家族がどのようにとらえているのかを把握する．単に機械的な取り決めをするのではなく，「最期の時について考えることが，今後の病状の悪化を受け入れるための心の準備」につながるように慎重に伝えるべきである．

6) エンドオブライフ・ステージにある患者の家族への援助

(1) 家族の定義

今日，家族のあり方や役割，相互関係が多様化している．家族とは，「夫婦の配偶関係や親子・兄弟などの血縁関係によって結ばれた親戚関係を基礎にして成立する小集団．社会構成の基本単位」[2]とされ，Friedman[3]は「家族とは相互に，情緒的に巻き込まれ，地理的に近くで生活している人々（2人以上の人々）からなる」と定義している．

看護師も，現代社会の複雑な家族のあり方を考慮したうえで，法的な結び付きにとらわれず，「互いを家族と認識し，共に過ごしたい」などという相互関係を理解して援助していくことが重要である．

(2) 家族へのケアの必要性

がん患者の家族もまた，患者とともにこれまでのがん体験を歩み，この時期に達している．元来，家族は「付き添い」「患者のケアをする人」を意味する「ケア・ギヴァー」としての役割を求められることが多かった．しかし，今日では患者とともに，あるいは同等にまで苦しみ，悩み，耐え，損害を被り，（時には自分自身も）病気にかかる人を意味する「コ・サファラー」として考えられている[5]．つまり，家族は患者と苦悩を共にする，ケアを必要とする存在なのである．

先に述べたとおり，エンドオブライフ・ステージにある患者の家族は喪失を控えて，情緒的・心理的反応を呈する．この予期的悲嘆は決して否定すべきものではなく，愛する人を失おうとしている家族にとっては当然の苦しみである．また，予期的悲嘆が正常に進むことは，喪失に対する心の準備が進むことでもあり，患者との死別後の混乱や過剰な悲嘆反応を妨げることにもつながる．また，家族へのケアは家族自身のためであることはもちろんのこと，予期的悲嘆を抱える家族をケアすることにより，家族の患者へのかかわり方にも変化が生まれる．そして，患者のQOLを高めることにもつながるのである．よって，家族の予期的悲嘆のプロセスを理解し，援助することは重要である．

(3) エンドオブライフ・ステージを迎える患者の家族の心理とニード

エンドオブライフ・ステージにある患者の家族は患者の死が近づいていることを知り，いろいろな感情が入り混じり，絶えざる揺らぎのなかに置かれる．この揺らぎを看護師は受け止め，温かく見守り，安心して十分に揺らげるように支援する必要がある．具体的な援助方法としては，家族の表情や言動に注意を配り，声をかけたり，役に立ちたいと思っていることを伝えることである．ほかに，「感情を表出する，泣くといった行為がごく自然なものであること」を伝えるなどを通じ，医療者が常に家族に関心を示していくことが必要である．

家族は様々なニードをもつようになるが，Hampeは終末期患者の配偶者のもつニードとして次の8つを明らかにした[6]．
① 患者の状態を知りたいというニード
② 患者の側にいたいというニード
③ 患者の役に立ちたいというニード
④ 感情を表出したいというニード
⑤ 医療従事者から受容と支持と慰めを得たいというニード
⑥ 患者の安楽の保証をしてほしいというニード
⑦ 家族員よりの慰めと支持に対するニード
⑧ 死期が近づいたことを知りたいというニード

鈴木はさらに「患者と対話の時間をもちたいというニード」「自分自身を保ちたいというニード」の2つを追加している[6]（表1）．これらのニードを理解し充足させていくことが必要である．

■ 表1　終末期患者の配偶者のニード

① 患者の状態を知りたいというニード
② 患者の側にいたいというニード
③ 患者の役に立ちたいというニード
④ 感情を表出したいというニード
⑤ 医療従事者から受容と支持と慰めを得たいというニード
⑥ 患者の安楽の保証をしてほしいというニード
⑦ 家族員よりの慰めと支持に対するニード
⑧ 死期が近づいたことを知りたいというニード
⑨ 患者と対話の時間をもちたいというニード
⑩ 自分自身を保ちたいというニード

（文献5），6）より作成）

(4) 家族へのケアの実際

では，家族のニードを理解したうえで，どのように家族とかかわっていけばよいのだろうか．まず，第一に家族の状況，個別性をアセスメント（表2）することが必要である．そして，家族に対して患者の現在の状態，今後の病状経過，治療方針について説明をしたり，必要に応じて医師から説明を受け，話し合う機会を設ける．

家族は患者の側にいることや患者の役に立つことを望んでいる．看護師は家族の疲労や事情などを考慮したうえで，家族自身が能動的に患者に寄り添い，身の回りの世話など患者のケアにも参加できるよう促していく．さらに，医療者とのかかわりのなかで予期的悲嘆を表出したり，疑問や心配事を話せるよう温かく見守り，関心を示していくことが必要である．また，家族員間が協力し合い，支え合っていけるように必要であれば相談に応じ，対処を考えていくことや，面会時間の充足，患者の家族という立場を離れ，休息や気分転換できるような配慮も必要である．そのためにも日ごろからこまめに病状の変化を伝えるなど，コミュニケーションを図ることで，家族が安心して患者の側を離れられるようにする．

家族のなかには「患者の役に立ちたい」「少しでも側にいたい」と思うあまり，心身共に疲弊してしまうことがある．看護師は「家族が患者の家族として以外の役割」をもつことを理解し，そのときどきの状態をアセスメントしたうえで，ケアへの参加を促したり，あるいは休息や気分転換を勧めるといった配慮をする必要がある．このように長期的な見通しをもち，最期まで十分に看取れるように支援することが重要である．

患者の死が近づくと，家族は死に対する準備を望むようになる．身体的変化，呼吸の変化（下顎呼吸，喘鳴など），血圧・脈拍の低下など，死期が近づいているような症状を「声が出ても苦しんでいるわけではありません」などと伝えたり，家族の何かしたいというニードを満たすためにも「側にいて手をさすってあげてください」などと声をかける．特に，「聴覚は最期まで機能するため，反応がなくても呼びかけている声は届いている」と伝えることによって，家族は躊躇なく患者の側に寄り添い，声かけをできる．

医療者は，残された患者と家族の時間を大切にしなければいけないと思うあまり，「訪室を控えた方がよいのではないか」と考える場合がある．しかし，実際には逆で，家族に心細さや見放された感覚を抱かせる．看護師は，訪室のたびに家族に声をかけ，患者の状態を説明し，定期的に訪室する．家族には看護師がどれくらいの時間間隔をおいて訪室するかを伝え，「何か気がかりなことがあればいつでも声をかけるように」と伝えることが必要である．

■ 表2 家族のアセスメント項目

家族構成（性別，年齢，職業，居住地，同居・別居の状況），家族員の健康状態，経済状況，日常生活や生活習慣，価値観，役割分担，ストレスコーピング，キーパーソン，患者の病状理解の程度，家族員間のコミュニケーションや情緒的関係の状況

7）遺族へのケア

　緩和ケア・看取りのケアにおける家族へのケアの重要性は先述のとおりであるが，家族へのケアは患者が亡くなったあとも遺族ケアとして継続されなければならないものである．わが国における遺族ケアはホスピスや緩和ケア病棟を中心に発展しつつある．しかし，最多数が最期を迎える場である一般病棟では，十分なケアが行われていないのが現状である[7]．一般病棟で行える遺族ケアとしては，患者の死後，「遺族が挨拶に来た際に十分な時間をもち，看護師と共に振り返る，患者のことを語り合う」「手紙を出す」「弔問する」などがある．

　このような機会により，遺族は感情を表出し，患者や自分自身の体験を自らの言葉で振り返ることになる．遺族が家族間あるいは友人らに話すこともあるだろうが，患者の病状や闘病生活を知る医療者に語り，理解や慰めを得ることは悲嘆のプロセスをたどるうえで重要な役割を担うであろう．

　必要に応じて精神科医やカウンセラーらと連携をとることや遺族会，サポートグループなどを紹介することも求められる．現在，日本ではホスピスや緩和ケア病棟を中心として追悼会や遺族会を開いているほか，がん患者の家族には限らないが，ひまわりの会[8]（日本ホスピス・在宅ケア研究会主宰）のような遺族会，看護研究者や臨床心理士らによるサポートグループ，電話相談が行われているが，今後ますます支援制度を整えていく必要がある．

8）事例：看護ケアやがん体験の語りを通した終末期患者の妻への介入

プロフィール

　Aさん，50歳代，女性，専業主婦．
　夫が5年前に直腸がんと診断され，手術や化学療法，放射線治療の加療を重ねたが，多発性転移による全身状態悪化と精神的不安による徘徊，不眠などの症状がみられたため，入院して1カ月が経過していた．Aさんは毎日病室を訪れ，日中の大半を夫のベッドサイドのパイプ椅子に座って夫を見つめながら過ごしていた．週に何度かは夜も病室に泊まっており，看護師がケアのために訪室した際もじっとその様子を見つめていた．社会人である同居の息子の面会はまれであった．
　Aさんは疲労のためか看護師に体調不良を訴えることも多かった．また，「怖いことは聞きたくないの」と夫の病状の変化について医師から説明を受けることに対して否定的であった．

看護アセスメント

　看護師は患者とAさんを取り巻く環境についてアセスメントを進めながら，Aさん夫妻との関係性の構築に努めた．夫婦の残された時間に寄り添いたいと考え，"患者が少しでも心地よいと感じられる時間"を過ごせるように援助することと，夫の病状の悪化に恐怖心を抱き，死が近

いことに対しても絶え間ない揺らぎの状況にあるAさんへの"心理的サポートや予期悲嘆への介入，休息時間の確保"を行いたいと考えた．

看護方針

ケアに患者の好むマッサージや足浴などを取り入れた．そして夫のリラックスした表情がみられるようになるにつれ，Aさんが安心して看護師にケアを任せ，休息できるような環境づくりに努めた．また，病室やロビー，廊下，面接室などいろいろな場面でAさんと自由に語れるような場面を意図的に設けた．

看護介入と家族の変化

その結果，Aさんは看護師にケアを任せて"仮眠をとる，ロビーで読書を楽しむ，院内の売店などに買い物に行く，自宅へ戻り用事をすませる"などの時間を確保できるようになり，その頻度も増えていった．Aさんからは「安心して任せて，ちょっと出てきます」という言葉も聴かれるようになった．また，対話においては，"1日の出来事や患者の様子，症状について，これまでの闘病生活や今回の入院までの経緯，Aさんが夫に対して抱えている罪悪感やこれまでの生活，家族の状況，近い将来死を迎えようとしていることに対する思い"などを涙や笑いを交えながら自由に語れるようになり，対話のなかで改めて自分自身の思いに気づくような場面もみられた．

その後は，Aさんが自ら医師に病状や今後の見通しを尋ねるようになった．また，息子と自宅でゆっくりお酒を飲みながら今後のことを話し合ったことへの喜びや，息子が病院への送迎をしてくれたり，家事を手伝ってくれているということへの感謝の気持ちを表すなかで，息子が息子なりに協力してくれていることに気づくようになった．

成　果

Aさんは看護師とのコミュニケーションを通じて，患者の状態を知り，時にはケアへの参加をし，患者の役に立っているという実感をもつことができた．また，穏やかに眠る夫の様子をみて安心して患者の側を離れられるようになり，気分転換や休息を得るようになった．それまで，緊張と不安で張り詰めていた気持ちや家族に対するいらだちなども，家族から支援されていると実感し，家族員それぞれのあり方を認め合い，できることを精一杯やっていこうという看取りへの意欲につながり，互いに感謝の気持ちをもつようになった．また，医師や看護師に自然に感情を表出し，積極的に情報を得て，患者の苦痛な症状を伝え，緩和できるように求めたり，死別への心構えや準備を行うようになった．

（小熊理恵）

■ 文献

1) キューブラー・ロス 著，川口正吉 訳：死ぬ瞬間—死にゆく人々との対話．読売新聞社，1971．
2) 新村　出 編：広辞苑．第5版，p509，岩波書店，1998．
3) Friedman MM（野嶋佐由美 監訳）：家族看護学．p12，へるす出版，1993．
4) 大場正巳・他：新しいがん看護．ブレーン出版，1999．

5) Hampe SO（中西睦子・他 訳）：病院における終末期患者および死亡患者の配偶者のニード．看護研究，10(5)：386-397，1977.
6) 鈴木志津枝：終末期の夫をもつ妻への看護—死亡前・死亡後の妻の心理過程を通して援助を考える．看護研究，21(3)：399-410，1988.
7) 東原正明，近藤まゆみ 編：看護QOL BOOKS 緩和ケア．医学書院，2000.
8) 日本ホスピス在宅ケア研究会 編：退院後のがん患者と家族の支援ガイド．ブリメド社，2004.

各論 4. 大切な人を喪失する人々とのコミュニケーションの実際

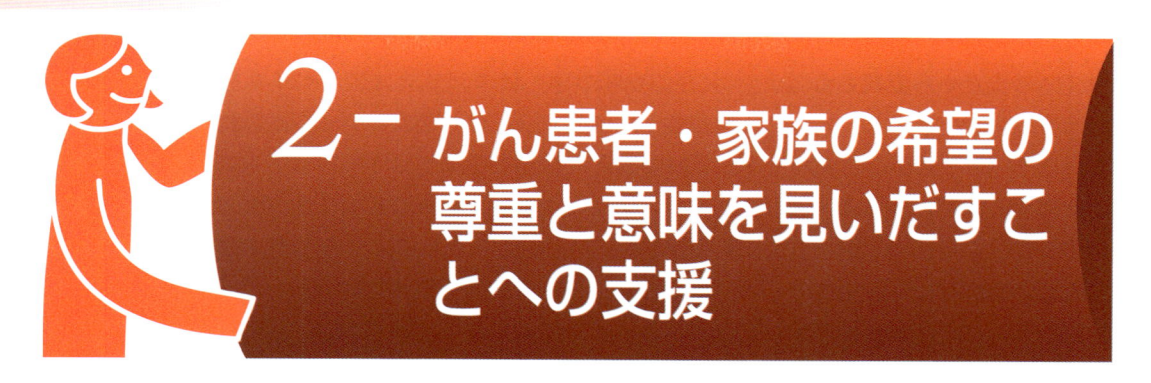

2 - がん患者・家族の希望の尊重と意味を見いだすことへの支援

はじめに

　がん患者・家族は，告知や終末期までのがん体験をどのように受けとめ，現在あるいは未来に向かって生きていくのであろうか．臨床現場では，苦しい現実にもかかわらず，状況に対して自分なりの新たな解釈や価値づけ，いわゆる意味づけをし，穏やかな気持ちで最期を迎える患者・家族もいる．しかし，そのような患者・家族はごくわずかである．

　苦悩する患者・家族の希望を尊重し，たとえつらい体験であっても，意味を見いだすことに向けた支援ができたなら，患者・家族にとっても大きな助けとなるであろうと筆者らは痛感している．

　近年は，がん看護における多くの文献でも"希望の尊重"や，体験に"意味を見いだすこと"が注目され，その必要性も報告されている．しかし，困難な状況にある人の"希望の尊重"や"意味を見いだすこと"は，実存的すなわちスピリチュアルな支援であり，看護師にとってこれまで学ぶ機会が少なかった．本項においては，用語の定義も含め，患者・家族の希望の尊重と意味を見いだすことへの支援について具体的に述べる．

1) "意味"とは

　"意味"とは，強制収容所経験に基づいた「夜と霧」の著者である Victor E Frankl によって提唱された概念である．自分の生活に意味を見いだせなくなった人に，意味を見いだそうとする意思を呼び覚ます[1]ことは，精神科領域の治療法のひとつである．

　"意味を見いだす"ことは，"目的"を意識することであり，それによって勇気を奮い起こす内的な力がもたらされる[2]．"目的をもつ"ということは，そこへ向かっていこうとする未来志向性と，到達しようとする意思を含むことになる．そのため，人生における避けがたい危機的状況や苦悩，すなわち悪性疾患の再発や「もう有効な治療はない」という宣告に対し，"意味"が内

面的な力をもたらす．言い換えれば"意味を見いだす"ことは，人生における避けがたい状況や苦悩に対する肯定的な対処と考えられる．

"意味づけ"は自分の生活に目的をもつことであり，"実存的意味づけ"と"状況的意味づけ"の2つの視点から表現される[3]．"実存的意味づけ"はスピリチュアルペインを伴う体験のなかで人生の意味を探求し，人生に目的が与えられたり，価値の実現という行動の動機づけにつながる（以下，スピリチュアルな意味づけ）．一方，"状況的意味づけ"は，ストレスフルな出来事に関して個人がどのように評価してコーピングするかという意味づけである（以下，コーピングとしての意味づけ）．いずれの"意味づけ"も，がん患者にとっては，チャレンジおよび強さや勇気を試す機会となり，生きる"希望"へと結びつく可能性を秘めている．

2) "希望"とは

"希望"は，生きていくために必要不可欠であり，最も必須の活力である[4]．希望は，社会的・文化的な影響を受け，個人的・主観的なものである．さらに，未来の状況に明るさがあるという感情として，何らかの具体的な経験や出来事に伴って体験される[5]．

人は，死までの過程で，多くの変化や喪失を体験し，存在の危機に直面する．しかし，自らの"希望"の内容を変化させることで"生きる力"を得てサーバイブする．人生で最も深刻な危機的状況ともいえる"がん死"を目前にした患者・家族にこそ，"希望"は自己の存在を保ち続けるうえで欠かすことのできないものである[6-8]．

3) 意味づけが促されることを意図した看護ケアと希望 （図1）

患者・家族の意味を見いだす過程に，看護師が直接的かつ問題解決的にかかわるというよりもむしろ，彼らに内在している力を信じて，それを促進しサポートする姿勢を大事にしなくてはならない[7]．なぜならば，自己の状況に"意味を見いだす"ことは個人的なものであり，看護師が患者・家族に"意味"を与えることはできないからである．

看護師が，人間にとって"意味づけ"が重要と理解すること，患者・家族が体験に"意味づけ"ができる条件を整えること，意味づけのプロセスを知ってサポートすることなどは可能である．言い換えれば，意味を見いだすことへの支援は，"希望"を尊重することへのケア，すなわちがん患者が最期までその人らしく充実した生を生き抜くことへのケアに通じる．

図1 意味づけが促されることを意図した看護ケアと希望

"意味づけ"のプロセスと患者・家族の変化

- 新たな希望の創造
- 未来志向
- 体験の意味づけ／自分らしさ・変化し続けている自分への気づき
- 身体的安楽の保障／過去の振り返り
- 希望の喪失
- がんによる身体的苦痛／自己コントロール感の喪失／人生への無目的感

意味づけが促されることを意図した看護ケア

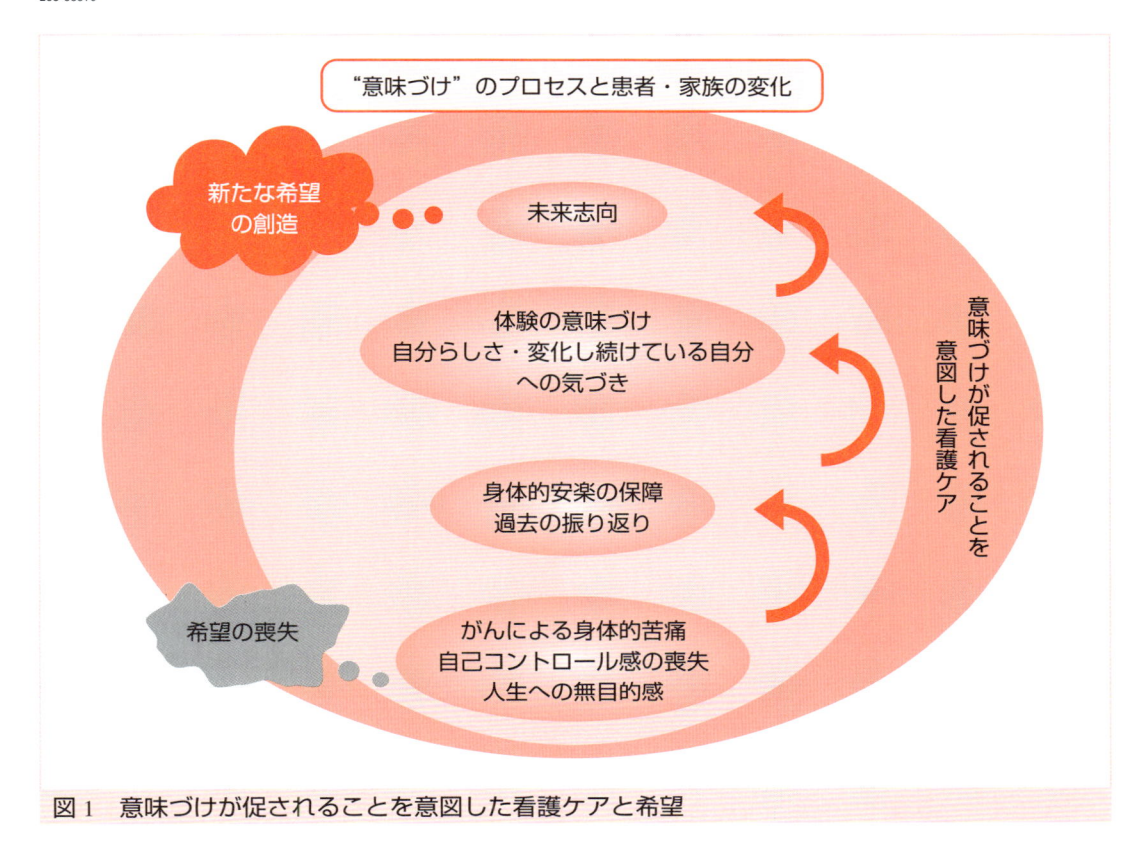

4) 患者から実現不可能と思われる希望の表出があり，混乱する看護師への支援

臨床では，実現不可能と思われる希望が患者から表出されたと感じることがある．例えば「がんになる前の状態に戻りたい」「いつまでもがん治療を受け続けたい」などである．そのような患者を目前にして，困惑し，支援の方向性を見失う看護師もある．希望を尊重できない看護師への支援（表1）では，患者の病気体験だけをとらえている看護師自身の傾向に気づくことで大きな転換点を迎える．新たな視点を得た看護師は，患者・家族の価値観や生き方を容認でき，患者・家族を全体としてとらえ，患者・家族の"生きる力"としての希望を見いだす支援に取り組むことができる．

■ 表1 希望を尊重できない看護師への支援
患者から実現不可能と思われる希望の表出があり，混乱する看護師への支援

1. カンファレンスなどを活用し，患者の言動と看護師たちの反応・思いを理解する
2. 患者の表出する「実現不可能と思われる希望」の背景を理解できない看護師には，自ら気づけるよう，思いの表出を促す
3. 病気体験だけをとらえていることに看護師自らが気づき，患者・家族の価値観や生き方を認められ，全体としてとらえるように傾聴する

5) 意味づけへのアプローチ

　"意味づけ"のプロセスや，それに関連する要素，および意味づけを促すことを意図した看護ケアについて探求した国内の研究報告からアプローチの方略を導きたいと考える．

　"コーピングとしての意味づけ"をする際の大きな影響因子には「自分の能力に関する気づき」「他者との関係に関する認識」があげられている．一方，"スピリチュアルな意味づけ"としての"病気や生活体験に意味を見いだすプロセス"には，① 体の自己コントロール感が獲得されていないことが影響を与える．その場合，患者は否定的な感情を抱きやすく意味を見いだすことが困難である．よって，"意味づけ"できる条件として"十分な症状緩和"が必要であることは周知されている．意味づけに至るには，② 他者との関係のなかで新しい自分をつくりあげていく必要があることの気づきや，③ 自己の肯定的変化への気づき，などもある（表2）．また，④ 意味づけを促すことを意図した看護ケア（表3）としては，がん体験を語る面談，ナラティブ・アプローチ，ライフレビュー，NewmanやRogersの理論のもとでの面談・対話（図2），リラクセーションとしての筋弛緩法やマッサージなどを単独，あるいはいくつか組み合わせての使用などがあげられる．

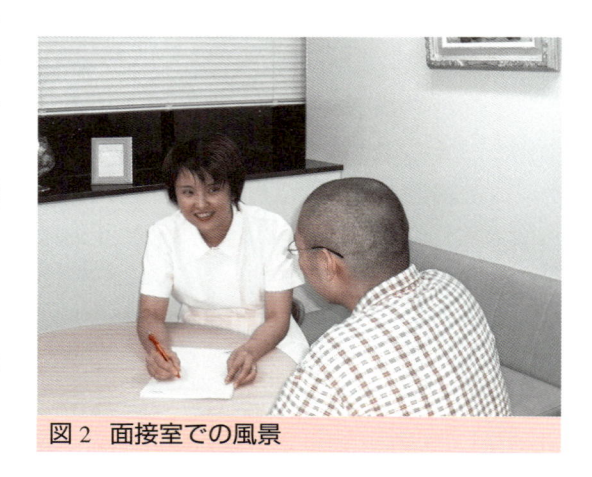

図2　面接室での風景

■ 表2　"意味を見いだすプロセス"に影響することがら

"コーピングとして意味づけ"する際の影響因子 　・自分の能力に関する気づき 　・他者との関係に関する認識 "スピリチュアルな意味づけ"ができる条件 　・"十分な症状緩和" 　・他者との関係のなかで新しい自分をつくりあげていく必要があること 　・自己の肯定的変化への気づき

■ 表3　意味づけを促すことを意図した看護ケア

・がん体験を語る面談 ・ナラティヴ・アプローチ ・生きられた体験の語り ・ライフレビュー ・NewmanやRogersの理論のもとでの面談・対話 ・リラクセーションと対話

6) ケア（コミュニケーション）の実際

プロフィール

Aさん，20歳代，男性．

治療抵抗性の急性骨髄性白血病で予後不良と説明され，同種造血細胞移植（以下，移植）を勧められた．強い恐怖心があったが，完治を期待し移植を決心した．移植後数週間は，絶え間ない嘔気と強い皮膚の疼痛で苦しみ，苛立ちや抑うつなどもみられたが，「この治療が終わって元気になったなら」と，いくつもの夢を語り，「今度の治療が最後だからがんばる！」と，つらい治療を乗り越えてきた．移植後3カ月が経ち退院を目前にしたころ，白血病が再発した．両親は「たとえ絶望的な状況であっても治る可能性はゼロではないと息子に伝えてほしい」と願った．説明の場でAさんは，激しく動揺し，自傷行為もみられたが，免疫反応による抗腫瘍効果を期待して自宅療養を選択した．しかし，まもなく白血病が進行，全身の衰弱も著しく緊急入院となった．Aさんは「何が良くなかったのか，こんなに早くに入院なんて．これからどうなるのか，これまで十分がんばってきた，もうがんばれない」と泣いた．

看護師たちは，Aさん・家族の希望を尊重し，たとえつらい体験であっても意味を見いだす支援をと考えたが，どうかかわったらよいか困惑した．

看護介入およびAさんの変化

抱えている苦悩を表現するAさん

筆者は，表4に示したプロトコールに沿って，面談を始めた．Aさんは，「最も効果的な治療をしても，がんを征圧できなかったことが悔しくて仕方がない．今は死を身近に感じるようになった．でもその恐怖を誰にも語れず苦しかった．朝，目が覚めた瞬間，これは夢ではなく現実なんだと思うと涙が止まらない．入院が嫌だった半面，そのような気持ちを吐き出す場が得られて楽になった」と語った．筆者は，Aさんの語りの流れに沿い，思いを知る姿勢に徹した．

また，Aさん自身が今の状況をどうしようと思っているか問いかけた．「これから先，どうしていったら良いのかわからない．無理もできないからだになった．とにかく助けてほしい．悲

■ 表4　意味（希望）を見いだすことを意図した看護ケアのプロトコール

1) 患者・家族の体調に合わせ，定期的に20～30分の語りを聴く時間を設ける．
　　・語りを聞く看護師は，患者の語りの流れに沿い，思いを知る姿勢に徹する．
　　・初回は「今，困っていること（悩んでいること）があれば，お話しください」と問いかける．
　　・2回目以降は，前回の面接内容をフィードバックしてから自由な語りを促す．
　　・傾聴し，共感したことは伝える．
2) 看護師は，患者が語ることで自分の思いを展開していけるようにかかわる
　　あなたは，そのとき，「どう思っていましたか」「ご自分ではどうしようと思っていますか」など．
3) 患者が語りを通して新たな発見や思いの変化に気づくことをサポートする
　　「自分自身について何か気づいたことがあればお話しください」と促す．
4) 語りから得られた患者・家族の希望は，承諾を得て日常の看護計画に組み込む．

※看護師は継続してかかわることが可能な人が望ましい．

しませるから親にはいえない気持ちもある．話を聞いてほしい」と語った．筆者は，Aさんにとっての最善をチームで考えていくこと，Aさんが望む方法で支援することを約束した．また，Aさんの了承を得られたことは医療チームで共有し，支援する準備を整えることにした．

体調を整えることに向けて踏ん張るAさん

Aさんは，移植の前処置および移植後合併症で食事量が少ないうえに，原疾患の悪化で消耗も著しく体重も激減，歩行もやっとの状態だった．栄養管理の計画を立てたり，ケアや処置の時間を柔軟に変更しAさんの生活パターンを尊重した．休息時間および家族と過ごす時間の確保を優先した．症状緩和が必要と判断し，家族と相談後に有害反応が少ない治療が開始された．そのなかで定期的な面談を行った．

Aさんは「こうやって話を聞いてもらえるだけで楽になる自分がいるのがわかる」と面談を受け入れ，「親からもらったものと入れ替わることに抵抗があったけど，今は親からもらった骨髄が憎くてたまらない」「今は病気を治したいというよりも，とにかく生きたい．親の泣く顔をみたくない．でも，治療の経過は知りたくない．先の治療のことも考えられないし，考えたくない」と語った．筆者は，Aさんを理解しようと努め「今は体力を回復させることを優先しよう」と伝え，Aさんを支持することに努めた．

今を意味づけ"生きる"ために再び歩き出すAさん

食事量も増え，体調の回復を実感し始めたころ，Aさんは「楽しみながら学びを深めた学生時代」「曲がったことが嫌で上司とも意見をたたかわせた職場での出来事」を振り返った．さらに「がんになって今こうしていることは運命なんだ．こんなにもつらい状況で耐えられているのは両親のおかげ．ユーモアは父，忍耐力は母から……感謝している．自分を心配して応援してくれる人が沢山いることに気づいた．それが大きな励み，今なら次のことを考えられるような気がする」と自らの変化に気づいた．さらに「治療に終わりがないと思うと，つらいけど，何度でも治療が受けられて，それに耐えられる体力を持ち続けられるようにがんばる，そう決めた．とにかく生きたいから！」と明るく力強い口調で語った．

おわりに

Aさんは，からだの自己コントロール感の回復を機にこれまでの自分を振り返り，明るく治療を継続していくことに意味に見いだした．そして，生き続けることを希望とした．

表4のプロトコールに沿って語りを聴くことは，患者・家族が苦悩の体験に意味を見いだすことを支援し，さらに，"希望"を尊重する，すなわち，患者がその人らしく充実した生を生き抜くケアにつながることを実感できた．

（坪井　香，嶺岸秀子）

■ **文献**（1～5は参考文献，6～27は資料）
1) 都留伸子 監修：看護理論家とその業績．第2版，p354，医学書院，2000．
2) Frankl VE（霜山徳爾 訳）：夜と霧．みすず書房，1985．
3) Erikson EH（鑢幹八郎 訳）：洞察と責任．pp105-160，誠信書房，1971．
4) 北村春朗：希望の心理．金子書房，1983．
5) 平 典子：がん看護における患者・家族が見いだす「意味」概念の検討．北海道医療大学看護福祉学部紀要，4：67-73，1997．

希望に関する研究

6) 中恵美子・他：末期がん患者の希望に関する研究―希望の内容と入院経過に伴う変化に焦点をあてて．死の臨床，21(1)：76-79，1998．
7) 的場典子：ターミナルステージにあるがん患者の希望とそれに関連する要因の分析．日本がん看護学会誌，14(2)：66-77，2000．
8) 濱田由香・他：終末期がん患者の希望に関する研究．日本がん看護学会誌，16(2)：15-25，2002．
9) 水野道代：長期療養を続ける造血器がん患者にとっての希望の意味とその構造．日本がん看護学会誌，17(1)：5-14，2003．
10) 水野道代：長期療養を続ける造血器がん患者が希望を維持するプロセス．日本がん看護学会誌，12(1)：15-24，2003．
11) 小島里美・他：ターミナル期がん患者の希望を支える看護の考察．日本看護学会論文集　成人看護学2（第35回），日本看護協会編，pp101-103，日本看護協会出版会，2005．
12) 古田智恵・他：ターミナル期にある患者・家族の希望を支える―ターミナル期にある青年期の患者とその家族への受け持ち看護師としての役割．がん看護，10(6)：515-517，2005．

意味に関する研究

13) 片平良重：がん患者が病気の意味を見いだしていくプロセスに関する研究．死の臨床，18(1)：41-47，1995．
14) 今泉郷子：入退院を繰り返しながら化学療法を受ける胃がん患者の遭遇する問題を乗り越える体験としてのプロセス．日本がん看護学会誌，12(1)：53-63，1999．
15) 大野和美：上部消化管の再建手術を受けた患者が術後回復期に体験するストレスコーピングの分析―食べることに焦点をあてて．聖路加看護学誌，3(1)：62-70，1999．
16) 平　典子：終末期がん患者の家族が看病に見いだす意味．こころの看護学，3(4)：313-320，1999．
17) 雲かおり：肝臓がん患者の苦難の体験とその意味づけに関する研究．川崎医療福祉学会誌，12(1)：91-101，2002．
18) 中村陽子：高齢患者のがん体験の意味づけの理解．日本看護医療学会雑誌，14(2)：27-35，2002．
19) 山口厚子：終末期がん患者の生きる意味の探求"底なし沼を泳ぎながら流木を探している体験"．看護研究，35(5)：399-411，2003．
20) 荒井春生：がんの体験がもたらした「人生に対する意味づけ」の理解．日本看護学会論文集　精神看護（37回），日本看護協会編，pp205-207，日本看護協会出版会，2006．

意味を見いだすことへの具体的支援に関する研究

21) 田村恵子：末期がん患者の人生や存在の意味づけへの援助の開発―ライフレビューを取り入れて．日本看護科学学会誌，17(3)：242-243，1997．
22) 坂下智珠子，遠藤恵美子：化学療法による嘔気・嘔吐のある患者への看護独自の介入―患者・看護師関係を軸としたリラクセーションプログラムを用いて．日本がん看護学会誌，14(1)：3-14，2000．
23) 稲垣順子：長期間苦悩状態を体験している喉頭全摘出術後患者のパターン認識の過程．日本がん看護学会誌，14(1)：25-35，2000．
24) 嶺岸秀子：対話とマッサージを組み入れた看護ケアと進行期がん患者の病気・治療体験における変化　M.Rogersの統一体としての人間の科学に基づいて．日本がん看護学会誌，16(1)：49-55，2002．
25) 吉田亜紀子：がんの痛みに対する漸進的筋弛緩法とイメージ法の効果．高知女子大看護学会誌，27(1)：51-58，2002．
26) 松原康美：がんの再発・転移を告知され，永久的ストーマを造設した患者と看護師で行うナラティブ・アプローチの効果．日本がん看護学会誌，19(1)：33-42，2005．
27) 平原直子：全人的苦痛を抱える患者に対する「マッサージと対話」の効果　患者の「痛みの意味」の変化を中心に．高知女子大学紀要，55：51-59，2006．

各論 4. 大切な人を喪失する人々とのコミュニケーションの実際

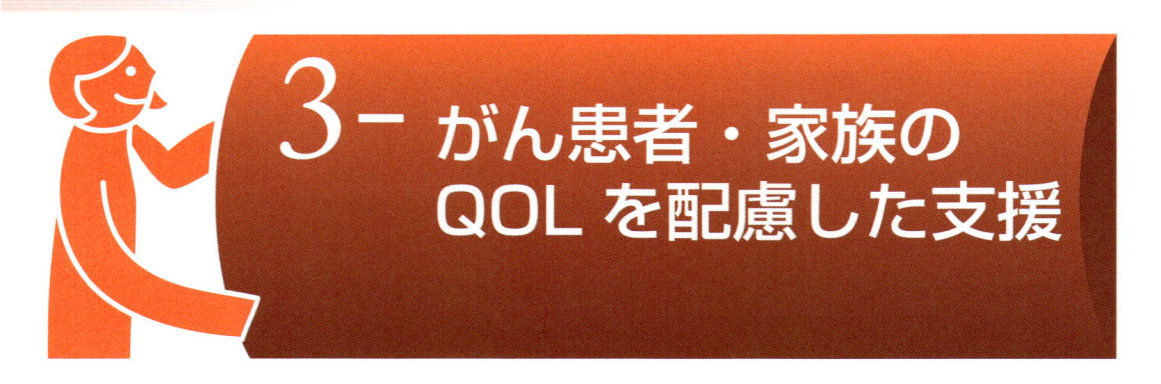

3 — がん患者・家族のQOLを配慮した支援

1) 概念・用語の定義

　QOL（quality of life；生活の質）は，現在では医療，看護の様々な分野における重要な概念として広く使われており，QOLの評価やQOLを高めるケアの開発を目指した研究が盛んに行われている．しかし，統一された概念・定義があるわけではなく，曖昧さや混乱を生じやすい概念であるともいえる．

　QOLは「生活の質」とも「生命の質」とも訳され，前述したとおり，明確な定義があるとはいえない．WHOが1995年から開始したQOL基本調査では，QOLを「個人が生活する文化や価値観のなかで，目標や，期待，基準また関心に関連した個人の生活状況における個人の立場に対する認識」と定義しており，身体的領域，心理的領域，自立のレベル，社会的関係，環境，精神性/宗教/信念の6領域から構成されるとしている[2]．ほかにも，いくつかの構成要素を示すものが紹介されており，身体的，心理的，社会的な状態などが含まれている[1]．がん看護領域では，Ferrellらの「がんサバイバーのQOLモデル」があり，がん患者のQOLには身体的安寧と症状，精神的安寧，社会的安寧，霊的安寧が含まれるとしている[3]（図1）．

　石谷[1]は，がん医療におけるQOLの研究は，アメリカを中心とした西欧社会での様々な議論のなか，「1985年のFood and Drug Administration（FDA）により新しい抗がん剤の採用の際，これまでの基準であった腫瘍の縮小率に加え，生存期間の延長とQOL測定の有益性が強調され，以来QOLの研究は飛躍的に促進した」と述べている．また，「日本におけるQOL研究の登場は，第25回日本癌治療学会総会（1987）の『進行癌・末期癌の治療のあり方』というテーマのカンファレンスが始まりとされる」と紹介している．生存率，延命期間など量的側面のみを重視してきた医療の目が，患者の生活や生命などの質的側面にも向くようになった流れの変化を表す概念のひとつであるといえる．

　哲学者，清水は石谷らとの討論から「QOLを人格としての人間（患者）の人生の可能性を可能な限り広げること」と定義し，それは二面性の意味があるとした．生活の質としての「"よりよく生きる"ための条件がいかに整っているか〔＝人格としての患者の人生の可能性（選択の幅）

がどれほどあるか]」，生命の質としての「現にいかに生きているか，あるいはよく生きているか（＝与えられた条件・可能性の元で何を選択しているか）」であり，医療は主として前者にこだわるべきであり，時に後者にも抵触しなければならないこともあるとした[1]．さらに清水は著書で「私たちは医療の現場で通常追求する〈できる〉こととしてのQOLから出発した．できるだけ〈できる〉ことを広げようと医療や福祉は活動する．しかし，〈できる〉こととしてのQOLは多くの人にとって，やがて衰え，低下していくものである．そこで〈できる〉を取り去ってなお何が残るかを問うたところ，〈居ることの肯定〉としてのQOLが現れてきた．それは人々が共にあり，お互いを肯定するところで成り立つものであった」とし，「このような側面はすべての人にあるものであるが特に終末期や重篤な障害をもつことになった人において表面化することが多い」と

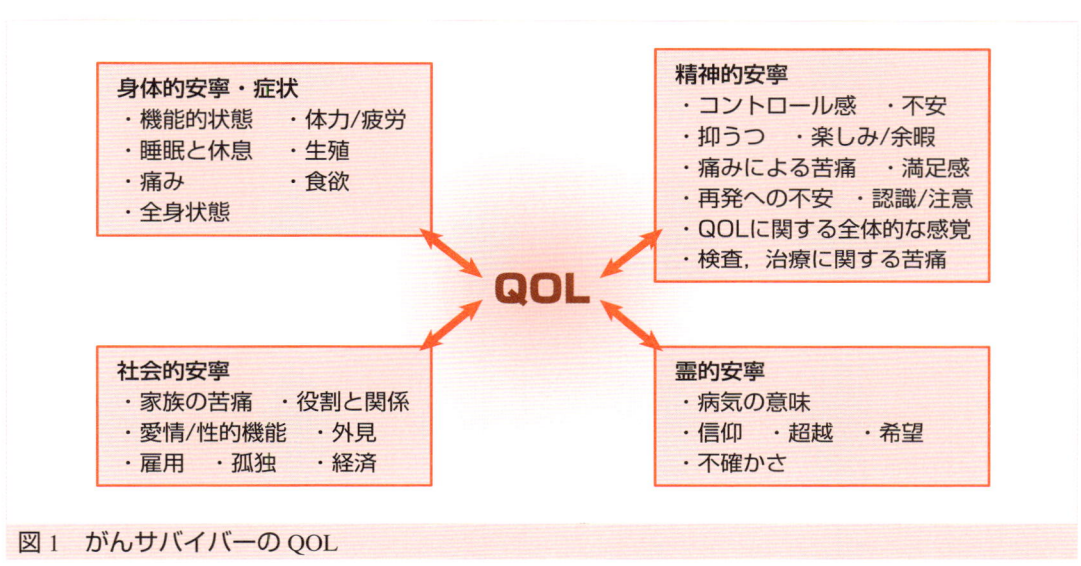

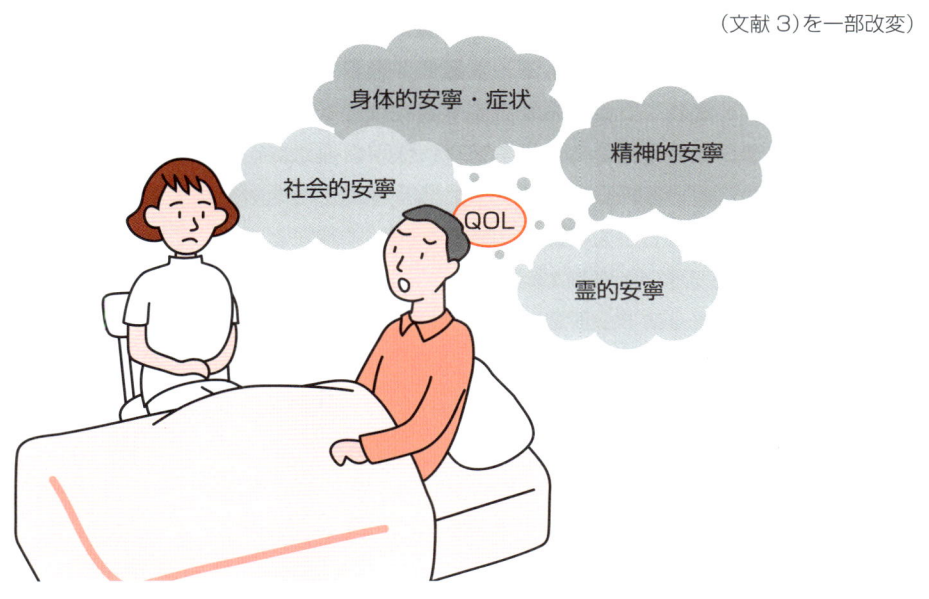

図1　がんサバイバーのQOL

身体的安寧・症状
・機能的状態　・体力/疲労
・睡眠と休息　・生殖
・痛み　　　　・食欲
・全身状態

精神的安寧
・コントロール感　・不安
・抑うつ　・楽しみ/余暇
・痛みによる苦痛　・満足感
・再発への不安　・認識/注意
・QOLに関する全体的な感覚
・検査，治療に関する苦痛

社会的安寧
・家族の苦痛　・役割と関係
・愛情/性的機能　・外見
・雇用　・孤独　・経済

霊的安寧
・病気の意味
・信仰　・超越　・希望
・不確かさ

（文献3）を一部改変）

している[4]．この考え方は，エンドオブライフ・ステージにあるがん患者とその家族のQOLを考える際にも重要な意味をもつといえる．

2) エビデンスに基づくアプローチの方略

　がん患者・家族のQOLに関する研究論文（1982～2005）は，海外では数多くみられた．テーマはがんの部位や治療方法を特定したがん患者のQOLの評価，エクササイズプログラムやリラクセーションなどQOLを高めることを目的とした看護介入の評価，QOLを測定する尺度開発，在宅医療と入院など療養の場におけるQOLの比較などがある．国内でのがん患者のQOLに関する研究論文（1983～2005）は，がんの部位や治療方法を特定してがん患者のQOLや，QOLに影響している要因を明らかにしている．海外のいくつかの研究結果からは，QOLにおけるがん体験の肯定的な意味や自己効力感，自己尊重の感覚，社会的支援を強めることを支援する看護実践の必要性，国内の研究結果からは，がんをもちながら自己の体験や変化を受け入れることを支援する看護実践の必要性が読み取れた[5]．

　以下に"がんサバイバーにおけるQOLの意味"に関してDowらが行った研究を紹介する．Dowらは，診断後平均6・7年のがんサバイバー687名を対象とした大規模な研究で，長期がんサバイバーにとってのQOLの意味について11の主題を明らかにした（表1）．この結果は，看護者にがん患者・家族を支援するための見通しを与えるものである．多くの人にとって他人に依存することは苦痛であり，自立していることは健康の証でもある．病期や診断後に患者がたどるプロセスは個別的なものであり，自立と依存のバランスを獲得するプロセスも個別的であると考えられる．看護者がちょっと手を貸すだけと思って差し出した手でも，患者にとっては異なる意味をもつことを認識しておくことが必要である．また，がんサバイバーの"全体性へのニード"については「がんサバイバーは身体的，心理的／精神的，霊的健康の重要性を語りながら全体性へのニードを説明した」[6]とある．看護者が患者を全体としてとらえ，患者自身が全体性の感覚を探求することを傍で支援することも重要な役割といえる．さらに，患者・家族が人生や日々のすごし方について考えたり，症状を管理し付き合っていくこと，喪失，コントロール感の獲得，患者にとっての健康の意味，家族の体験に焦点をあてたケア，治療がすべて終了したり，病態の改善，再発あるいは他のがんの発生のようなサバイバーシップの意味を変えるような出来事が起きた際のケアの重要性も示唆している．

　エンドオブライフ・ステージにある患者は，死を目前とした状況で，自分でできることより他者に依存することが多くなり，症状などの身体的な問題に加えて，喪失，コントロール感覚の低下などが起こってくることが考えられる．看護者はまず，患者のこのような体験，あるいは今の自分をどう受け止めているかということが患者にとってのQOLにかかわることを理解する必要がある．そしてその患者にとってQOLがもつ意味に関心を寄せ，それを大切にしながらプロセスを共にたどるというケアが重要だと考える．

■ 表1　がんサバイバーにとってのQOLの意味を表す主題

1	がんサバイバーにとってQOLは, 独立と相互依存を求める一方で,強まる依存状態を体験する,両方のバランスを保つことを意味する.
2	人生の変化を体験したあとに全体性の感覚を探求することを意味する．QOLにおいて全体性に到達することは目的をもって生きるという感覚を復活させる．
3	人生の脈絡のなかにがん体験を位置づけるという挑戦に直面することを意味する．QOLの意味することは,唯一無二の個人的体験である人生を送ることである．
4	深い意味の探求と平衡する基本的な生存の要件と自分の人生を再生させることの間で苦悩することを意味する．
5	長期に長引き,そして繰り返す疾患あるいは治療に関連した身体症状を管理する（何とかする）ことを意味する．
6	多様な喪失（経済的,身体的,関係,機能,性的,生産能力）に直面することを意味する．
7	生き抜くことは家族の体験であることを意味する．がんは個人的,孤立的な体験として起こるのではなく,むしろ家族全体に影響を与える病気である．
8	QOLは,サバイバーシップの軌道を転換するダイナミックな概念である．
9	健康の意味することはがんサバイバーにとって変更される．

(文献6. を一部改変)

3) ケアの実際

　QOLを配慮したケアのためには,患者にとってのQOLをトータルに理解することが重要である．本項1)で紹介したFerrellらの「がんサバイバーのQOLモデル」[3]は,がん患者のQOLをトータルに理解するのに役立つものである（図1参照）．「がんサバイバーのQOLモデル」の枠組みを参考に,エンドオブライフ・ステージのがん患者の特徴とケアについて述べる．

(1) 身体的安寧・症状

　がんそのものや悪液質,またはがん以外の原因によって倦怠感,睡眠障害,痛み,食欲不振,嘔気などの苦痛を生じる．症状の出現には個人差があるが,エンドオブライフ・ステージにおいては,いくつかの症状が重なったり,身体的苦痛のみではなく精神的・社会的・霊的苦痛があり,症状緩和が困難なケースがみられる．また,がんの進行による体力低下,骨や神経系への転移により感覚や運動機能を失い,食事,身の回りのこと,排泄など自分でできていたことがだんだんと,または急激にできなくなっていく．このような症状の出現や身体的変化は,患者にがんの進行や死を意識させたり,社会や他者との関係の変化をもたらすなど,QOL全体に変化をもたらす可能性がある．

　症状緩和はエンドオブライフ・ステージにおける重要なケアとなる．看護者はオピオイドをはじめとする薬剤の使用や評価方法について熟知し,患者・家族,医師とチームになって苦痛緩和を図ることが必要である．この時期には薬剤やケアが有効ではない難治性の症状を伴うことがある．何とかして苦痛を緩和したいと思うあまり,医療者は症状のみに注目し患者全体に目が

向いていないという状況に陥ってしまうことがある．このようなケースで医療チームは，最後まで苦痛緩和を諦めないスタンスを保ちながら，患者全体に目を向けてみることが必要である．難治性の症状を伴う患者のQOLを他の側面からも考えることで，患者・家族と共に新たなケアの方向性を検討することも大切である．

(2) 精神的安寧

Derogatisらが1983年に行った調査によると，がん患者の47%に適応障害やせん妄などの精神疾患が認められた[7]．がん患者に特有の精神疾患や症状の詳細については他項を参照されたい（各論2-1～4 p.81～97）．終末期には，様々な症状や身体状況の変化による苦痛や不安に加えて，全身状態の悪化に伴いせん妄など認識面での変化が生じることもある．意識が混濁すると昼夜逆転，幻覚，不穏・興奮状態や見当識障害，抑うつ状態などを引き起こし，患者のQOLを低下させる．看護者はせん妄や適応障害，抑うつなどがん患者に起こりやすい精神疾患について理解し，チームで継続的に評価することが必要である．そして症状を早期に発見し，精神科医を含む専門職と家族を巻き込んだチームアプローチによる治療およびケアを早期に開始する必要がある．

また，がん患者のQOLでは，自己効力感，自己尊重の感覚，肯定的感覚などが重要な要素であると考えられる[5]．特に，エンドオブライフ・ステージにおいては身体的安寧の項でも述べたように，身体機能の低下や症状，全身状態の悪化などによりできることが減っていく時期でもある．まさに，この時期，〈居ることの肯定〉[4]としてのQOLが重要になる．患者を近くで支える立場にある看護師は，患者・家族と共にあるなかで，〈居ることの肯定〉としてのQOLを支援することができる．

(3) 社会的安寧

がんと診断された後，患者は仕事，趣味，家族内の役割や関係，資金計画などこれまでの社会生活を入院や通院を中心とした生活に変更または調整し，病院や医療者との関係を築かなくてはならない．Dowらの研究結果[6]にもあるとおりがん体験は家族全体に影響し，患者のQOLにとって重要な意味をもつ．近年，医療制度改革により在院日数の短縮化に拍車がかかり，治療が入院から外来・在宅に移っている状況で，家族への負担も増していくことが予測される．一方で，家族をもたない独居生活者や，核家族でマンパワーが少ないために，在宅療養が困難という状況も珍しくはない．患者が安心して在宅で過ごせるように，医師，ソーシャルワーカー，地域の在宅療養支援施設などと連携し，退院前の調整と社会資源の活用を検討したり，病棟看護師と外来看護師がシームレスな環境を整えたり，患者の情報共有やケアの検討を実施することが今後の課題である．

近年では，抗がん剤の開発が進み治療の選択肢が増えてきているため，化学療法などの治療が1年以上の長期に及ぶ場合もある．高額な薬剤も増えてきており，経済的な問題が発生するため，各種制度についての知識やここでもソーシャルワーカーとの連携が必要になる．

文献レビュー[5]からもがん患者のQOLにおいて社会的支援は重要な要素である．様々な社会的背景や問題のある，患者・家族の社会的状況を早期に的確にとらえ多職種を活用して必要な

支援を充実させることが課題である．また，在宅療養中の支援としてサポートグループや患者会，またケアギヴァーへの支援体制を整備していくことも重要である．

(4) 霊的安寧

スピリチュアル（霊的）な問題には，価値観，主義・主張，超自然的なことなどの自分よりも大きな事柄との関係が含まれる．そしてスピリチュアルなニードは重篤な疾病に罹患している場合に，生きている意義を模索したり，問題を超越しようとして，また人を許すこと・人に許してもらうことへのニードがある．実際には，希望をもつことへのニード，親しい人々との親密な関係を保持しようとするかたちで表されることが多い[8]．Dowらの研究にでも，"全体性へのニード"についてがん体験者が「スピリチュアル（霊的）な感覚から人生における全体性を達成するという感覚を述べた」「全体性の感覚は人生の目的につながっていた」と述べている[6]．

エンドオブライフ・ステージでは，死に直面して人生の意義や自分の存在意義，病気や死の意味について自問自答したり家族や医療者に語ることがある．看護者は患者の霊的なニードを避けず，聴く準備をしておく必要がある．そのためには看護者自身が自分についてよく知り，自己洞察を深めたり，人生観，死生観を深めておくことも大切である．

スピリチュアルな側面のケアについて参考になる考え方や方法として，"人間の苦悩を本当に癒すものは，その人が生まれながらにもっている「意味への意志」である"と考えるFrankl VEのロゴセラピー[9]がある．看護領域ではフランクル等に影響を受けた人間対人間の関係を中心とするTravelbeeの理論があげられる．筆者は，Newman Mの理論を実践に適応し，患者ががん体験において人生に起こった変化を通して，自己のパターンを認識し，人生の意味や新たな生き方，目標を見いだす過程を看護師と共に支援している[10]．

おわりに

エンドオブライフ・ステージにおける患者・家族の特徴とケアについて，4つの側面から述べた．この時期においては，看護者が患者のQOLを正確に評価し，看護者側で目標を設定して介入するということよりも，むしろ患者・家族にとってのQOLの意味を知り，その意味に沿って患者・家族・医療チームが一体になってケアを生み出していくことが重要となる．例えば，夫として会社役員として「自分が状況をコントロールする」ことに価値をおいてきた患者であれば，難治性の症状よりもむしろコントロールできなくなった状況が患者のQOLを大きく低下させていることもある．苦痛緩和における薬剤の使用を含め，様々な状況で少しでも患者がコントロール感をもてるような選択肢を考える．患者が判断できる意識状態で，医療者が患者の価値を重要視するならば最期までそれは可能となる．

（坂下智珠子）

■ 文献
1) 石谷邦彦：QOL の概念．癌と Quality of life，漆崎一朗 編，pp4-18，ライフ・サイエンス，1991．
2) 田崎美弥子，新副尚隆：QOL のとらえ方— WHO/QOL がん疾患版開発にあたって．サイコオンコロジー入門　がん患者の QOL を高めるために，河野博臣，神代尚芳 編，pp36-42，日本評論社，1995．
3) Ferrell BR et al：Quality of life in long-term cancer survivors．Oncol Nurs Forum，22(6)：915-922，1995．
4) 清水哲郎：医療現場に臨む哲学 II　ことばに与る私たち．pp51-76，頸草書房，2000．
5) 坂下智珠子：QOL とがんサバイバーシップ．がんサバイバーシップ—がんとともに生きる人びとへの看護ケア，近藤まゆみ，嶺岸秀子 編，pp43-47，医歯薬出版，2006．
6) Dow KH et al：The meaning of quality of life in cancer survivorship．Oncol Nurs Forum，26(3)：519-528，1999．
7) 内富庸介，皆川英明・他：がん患者のコンサルテーション・リエゾン精神医学とサイコオンコロジー．サイコオンコロジー入門　がん患者の QOL を高めるために，河野博臣，神代尚芳 編，pp87-99，日本評論社，1995．
8) Kelley P（季羽倭文子 訳）：スピリチュアルケア　医療関係者のための実践方法．ターミナルケア，6(3)：188-191，1996．
9) Frankl VE（霜山徳爾 訳）：死と愛．pp32-198，みすず書房，1996，2007．
10) 小貫夏子，坂下智珠子：混乱の中にある胃がん終末期患者との関わり—マーガレット・ニューマン理論の看護実践への適応．日本看護学会論文集，37(2)：24-25，2007．

各論 5. 家族・遺族ケア：大切な人を喪失する配偶者・子ども・両親への対応とケアのプロセス

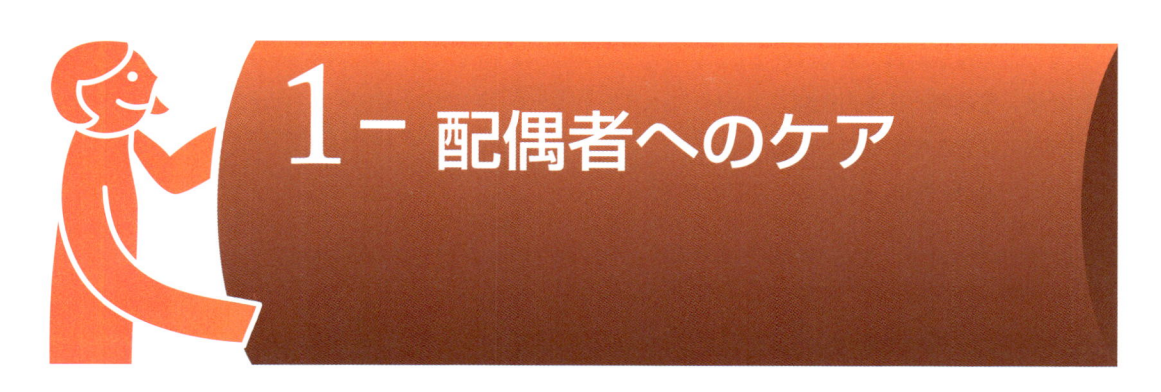

1 — 配偶者へのケア

はじめに

　配偶者とは，「夫婦の一方から見た他方．配偶者たる身分は婚姻によって取得し，婚姻の解消によって失う」[1]とあり，法的な意味合いが強くなる．しかし，近年は，法律上は他人でも，情緒的なつながりをもち，お互いをパートナーとして認識している場合もあれば，法的には夫婦でも別居しているなど複雑な関係もある．したがって，配偶者が日常生活のなかでどのような役割をしてきたのか，患者との関係性を具体的に知ることから始めなければならない．

　ここでは，がん患者と配偶者との関係のアセスメント，配偶者へのケアのポイント，混乱している患者・配偶者と向き合う看護師へのサポートについて述べ，事例を紹介する．

1）がん患者と配偶者との関係のアセスメント

　夫婦の全体像の理解を深めることにより，看護師との信頼関係も構築されて具体的な配偶者のケアへとつながっていく．

（1）患者と配偶者の関係を把握する

　患者の闘病生活により，患者や配偶者の生活には様々な変化が生じる．そのため，患者ががんに罹患したころでどのような変化が生じ，その変化へどのように対応しているかを理解する必要がある．夫婦の関係性を把握するポイントを表1に示したが，問診ではないので単刀直入に尋ねるわけにはいかない．そこで，患者・家族とよく対話をすることが大切である．そして，面会の頻度や，患者の身の回りの世話をしている状況なども意識的に観察し，その場面で患者・配偶者と対話を深めると生活や社会的な背景がみえてくる．

■ 表1　がん患者と配偶者の関係性で確認したいポイント

① 患者・配偶者の性別と年齢
② 患者・配偶者の法的，社会的，情緒的な関係性
③ 患者・配偶者の結婚歴と離婚歴：特に患者側の離婚歴があれば子どもの有無や面会の状況を確認する
④ その他の家族背景：患者にとってどのような立場の人か明確にし，同居や別居の有無を確認する
⑤ 患者・配偶者の社会的役割
⑥ 患者・配偶者の家庭での役割
⑦ 入院における患者・配偶者の役割の変化

（2）夫婦のライフサイクルからみたアセスメント

夫婦関係は，① 婚前期，② 養育期，③ 子どもが巣立つ時期，④ 老年期などのライフサイクルをたどるといわれている[2]．したがって，がん患者が罹患する年代によって，夫婦が受ける影響も異なる．ライフサイクル上の課題や特徴（表2）を知ることで，具体的なケアのポイントがみえてくる．

■ 表2　ライフサイクルの段階におけるがん罹患による影響とケアのポイント

	ライフサイクル上の課題と影響	ケアのポイント
婚前期	・婚前の二者関係の確立 ・相互の親や知人との関係の確立 ・身体的・心理的・社会的成熟の達成 ・今後の人生を決める重要な時期 ・相互の親や知人の意見に影響を受けやすい ・結婚へ影響　など	・患者が今後の事を決断できるような情報を伝える． ・今後も患者のキーパーソンとして重要な役割をとるのか，結婚相手の位置づけを明確にする． ・患者とパートナーがお互いに納得のいく闘病生活に入れるように調整する．
養育期	・夫婦の役割取得 ・父・母としての役割の取得 ・経済的な長期計画の再検討の時期 ・社会的影響を受けやすい ・子どもの養育に与える影響 ・経済的影響　など	・家庭内の役割と社会的役割を整理し，問題になっていることを明確にする． ・問題となっていることへの対応策を個別に引き出す． ・社会的資源や公的補助なども可能な利用資源を調整し，経済的にも安心して闘病生活が続けられるように支援する． ・面会時は配偶者をねぎらいながら，よく話を聞き，心身の変化を観察し，必要に応じてカウンセラーなども紹介する．
子どもが巣立つ時期	・子どもの自立への援助（就職，結婚，経済支援など） ・老後の夫婦関係の再調整 ・老後の生活への経済的影響　など	・親としての役割を遂行するうえでの問題を抱えていないかを確認する． ・患者と配偶者が大切にしていることに対して，共に話し合いながら具体策を検討する． ・できるだけ良い状態で役割が遂行できるように，薬剤調整や時間的調整，予測される症状に対する対応など医療者として可能な支援をいくつか提示し選択できるようにする．
老年期	・やすらぎのある夫婦関係の樹立 ・老後の生活設計の課題 ・孤独な時期 ・変化に適応しにくい ・遺産配分などの問題 ・患者介護の疲労による，配偶者の身体的影響　など	・配偶者の社会的役割や家庭での役割の変化を聞き，適応できているか確認する． ・配偶者にとって，生きがいや楽しみになるものがないかを引き出し，患者の介護以外にも充実して過ごせる環境を整えてもらう． ・子どもや身近な親族など配偶者を支えられる存在を確認する． ・配偶者が疲労や持病を抱えていないかを確認し，配偶者の体調に合わせた面会を勧める．

2) エンドオブライフ・ステージに向けた配偶者へのケアのポイント

　配偶者へのケアは，患者の診断期からすでに始まっている．特に配偶者の意思決定の支援は重要で，診断期からの意思決定の過程を理解する必要がある．ここでは，がん患者の病期に合わせた配偶者へのケアのポイントを述べるので，エンドオブライフ・ステージの入院時に参考にしていただきたい（表3）．

■ 表3　がん患者の入院時に確認したい内容

① 説明を受けた人：患者そして配偶者（患者との関係を明確に確認する）
② 説明をした医師名
③ 説明された診断結果：診断名だけ話される場合もあれば，病気の進行度や転移の有無に至るまで詳細に話される場合もある
④ 説明された治療方法：治療方法の選択肢と治療による副作用や合併症のリスクなど
⑤ 予定の治療期間（入院期間）
⑥ 説明に対する患者，配偶者の反応：言葉，表情，態度などから読み取れる反応を客観的な情報として共有する
⑦ 今後の病状や治療に関する説明を誰にすることを望んでいるか
⑧ 配偶者からみた患者像：患者の性格や，苦難を乗り越えた人生経験など
⑨ 他に病気について話している人がいるのか：その他の配偶者や親戚，友人，会社関係者など
⑩ 特別な情報：患者と配偶者への説明内容がそれぞれ異なる場合や，説明を別々にしてほしいなど
⑪ 患者への告知を望まない場合：その理由，気がかりになっていることなど
⑫ 今後の生活上の変化　など

(1) 入院時

　最近では，外来でほとんどの検査を済ませ，病状や治療の詳細な説明を外来で行うことが多くなっている．しかし，外来の短い時間では十分な精神的ケアをするのは困難であり，病棟との連携をとり継続的なケアをしていく体制が必要である．闘病生活により，これまでの生活に様々な変化が生じるため，入院後は，患者と配偶者の抱えている問題をよく聞くようにする．また，配偶者を支援してくれる人の存在の確認も大切である．さらに，社会的資源の活用などの情報を提供し，できるだけ早く患者の闘病生活を支える体制を整えるための支援を行っていく．

(2) 治療期

　治療の副作用や合併症が出た場合，事前に説明は聞いていても，病状が悪化したのではないかと不安や疑念をもつものである．この段階では，治療や病状の節目，節目で医師からしっかりと説明してもらい，看護師は日々の状態変化について患者，配偶者に説明し，そのつど受け止めを確認していく．そして，配偶者の希望を聞きながら，患者ケアに参加してもらうなどの配慮をする．終末期を迎えるうえで，あのときこうすればよかったというやり残しの思いを残さないことは，

悲嘆のケアや信頼関係の構築につながる．また，病状が進行したとき，"患者はすべての状況の告知を望んでいるのか""積極的な治療を望んでいるのか""今後の人生をどのように過ごしたいと思っているのか"など，患者と配偶者の双方に確認していくことで，お互いの思いのずれを確認し合い，いざというときに配偶者が患者の価値観を尊重し，意思を代弁できる存在となれるように支援する．さらに，闘病生活が長期化することで，新たな問題を抱えていることもあるため，診断期に確認した事柄に変化がないか適宜確認していく．

(3) エンドオブライフ・ステージ

配偶者は，これまで以上に重要な決定事項への葛藤と苦悩を抱え，決定したあともこれで良かったのかと思い悩む．そのため，患者との思い出話を通して，患者の生き方や価値観に照らし合わせて，患者が望む方向を選択できるように支援していく．そして，患者の苦痛となる処置を最小限にし，残された時間を配偶者と有意義に過ごせるようにする．また，最期まで在宅療養を希望する場合もあるため，その場合は，具体的に緊急時の対応や連絡先などを配偶者に伝え，外来や訪問看護師と連携をとりながら安心して療養できる体制を整えていく．さらに，配偶者は様々な苦悩を抱えて介護しており，患者の前では話せない思いを抱えていることがあるため，ベッドサイドを離れた場所で配偶者の思いを表出できる場を設け，配偶者の思いに寄り添う姿勢が大切である．

患者の，死期が数日に近づいている時期には，もう一度逢わせたい人がいないか確認し，亡くなったあとに患者に着てもらう衣服の準備など，少しでも心残りがなく看取れるようにしていく．終末期では，配偶者がパートナーの喪失によって罪悪感や否認，うつ状態など病的な状態に陥らないように悲嘆の過程をケアしていくことが大切である．

(4) 死　後

患者が亡くなったあとは，患者とのお別れの時間を十分とり，配偶者の希望を取り入れながら死後のケアに参加してもらうことも配偶者の心の整理につながる．患者が亡くなったあと，患者の喪失をあらためて実感し，病的な状態に陥ることもある．患者を無事に見送ったことの報告を兼ねて近況報告をしてくれる配偶者もいるため，その際には患者の闘病生活を支えた配偶者をねぎらい，現実の生活に対応できているか確認する．また，心身の異変を感じていたら，早めの受診や相談など対処できるように声をかける．

3）混乱している患者・配偶者へ向き合う担当看護師へのサポート

終末期におけるがん患者や配偶者の苦悩や混乱をケアすることは簡単ではない．看護の経験や看護師の生き方も看護に反映されてくる．一生懸命になりすぎるあまり，看護師自身が家族の混乱に巻き込まれるケースがある．この場合の看護師の特徴としては，① 配偶者の感情に巻き込まれ感情移入してしまう，② 理想の配偶者像と照らし合わせて，批判する，③ 無力だと責め

て患者や配偶者へのかかわりが気重に感じてしまう，④"医師の説明が不十分だと医師を責める"などがある．そうした，看護師へのサポートはチーム全体で行っていく必要がある．その際，注意したい内容は表4を参照とし，ここでは具体的な方法を紹介する．

■ 表4 担当看護師へのサポートのポイント

① 担当看護師の気持ちを否定しない
② 場面の一部を聞いて，担当看護師のケアを否定しない
③ 担当看護師の成長を焦らずに見守る
④ 看護師はあくまでも看護師であり，家族にはなりえないことに気づいてもらう
⑤ "かわいそう"という感情や同情ではなく，専門職として，具体的にどんな支援ができるのかを考えていく
⑥ 担当看護師として"こうあらねばならない"という気負いをとる
⑦ 一般論や既成概念にとらわれず，対象となる患者，配偶者をよく把握する
⑧ 患者や配偶者の強みを探り，その強みを生かして，患者や配偶者自身の闘病への力を引き出していく
⑨ 医師の説明を再度わかりやすい言葉で伝え，患者，配偶者の受け止めと今後に対する思いを確認し，看護師としての支援をできるようにする
⑩ すべてを担当看護師が背負うのではなく，チームでサポートしていく体制を整える

（1）看護ケアを展開して混乱している時期

❶ チームカンファレンスで現状と問題を整理する

現状と問題を整理し，患者の意思や，配偶者の意思はどうなのか，十分なカンファレンスをし，ケアの方向性を検討する．うまくいかなかったかかわりは，具体的に場面を語ってもらい，そのときの看護師の気持ちや相手の反応から読み取れる感情を振り返り，看護師自身の傾向に気づくようにする．また，似たような事例で検討したり，立場を変えて考えてみたりすることで気づくこともある．

❷ 看護理論を用いた検討

ケースに合った理論を用いて整理することも効果的である．理論に苦手意識を感じている場合は，理論の考え方をサポートしながら，具体的に事例を展開していくことで，問題の整理ができ，看護の方向性を見いだせるようになる．また，自己の傾向に気づく機会にもなり，看護観を深めるきっかけになる．

（2）患者が亡くなったあと：デスカンファレンス

患者が亡くなったあと，担当看護師が，"自分は何もできなかった""本当にあれで良かったのだろうか"などと不消化な思いになることがある．そのようなとき，振り返りの1つの方法として，デスカンファレンス（death conference）がある．

何か1つの答えを出すことを目的としているものではないので，亡くなった患者ケアにかかわったスタッフで，ケアしながら悩んだことや，倫理的なジレンマや葛藤，つらくなったときの

気持ちを自由に語り合う．同じような看護師の思いを聞いたり，記録に残せなかった患者の言葉が語られたりするなかで，徐々に気持ちの整理がつき，参加した看護師の癒しになり，終末期ケアに向き合うエネルギーをもてるようになる．また，がん看護専門看護師に参加してもらうこともあり，専門看護師の言葉で，行ったケアや自分自身を否定することなく次の看護につなげる自信をもつことができ効果的である

4）事例：終末期の患者の希望を支える配偶者に対するケア

プロフィール

> 40歳代，男性，高校の社会科教師．
> 配偶者は40歳代，国語教師で患者とは職場結婚し，20歳代の長女と3人暮らし．
> 閉塞性黄疸で緊急入院し膵臓がんと診断された．肝転移のため姑息的な手術で退院した．
> 1カ月後に脱水で再入院したころから緩和ケアへ移行し，ホスピスへ転院して最期を迎えた．

初回入院時の配偶者へのケア

医師から患者が診断を受けたとき，看護師は患者の妻と対話をもつ機会をつくった．すると妻は，夫の体調の異変に気づきながらも，教育熱心な夫を尊敬していたため，学期末で仕事を優先している夫へ受診を強く勧めてなかったことへ自責の念を吐露できた．そして，つらい思いを表出できた妻は"自分ができること"を考えることができるようになった．また，今後の闘病生活への調整や情報提供を行うことで，自分たち夫婦の今後の方向性を見極めることができた．

治療期の配偶者へのケア

患者の手術が試験開腹に終わったとき，妻は「事実を伝えられた夫とどう向き合うか」「夫の余命と妻として夫に何ができるのか？」と自分がどうしたらよいかと混乱していた．そこで，看護師は妻が「患者である夫の立場で考えることができる」ように，「教師，夫，父としての生き方」について語ってもらった．妻は，夫の人生を誇らしげに語りながら，徐々に夫の価値観に気づいていった．そして，"夫は，寡黙で芯の強い努力家である．自分ひとりで悩むのではなく，夫とよく話し，この先のことを考えていけばいい"と今後の方向性を見いだした．

エンドオブライフ・ステージの配偶者へのケア

最後の入院のときは，患者の妻の方から自宅での療養生活について看護師へ次のように語ってきた．

自宅では体力も低下して気分も落ち込んでいた夫へ，以前の夫らしく生きてほしいと考えて「これまで忙しくてできなかったことをしてみたら」と夫へ投げかけた．その翌日に，夫は自分が書きためた論文を本にすることを決め，そのことが夫婦の共通した目標となった．

そこで，看護師は夫婦の目標が達成できるような環境として個室を提案した．すると，妻は介護休暇を取ることを決めて，個室に移動して夫に付き添った．その後，患者が本の制作に取り組める環境を求めてホスピスへ転院した．

患者の死後

患者が亡くなった1カ月後に，妻から看護師宛に1通の手紙が送られてきた．そのなかには，患者が最期の力を振り絞って編集した1冊の本も同封されていた．それは，その本の完成をみることなく亡くなった夫の意思を引き継いで，妻が完成させた本であった．あとがきには，「この本は夫が私に残してくれた宝物です．夫の人生は忙しく短い人生ではありましたが，充実したときを過ごせたと自負していることと思います」と書かれてあった．診断当初から患者・配偶者と向き合ってきた看護師は，夫婦が1秒も無駄にせずに残された人生を生き抜いたのだと感じた．

おわりに

夫婦には様々なかたちや関係性があり，それぞれの歴史や物語がある．看護師が患者とその配偶者にかかわるのは，夫婦の歴史の中のごく一場面にしかすぎない．しかし，終末期の患者・配偶者の場合は，これまで過ごしてきた夫婦の歴史に意味づけをしたり，配偶者である患者を亡くした後の悲嘆過程を辿るうえで大切な時期である．そのため，看護師としての理想や一般概念にとらわれることなく，それぞれの夫婦の物語や価値観を大切にしながら，患者の最期を看取ることができるようにケアしていくことが大切である．

（横山利香）

■ 文献

1) 新村　出編：広辞苑．第5版，p2110，岩波書店，1998．
2) 小林奈美：グループワークで学ぶ家族看護論―カルガリー式家族看護モデル実践へのファーストステップ，医歯薬出版，2006．

各論 5. 家族・遺族ケア：
大切な人を喪失する配偶者・子ども・両親への対応とケアのプロセス

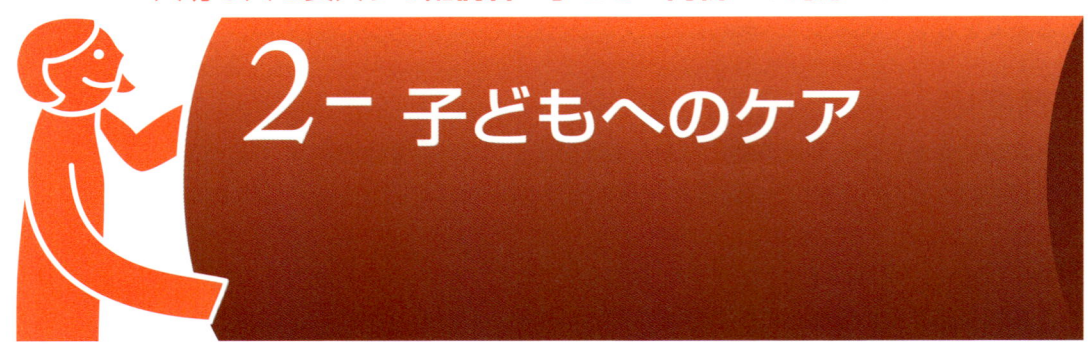

2 - 子どもへのケア

はじめに

　子どもたちは，親または家族が，エンドオブライフ・ステージを迎え，不幸にも死別した場合，どのような思いを抱き行動するのだろうか．その際，看護師はどのようなケアをしたらよいのだろうか．その状況下にある子どもの反応と看護ケアについて以下に述べる．

1) 死の概念の発達と子どもの悲嘆の特徴

　患者の変化に対する子どもの反応や混乱の特徴を理解するには，最初に子どもの死の概念の発達および悲嘆の特徴を理解しておくことが重要である．

(1) 子どもの死の概念の発達

　子どもの死の概念の発達は，発達段階や文化社会的・環境的要因など様々な影響を受ける．表1に子どもの死の概念と発達段階について示す．

■ 表1　子どもの死の概念と発達段階

年　齢	理　解
5歳以下	死の不可逆性は理解していない．枯れた植物や動かなくなった虫や動物などの状況から一時的に死を理解する．
5～9歳未満	死への現実感が増加し，死の存在を受け入れているが，非常に怖いものであり，人間と異なり現象的なものであると想像する． （例）死は外の世界から来るものであり，人間をさらいに来る小鬼，お化け，幽霊，骸骨，天使などと想像する．自分がよい子にしていたら，死から逃れることができると思っている． 大部分の子どもは，死の不可逆性は理解していない． 死んだペットのための「最後の儀式」など，埋葬にも興味を示す．
9歳以上	死は普遍的で，肉体の生命活動の停止を意味することを理解する．

（文献1）より）

(2) 子どもの悲嘆の特徴

① 強い情緒や行動表現が持続せず断続的である．
② 喪失に反応せず，感情をありのままに示さないことがある．
③ 死により親から見捨てられた思いや，怒りや恐れの強い感情を行動に表すことがある[2]．

子どもの悲嘆は，外観上，成人よりも断続的で短いようにみえることがある．しかし，実際には長期に及んでいる場合が多い．子どもの場合，発達段階および成長過程の重要な時期，例えば「学校での行事」「卒業」「結婚」「子どもの誕生」などに，繰り返し悲嘆の思いがよみがえって生じやすい．

死別した子どもは，「亡くなった人のことだけを考える行動」に浸らず，遊びやスポーツなどに夢中になることが多い．家族はこのような行動をみて，その子が「死を本当は理解していない」「死をもう乗り越えたのではないか」と思うことがある．しかしそれは，子ども自身ひとりで対応するには大きすぎる感情であり，防衛機序が作用しての対応といえる．特に幼児期は，死を様々な形で再演するようなことがある．それは，死を自ら乗り越えようとする重要な試みであり，むやみに禁じたり抑制しないことが大切である[3]．

また，子どもの悲嘆に影響を及ぼすと考えられる因子は多数あり，主なものを表2に示す．例えば，亡くなった人との関係において，女子が関係の強い母を失うことは，重要な女性役割モデルを喪失することであり，日常生活上の家事や，優しさ，思いやりなど女性として重要な感性を，母からは学ぶことができなくなると報告されている[4]．

■ 表2　子どもの悲嘆に影響を及ぼす因子

年齢，性別，性格，発達段階，過去の死別体験，亡くなった人との関係，死因．
家族内での交流とコミュニケーションのパターン，喪失後の家族の生活の安定度．
持続的ケアに対する子どもの満足度，感情と記憶を共有し表現する機会が得られること．
親がストレスに対処する様式．

さらに表3に示した悲嘆反応は，家族の死後に通常みられることが多い．ここで重要なことは，① その問題がどのくらい持続しているか，② 子ども自身が親しい人の支援を受け，その悲嘆反応に対処し始めることができるかどうかを，見極めることである．これらが持続する場合は，専門家の援助が必要である[5]．

■ 表3　専門家の援助が必要と考えられる持続する悲嘆反応

「死んだ親のことを話せない」「攻撃的な行動」「高い不安」
「しばしば生じる頭痛，睡眠障害，摂食障害などの身体症状」「学業上の問題」
「引きこもり」「持続する自己批判あるいは自責の念」

2) エンドオブライフ・ステージにある患者の子どもの反応とケア

(1) 子どもの反応

　親または家族である患者が告知された場合，患者自身はショックを受け，悲嘆プロセスをたどり，その現状を受け入れるには時間を要するだろう．その状況下で，子どもへの病状説明やかかわり方などを冷静に判断して対応するなど，周囲に配慮することは難しいのが現状である．家族からの病状説明を受けなくても，子どもたちは，親のボディイメージの変容などの身体面，親または家族の不安・抑うつなどの精神面，親または家族の闘病生活に伴う子ども自身の日常生活や家族内役割の変化などを通し，「何か悪いことが生じたのではないか」と敏感に察することが多い．特に幼児期の子どもはその原因が不明確でも，「何かその原因が自分にあるかもしれない」と推測したりする．

　近年は，マスメディアでも疾患をテーマとしたドラマが放映され，「がん」などの言葉も日常生活でよく耳にする．大人は，子どもたちは知らないだろうと思い，大人同士で病気について話すかもしれない．しかし，がん＝悪い病気または死と関連づけて考え，子どもながらにつらい思いを抱えて我慢していることが多々ある．さらにその話題について，親または家族が子どもに隠していることを気づかい，質問などせず，日常生活を通常どおりに過ごしていることが多い．

　患者である親や周囲の大人は，子どもが毎日，通園通学して友達と遊んでいるなど，日常生活上に問題がなければ，子どもの思いに気づくことはとても少ない．そのような場合，以前は大家族や地域のなかで支援されていたが，現在では，少子化・核家族化や地域での人間関係の希薄化など，社会が変化してきており，子どもたちへの支援が見落とされていることが多い．そこで，看護師には子どもの予期悲嘆の思いに気づくようにかかわることが求められる．

(2) 子どものケア

❶ 子どもの状況をアセスメントする．

　入院時に，患者および家族から子どもの情報収集をし，状況をアセスメントすることが重要である．

■ 表4　子どもの状況アセスメントに必要な情報

年齢，性別，性格，家族構成，患者との関係，キーパーソン，ストレスコーピング，病状説明の有無，支援体制，友人関係，日常生活状況（幼稚園，学校生活も含む）

❷ 子どもへの病状説明

　親または家族がエンドオブライフ・ステージのとき，子どもへの病状説明は容易ではなく，明確に説明することは少ない．それは「子どもに話してもわからない」「こんなつらいことを話すのはかわいそう」「子どもに話すことは，大人もつらいし，話し方がわからない」などの理由が多い．しかし，病状説明を受けなくても子どもは，病気のイメージを膨らませ，様々な思いを抱き，

余計な不安を抱いていく.

そこで，子どもを1人の人間として対応し，発達段階に応じた正しい情報提供をすることが重要である.

以下に子どもへの病状説明時に，大切なポイントを示す[6].

① 子どもに，病状説明をしているかを家族に確認する．入院時に情報収集しておくことが望ましい．
説明していない場合，子どもへの病状説明の重要性を家族に説明し，家族間で検討するよう配慮する．

② 病状を説明する場合，誰が実施するか，例えば医療者か，あるいはキーパーソンとなる家族が主体的にかかわるかどうかを検討する．
医療者は，子どもの発達段階・認識度などの情報を得て，家族を支援する．家族から医療者への依頼がある場合，子どもと信頼関係がある医療従事者が適切である．

③ 子どもに親または家族の病状を知りたいかを確認した後に，子どもが安心できる環境（例えば静かな部屋，落ち着ける場所）で実施する．その際，「信頼できる人が同席した方がよいか」と，子どもの意思を確認し，拒否時は無理強いしないことが必要である．

④ 説明中は，子どもの反応を観察しながら，子どもの理解力に応じて説明し，家族や親の病気に対する子どもの思いを受け止める．
気持ちを表現できるように配慮する方法としては，絵を描いたり，絵本やキワニスドール*の使用が有効である．例えば看護師は，子どもがキワニスドールに自分自身を投影させ，直接親にいえないことを表現するようなかかわりをするなどである．図1は，幼児後期の子どもが，母が闘病中に健康時の母のイメージを描いた絵である．

⑤ 説明後は，家族と連携し，子どもの状況の変化を見守り，定期的に声かけを行うなどフォローすることが必要である．さらに子どもが通園通学をしている場合，担当の教員・養護教諭らに状況を説明し，幼稚園や学校などと連携をとるよう，家族に支援していくことも大切である．

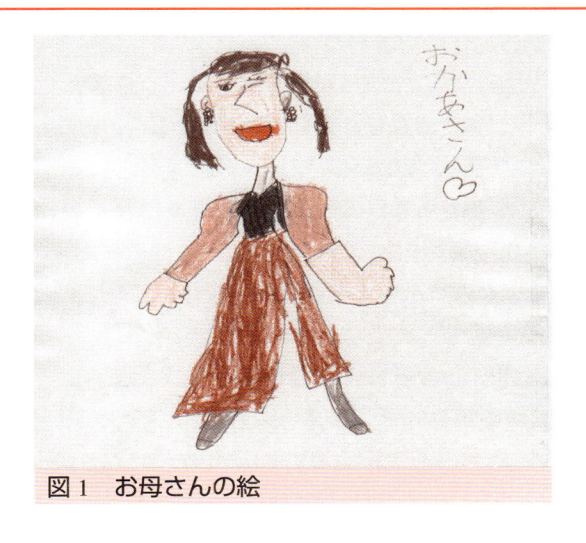

図1 お母さんの絵

*キワニスドール（図2）：
　綿を詰めた白無地の人形．もともとは小児科医が人形の身体の部位を指さし，子どもたちから病状を聞き，病気や治療の説明をする際に，恐怖心を取り除きつつ，診察や治療をスムーズに進めるために役立たせたものである．1988年ごろ南オーストラリアで使われ始め，国際キワニスのネットワークを通じ全世界に広がり，日本では東京キワニスクラブが，2001年10月にボランティア活動の一環として人形を制作し，国内100カ所以上の病院に寄贈している．

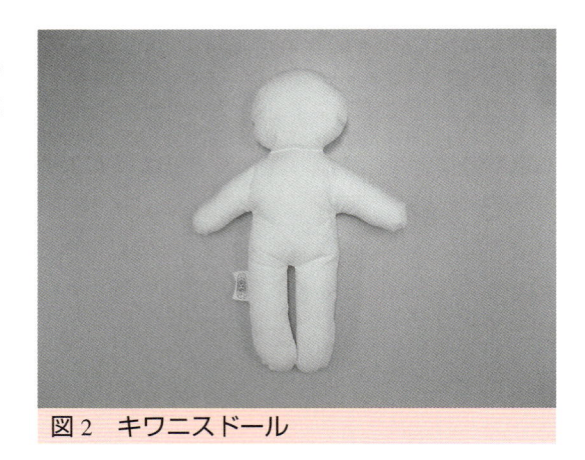

図2　キワニスドール

❸ 子どもの面会への配慮

　現在，入院中の家族を見舞う子どもの面会は，感染予防などで制限されていることが多い．家族も子どもの面会にあまり積極的ではないことがしばしばみられる．その理由として，「親の変わり果てた姿はみせたくない」「学校の妨げにならないように」などの配慮と，「説明方法がわからない」などが報告されている[7]．

　しかし，子どもが親の死にかかわれなかった場合，「無意識のうちの否認」や，成人してからも「親の死に十分かかわれなかったことに対する後悔と罪悪感」「子どもの死生観が十分に育たないこと」などが，影響としてあげられている[8]．筆者の研究でも，子どもたちが，親との大切な時間をどのように過ごしたかは，遺された子どもの生き方に影響するという結果が得られている[9]．

　そこで，子どもを含め一緒に家族ケアに参加できる機会をもつことは，子どもが疎外感を感じず，患者とのコミュニケーションをとる良い機会となり，家族との大切な時間を共有できる点で重要である．ただし，ケアへの参加に対し，事前にケア内容を説明しておくことが必要であり，無理強いをしてはいけない．拒否を表した際は，時間を置いて，その際の思いを聞いていくことが重要である．

❹ 子どもの思いを表現することへのかかわり

　子どもたちは様々な思いを抱いていても，家庭や友人に気持ちを表現できず，抑圧していることが多い．そこで面会時など，看護師から言葉をかけたり，闘病中の様子を理解度に応じて話すなどのかかわりが重要である．子どもが来室しても，看護師が忙しく時間がない場合，学童期の子どもには交換ノートなども有効である．また，幼児期の子どもには，気持ちを絵に表現してきてもらうのも，思いを表現する方法としてよい．

　家族に対しても，「子どもを含め，オープンに状況の変化を話していけるようなかかわり」が，子どもが気持ちを表現しやすい場として大切になることを伝える．

3) 家族と死別後の子どもの反応とケア

(1) 臨終時のかかわり

病棟で死別時，子どもたちは，発達段階にもよるが，何が生じたか周囲の状況を理解するのが難しい．しかし死別時の親または家族とのかかわりは，子ども自身が成長し，生きていくことへの支えになっているという報告もあり[9]，亡くなるときに遺される子どもを遠ざけず，一緒に死別後ケアに参加する機会をもつように配慮することが重要である．

〈死についての説明〉

子どもに，親または家族が亡くなったことを，誰がどのように伝えるかは非常に大切である．死に直面し，家族が混乱しているなかで，子どもへの配慮は難しいかもしれない．看護師は，その状況下での子どもの様子を観察するとともに，死別前から子どもへの対応方法を家族間で話し合うよう支援することが重要である．

子どもは，親の死を宣告された場合，何が起きているのか，十分理解していないことが多い．その際に「天国へ行った」「眠っている」「失った」などの抽象的表現ではなく，「もう帰ってこない」という現実を，子どもの理解力に応じて，詳細に真実を語り，質問には正直かつ率直に対応することが重要である．抽象的表現は，子どもを混乱させ，誤解につながるからである[10]．この役割は，子どもが信頼している人から，安心できる場で行うのがよい．「子どもは自分も死ぬのではないか」「遺された親も死んでしまうのではないか」と心配していることが多い．子どもの質問には，子どもがその情報をどのように考え，対応しているのかを確認して答えることが重要である．

(2) 葬儀への子どもの参列

家族から，参列についての支援を求められた場合，看護師は「葬儀は親の死の現実を受け入れる機会になること」を説明することが望ましい．参列する際は，子どもへの配慮について十分説明することが不可欠である．事前に葬儀で経験すること，例えば部屋の配置，友人や親族など出席する人たち，そこで目にする棺，泣いている人や行われる内容など，これから何が行われるかを詳しく説明しておくことが重要である．しかし参列を拒否するときは決して強制してはならない．

子どもが葬儀に出席を希望した場合，遺された親は，自分自身のつらさで精一杯であり，子どもに十分な注意を払えないことがある．その際は必ず，子どもが信頼できる人がそばに付き添い，安心感をもてるようにして，子どもの思いに対応できるように準備しておくことが重要である．

(3) 悲嘆反応持続時への対応

死別退院時，遺された家族または親に，子どもの死別時の一般的悲嘆反応，死別反応が生じるのは通常のことだが，持続期間が長い場合などの対応，相談機関の連絡先を記載したパンフレットを渡す．

今後は死別前から，関係性のとれている看護師を含め，子どものグリーフ支援システムを実践していくことが望ましい．

(4) 死別ケアプログラムの実践

現在，死別した子どもへのグリーフケアをシステム化し実践しているところは，「あしなが育英会」や「ルーテル学院大学附属人間成長とカウンセリング研究所」など数少ない．筆者は，カナダのトロントにある「Bereavement Family of Ontario」（以下，BFO）で研修を受け，短期であるが活動に参加した．その活動は，子どもや遺された親からも高い評価を得ていた（図3：テディベア；BFO のファシリテーターが作成し，胸には，亡くなった親や家族との思い出の品を入れておくポケットがある）．今後に向け，文化的背景を考慮しながら，BFO を参考にプログラム開発を検討中である[11]．

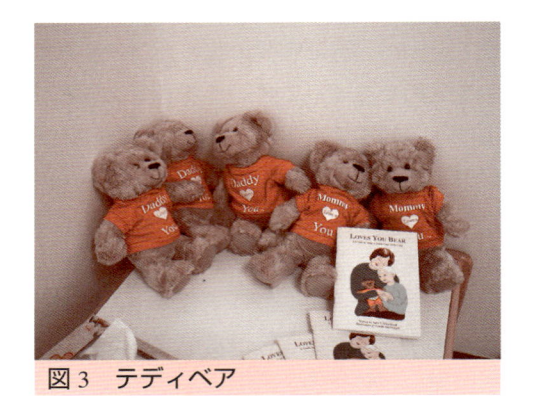

図3　テディベア

4）看護師へのサポート

(1) メンタルケア

患者または親がエンドオブライフ・ステージを迎え，死別した際の子どもたちとかかわることは，看護師にとって心情的にも非常につらい体験である．その際，担当看護師だけなく，カンファレンスを通し，スタッフ間でお互いの思いを表現し合い共有していくことや，さらにスーパーバイザーとして小児看護専門看護師，臨床心理士，精神科医らの支援を活用することが大切である．

また死別後は，死後の事例カンファレンスの機会を設け，かかわったスタッフで，その事例を通しての振り返りとともに，看護師自身の悲嘆の思いを表出し，共有する機会をもつことが重要である．

(2) 教育的かかわり

子どもにとって家族や親が入院しているのは成人病棟であり，そこに勤務しているのは成人看護を専門とする看護師である．その看護師にとって，死別を控えた子どものケアをすることは難しいかもしれない．筆者の調査でも，「子どもの予期悲嘆には気づいていたが，どのように対応したらよいか難しい」という結果が得られている[12]．そのような際には，小児看護専門看護師や経験の深い小児看護師が，領域を超えて，家族を含めた子どものケアを実践することが適当と考える．しかし，それが難しい場合，① 子どもの発達段階および悲嘆の特徴，死の概念などに関する知識および，② 子どものグリーフケアの視点からの事例検討など，小児看護専門看護師を含む多職種間でのカンファレンスを実施していくことが重要である．

おわりに

　子どもたちは，親または家族が，エンドオブライフ・ステージを迎え，不幸にも死別した場合，様々な思いを抱くが，それを周囲に表現することは難しく抑圧していることが多い．看護師は，そのような子どもの思いに敏感に気づき，見守る姿勢で接するとともに，子どもが思いを表出できるような環境に配慮し，受け止めるようなかかわりをすることが重要になるだろう．

（小島ひで子）

■ 文献

1) Nagy M：The child's theories concerning death．Journal of Genetic Psychology，73：3-27，1948．
2) Worden JW（鳴澤　實 監訳）：グリーフカウンセリング（Grief Counseling and Grief Therapy．2nd ed，Springer Publishing）．pp164-169，川島書店，1993．
3) Dyregrov A：Grief in Children: A Handbook for Adults．pp48-64，Kingsley Publishers，1999．
4) Granot T：Without You: Children and Young People Growing Up with Loss and its Effects．p137，Jessica Kingsley Publishers，2005．
5) Worden JW：Children and Grief When a Parent Dies．pp164-169，Guilford，1996．
6) 小澤竹俊：小さな子どもへの説明：親ががんであるとき．看護技術，48(12)：10，2002．
7) 能野明美：悲嘆・予期悲嘆，そして未成年の子どもが親の死にどのようにかかわるのか 連続専門看護講座―家族講座 5．臨牀看護，23(3)：431-440，1996．
8) 森山美智子：ファミリーナーシングプラクティス．家族看護の理論と実践，p27，医学書院，2001．
9) 小島ひで子：子ども時代の親との死別後の悲嘆とソーシャルサポート．日本臨床死生学会誌，9(1)：17-24，2004．
10) Rofes E（麻生九美 訳）：子供たちにとって死とは？（The Kids' Book About Death and Dying：By and For Kids．Little, Brown & Company）．pp16-24，晶文社，1993．
11) 小島ひで子：日本における親と死別した子どもに対するビリーブメントプログラム開発に関する研究．日本臨床死生学会誌，10(1)：28-32，2005．
12) 小島ひで子：終末期患者の子どもの予期悲嘆に関する看護師の意識調査．死生学年報 2006，東洋英和女学院大学死生学研究所 編，pp121-148，リトン，2006．

各論 5. 家族・遺族ケア：
大切な人を喪失する配偶者・子ども・両親への対応とケアのプロセス

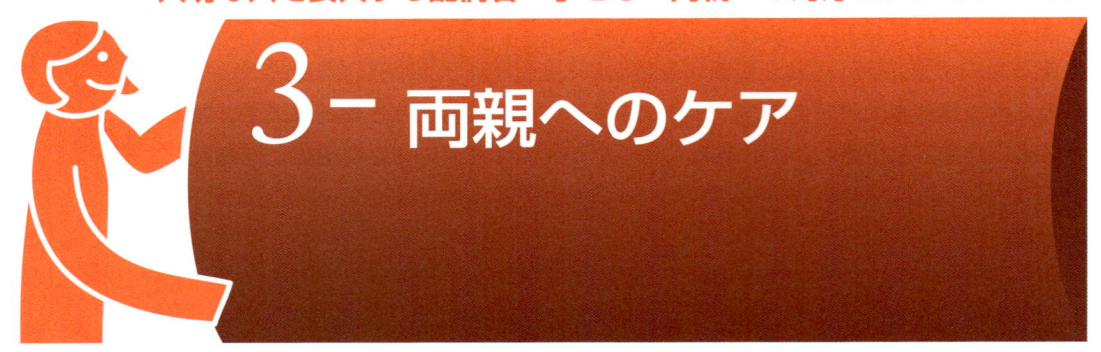

3 — 両親へのケア

はじめに

　がんで子どもを亡くす親へのケアに関する研究報告は，未成年のなかでも特に乳幼児期〜学童期の子どもを亡くす20〜30歳代の若い両親に関するものが多い．いずれの研究報告も幼い子どもを亡くす親の精神的ショックが計り知れないことを実証している．養育期にある若い両親は，家族というひとつのユニットとしての関係性を深め，新しい家族のバランスを築くという家族発達課題に挑戦している．その最中に子どもをがんで失うということは，大切な家族メンバーが失われることを意味するため，家族のバランスを崩しやすく，家族（両親）にとって大きな脅威となりうる．そのため，がん看護における看取りや終末期のケアでは，若い両親への支援は重要な位置を占める．

　年間約30万人前後の患者ががんで死亡する．がん患者の親世代の長寿化や，全がん発症率や死亡率が50〜60代以降で急激に増加する[1]ことを考慮すると，がん終末期にある"幼い子どもとその両親"だけででなく"壮年期以降にある子どもとその老親"へのケアにも注目をしなければならない．

1) 平均的な家族の発達段階から考えた両親の課題（表1）

　CaterとMcGolric（1999）は，家族のライフサイクルから6段階の家族発達段階を示した[2]．両親を家族発達段階から理解することは，両親を含む家族が，これまでにどのような発達課題へ取り組み，そして家族の力を高めてきたのか，つまり家族の対処経験や問題解決能力をアセスメントすることに役立つ．また，"家族の強み"を見つけるためのひとつの視点となるだろう．各ステージの移行期では前後の発達課題が一時的に重なるため果たすべき課題量が増加し，家族が不安定となりやすいことも念頭におかなければならない．

　各ステージに共通することは，「両親より子どもが先立つことへの対処」は平均的な家族発達

課題として示されていないことである．CaterとMcGolric以外が示すいずれの家族発達段階理論でも同様である．そのため，がんで子どもを失うことは，両親の年代を問わず，全く経験のない未知の困難課題となることが容易に予測できる．

両親としての課題は，ステージ3以降からおよそステージ5に位置する．しかし，日本人の平均余命の伸びを配慮すると，ステージ6にある両親でも，例えば80歳の両親が60歳の長男のがんを看取るなど，がん終末期にある高齢の子どもを看取る老親は決して少なくないと推測される．

■ 表1　平均的な家族の発達段階と課題

家族のライフサイクル	段階を移行するにあたっての情緒的経過	成長するために達成すべき家族の第2段階の変化
ステージ1 結婚前期： 大人として独立する	情緒的・経済的責任を受容する	① 定位家族（源家族，実家）との情緒的な絆を保ちながらも，自己のアイデンティティを確立する ② 親密な人間関係を築く ③ 職業的・経済的独立により自立を確立する
ステージ2 結婚： 結婚初期	新しいシステムが軌道に乗るように専心する	① 夫婦としてのアイデンティティを確立する ② 拡大家族としての関係を調整し直す ③ いつ親になるかの意思決定を行う
ステージ3 出産 小さい子どものいる家族	新しい家族員をシステムに受け入れる	① 新たに子どもが家族システムに参入することにより家族システムを調整し直す ② 子育ての役割が新たに加わり，家事，仕事の役割を調節し直す ③ 夫婦による子育てと祖父母による子育ての役割を調節する
ステージ4 思春期の子どものいる家族	子どもの独立と両親の世話に対応できるように家族の境界を柔軟にする	① 思春期の子どもが物理的に親に依存しながらも，心理的に独立を求めることによる親子関係の変化に対応する ② 結婚生活と職業生活を再度見直すことに焦点をあてる ③ 年老いた世代を夫婦が世話をする
ステージ5 子どもが独立する	子どもが家族システムに出たり入ったりすることを受け入れる	① 2人だけの夫婦システムとして調整し直す ② 成長した子どもと親が大人としての関係を築く ③ 成長した子どもとその配偶者と配偶者の家族との関係を調整する ④ 祖父母の病気，障害や死に対応する
ステージ6 老後を迎えた家族	世代・役割交代を受け入れる	① 身体的な衰えに直面しながら，自身あるいは夫婦の機能と興味を維持する：家族・社会での新たな役割を探求する ② 家族システムのなかで，高齢者の知識と経験を活かす場を見つける ③ 配偶者，兄弟や友人の喪失に対処しながら，自身の死を準備する

（文献2）より）

2) 死別体験に伴う悲嘆への影響要因

　Parkes（1996）の死別体験の経過の決定因[3]（表2）では，先行的要因，併発状況，死別体験に続く状況の3つを示している．① 死別体験に関連した脅威の大きさの推測は，亡くなっていこうとする人との関係性を主軸とする先行的要因，② 両親自身の個人的背景を中心とした併発状況，③ 実際に死別したあとの環境変化で構成される．両親の悲嘆に強い親和性があると考えられる要因については，筆者が表中に太字で提示した．要因の内容からも，子どもとの関係性の深さと，親より先立つという適時性のない死の様式が，両親の苦悩をいっそう深めることがわかる．

■ 表2　死別体験の経過の決定因

先行的要因
・故人との関係 　　**肉親**（配偶，**子ども**，両親ら），**愛着の強さ**，**愛着の確信**，**信頼（依存）する程度**，**かかわり** 　　両価性（愛/憎しみ）の激しさ ・幼児期の体験 　　とりわけ，安心を与えなかった親の存在，重要な人物の喪失 ・その後の体験 　　とりわけ，重要な人物の喪失 ・精神疾患の既往歴 　　とりわけ，うつ病 ・死別体験以前の人生のクライシス ・死の様式 　　**適時性**，複数死，以前に警告のあること，**死別体験への心構え**，暴力的あるいは恐怖となること，市民としての権利を奪われた死，非難されるべき死

併発状況
・性　別 ・年　齢 ・パーソナリティ 　　悲嘆性向，感情抑圧 ・社会経済階層 ・国　籍 ・宗　教 ・**悲嘆の表出に影響する**文化的・**家族的要因**

死別体験に続く状況
・社会的支援あるいは孤立 ・二次的ストレス ・新しく現れた人生の機会

※太字：筆者加筆．両親の悲嘆に強い親和性があると考えられる要因．

（文献3）より）

3）小児領域における終末期の家族の特徴

濱田は，小児領域の終末期の家族の特徴[4]として，以下の4点を指摘している．① 子どもが認知・言語発達過程にあって未成年のため，親権行使などの背景からくる「意思決定の責任の所在」，② 子どもを守り健康に育てることができず無力感や罪悪感を過剰にもつ「親役割の葛藤」，③ 祖父母など両親以外の，子どもを取り巻く家族メンバーの，感情に振り回される「周囲の大きな感情反応」，④ 小児がん患者が終末期を過ごすための場や方法の選択肢が少ない「医療体制整備の遅れ」である．

なかでも，治療方針の決定や最期の過ごし方に関する意思決定の多くは両親に委ねられ，かつ重大な決定であるため，両親の重荷になることが多い．

4）高齢がん患者を看取る老親の悲嘆の背景特徴

前述のように，壮年期以降にあるがん終末期の子どもとその老親へのケアにも注目をしなければならない．この領域の研究報告は少ないのだが，柳原（2003）は，高齢がん患者を看取る老親の悲嘆の背景特徴[5]として，以下の4点をあげている．

（1）意思決定のキーパーソンとなりえない老親

多くの高齢となった子どもが，がん終末期を迎えたときに「老親がキーパーソンに設定されることはまずない」といってよく，既婚者であれば配偶者，あるいは兄弟がキーパーソンとなる．キーパーソンとしてかかわることがほとんどないため，老親は子どもの治療や療養上の様々な決定事項にかかわることができない．しかし，親意識はどんなに子どもが老齢になっても失われることはない．そのことがいっそう，家族の蚊帳の外の感覚を老親が増強し，もどかしさを感じてしまう．

（2）子どもの家族への遠慮

成人期の子どもは自立した存在であり，すでに独立した子どもの家族への気遣いから，子ども家族（配偶者や孫）との関係形成の難しさがある．

（3）介護力の維持困難

子どもが高齢であることは，とりもなおさず，両親も高齢である．体力や経済力などから，高齢の子どもへの介護（看病）を提供したくても力になれないことも多く，無力感を抱きやすい．

（4）老親自身の死と向き合うことへの葛藤

前述の家族発達課題からも，老親は周囲の人々の死を体験して，喪失に対処しながら，自身の死を準備する．しかし，子どもより長生きすることはまれなことであり，老親自身への死の準備性は整えられても，子どもの死への準備性は整えることが困難である．そのため，「自分が長生

きして申し訳ない」という罪責感をいっそう強めることとなる.

5）子どもを失いつつある両親へのケア（表3）

　これまで，家族の発達段階や課題に焦点をあてながら，乳幼児期〜思春期の子どもの両親，高齢となった子どもを看取る両親の特徴について述べてきた．表3に終末期にある子どもをもつ家族への看護ポイント[6]を示す．小児がん終末期にある家族への看護ポイントとして示されたものであるが，親意識は子どもの年齢に関係なくいつまでも消えることはないことを考慮すると，老親へのケアとして十分共通する項目がある．以下は，特にケアの実際で筆者が大切にしている点である．

❶ 閉塞しやすい家族・両親間のコミュニケーションを維持できるように支援する

　家族間のコミュニケーションには，家族機能の基盤となるものであり，情報提供の側面だけでなく，感情の共有による情緒的なつながりを維持する重要な働きがある．

　しかし，両親のうち，特に父親は「悲しみを表に出すべきではない」「妻を支えなければならない」など，文化的な性別規範に縛られ，感情表出の機会が限られている可能性が高い．また，子どもの治療に伴い経済的基盤の安定を維持することも，父親の重要な役割であるため，必ずしも看病のために十分な時間を割くことができないなど，家族（両親）のコミュニケーションが閉塞しやすい背景が揃っている．両親間のコミュニケーションが寸断することは，「死に向かう子どもに向き合っていない」と，母親が父親を責めたり，夫婦互いの気持ちのすれ違いにつながり，子どもが亡くなったあとに夫婦のしこりとして残ることも多い．

　看護師による母親（父親）から父親（母親）への代弁役割も両親間のコミュニケーション維持のために欠かせないが，両親としての意見を同じ場で共有できるように，両親面接の場を設定することが非常に有効である．面接のタイミングによっては，互いの感情のぶつけ合いが中心となるいわゆる「修羅場」となることも経験するが，家族コミュニケーション機能の感情共有という側面を考慮すれば，「修羅場」も決して無為なものではない．

❷ 子どものために両親が十分に助けになったという感覚をもてるように支援する

　子どもの看病に両親が参加すること（ペアレントケア）によって，「できるだけのことは全部してあげられた」「子どものために十分助けになった」という満足感につながる．両親が看病に参加することは，両親と看護師や医師との良好なコミュニケーションが基盤となり，死を迎える子どもの病気理解を相乗的に促す．また看病を通しながら，子どもの死への心の準備を整える機会となる．

❸ 両親の"周りをみる力"が維持できるように支援する

　子どもの看病に徹するがあまりに，食べる・寝る・休息するなどの両親自身の日常生活の維持に困難をきたす場合がある．また，幼いがんの子どものケースでは，患児への関心の集中により，他の兄弟姉妹への両親の果たすべき役割が滞ることもある．両親が冷静になって周りをみながら，がんターミナル期の子どもへ対処ができるように，見守る看護師の姿勢が肝要である．

■ 表3　終末期にある子どもをもつ家族への看護ポイント

（1）家族のもつ力のアセスメント
・家族構成，家族関係，コミュニケーション，役割機能，問題対処能力，価値観，サポート体制，家族の発達段階など
（2）情緒的サポート
・感情表出の促し ・現実否認の時期には現実に向き合えるまで見守る ・見放さないこと，一緒に頑張ることを伝える ・希望の維持 ・精神科医師，ケースワーカーらの活用
（3）情報提供
・家族の心理変化をみながら，現実認知を促す ・タイミングよく，必要な情報を提供する
（4）子どもと家族ににとってよりよい意思決定ができる支援
・治療内容，効果や副作用だけでなく子どものQOLと合わせて説明する ・看護師としての意見を1つの意見として伝える ・子どもと家族に適した選択肢を多く示す ・必要時は代弁者となる
（5）子どもと家族の関係性のサポート
・子どもへの説明の仕方，かかわり方のアドバイス：自分の死を察知した子どもへの言動の対応など ・子どもにとっての家族の存在の大きさ，子どもの支えであることをフィードバックする ・子どもの変化を共有する
（6）家族の望むケアが実施できる環境
・子どもと家族に合った方法を選び，家族ができることを具体的に考える ・施設・地域との連携
（7）子どもと家族の希望をかなえるための調整
・病状進行を予測しながら，よい時期にプランニングする ・スムーズに実施できるように細かい調整をする
（8）家族のQOLの保証
・体調を気遣う ・疲労が強いときは休めるような配慮 ・家族の負担の軽減
（9）社会資源の活用
・支援グループの活用 ・福祉施設との連携：介護用品などのレンタルなど ・経済的支援
（10）兄弟へのかかわり
・自由に面会できるような配慮 ・兄弟の心理的変化の把握と対応

（文献6）より）

おわりに

　長寿高齢化と，若い年代のがん罹患率増加を踏まえると，自らもがん体験者である両親が，がんターミナル期にある子どもを看取るケースは増えると予測される．子どものがん終末期への対処とともに両親自身もがんサバイバーである場合，看取りに関する葛藤をどのように支援するかが今後の課題である．

（竹村華織）

■ 文献

1) 国立がんセンターがん対策情報サービスホームページより（http://ganjoho.ncc.go.jp/public/index.html）
2) Cater B, McGoldric M：Overview；The Expanded Family Life Cycle：Indivisual, Family, and Social Perspectives. 3rd ed, pp1-26, Allyn & Bacon, 1999/Wright L, Leahey M：Nurses and Families, A Guide to Family Assessment Intervention. 3rd ed, pp103-104, FA Davis, 2002 より作成／森山美知子 編：ファミリーナーシングプラクティス―家族看護の理論と実践．p87, 医学書院, 2001.
3) Parkes CM：Bereavement Studies of Grief in Adult Life. 3rd ed, Intl Universities Pr Inc, 1996/桑原治雄, 三野善央訳：改訂 死別―遺された人たちを支えるために．第2版, pp216-218, メディカ出版, 2002.
4) 濱田米紀：小児医療における終末期患児の家族への看護．家族看護, 1(2)：49-56, 2003.
5) 柳原清子：老親が子を亡くすということ（逆縁）悲嘆と老いの弱りに焦点を当てて．家族看護, 1(2)：30-34, 2003.
6) 前掲書4), p53.

各論 6. 看取りのケア

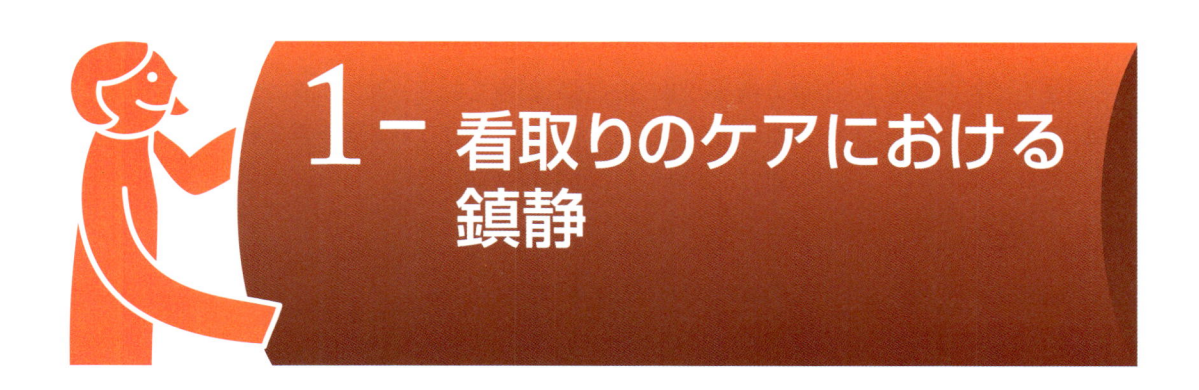

1 ─ 看取りのケアにおける鎮静

はじめに

がん領域では，鎮静というと「終末期の苦痛緩和」と考えられるが，医療全体では，人工呼吸器管理の鎮静，医療処置時の鎮静（内視鏡検査，カテーテル検査，歯科治療時，小児の検査など），精神科領域での鎮静がある．本文で述べる鎮静（セデーション）とは，緩和ケアで実践している標準的医療により最善を尽くしても症状緩和が不可能な場合，症状を緩和する目的で薬物により意図的に意識を下げることである（表1）．鎮静は緩和困難な苦痛に対する専門的治療のひとつであり，高度な医学的・倫理学的判断が求められる．

■ 表1 鎮静とは

定義		1）苦痛緩和を目的として患者の意識を低下させる薬物を投与すること 2）苦痛緩和のために投与した薬物によって生じた意識の低下を意図的に維持すること ＊睡眠障害に対する睡眠薬の投与は鎮静に含まない ＊意図せずに意識の低下が生じた場合，意識低下を軽減させる処置を行う場合は，鎮静に含まれない（意図せず生じた意識の低下を意図的に維持する場合は，鎮静に含まれる）
様式	持続的鎮静	中止する時期をあらかじめ定めずに，意識の低下を継続して維持する鎮静
	間欠的鎮静	一定期間意識の低下をもたらしたあとに薬物を中止・減量して，意識の低下しない時間を確保する鎮静
水準	深い鎮静	言語的・非言語的コミュニケーションができないような，深い意識の低下をもたらす鎮静
	浅い鎮静	言語的・非言語的コミュニケーションができる程度の，軽度の意識の低下をもたらす鎮静

1) 持続的に深い鎮静を行う要件（表2）

鎮静の益（benefits）は苦痛緩和であるが，鎮静が過剰に行われた場合，"意識を低下させずに緩和が得られたかもしれない苦痛"をもった患者が，"意識低下を前提とした治療"を受けるという好ましくない現象，いわゆる鎮静の害（harms）が生じる．一方，鎮静によってしか緩和されない苦痛をもった患者に鎮静が適用されなかった場合，患者は不必要な苦痛を体験することになる．特に持続的な深い鎮静は患者・家族に与える影響が大きい．

■ 表2 持続的に深い鎮静を行う要件

A. 医療者の意図	1) 苦痛緩和の意図を理解している 2) 苦痛緩和からみて相応の薬物，投与量，投与方法が選択されている
B. 患者・家族の意思 ※1) かつ2)	1) 患者 　(1) 意思決定能力がある場合は，必要十分な情報を提供されたうえでの明確な意思表示がある 　(2) 意思決定能力がないとみなされた場合は，患者が鎮静を希望することが十分に推測できる 2) （家族がいる場合には）家族[*1]の同意がある
C. 相応性	1) 耐えがたい苦痛があると判断される 2) 苦痛は，医療チームにより治療抵抗性[*2]と判断される 3) 原疾患の増悪のために，数日から2～3週間以内に死亡が生じると予測される
D. 安全性	1) 医療チームの合意がある 2) 意思決定能力，苦痛の治療抵抗性，および，予測される患者の予後について判断が困難な場合には，適切な専門家にコンサルテーションされることが望ましい 3) 鎮静を行った医学的根拠，意思決定過程，鎮静薬の投与量・投与方法などを診療記録に記載する
鎮静の効果の指標	・生命の質，死の過程・死の質(quality of life, dying, and death)を効果の指標とする ・身体的苦痛の緩和，精神的穏やかさ，人生の意味や価値を感じられること，家族との関係を強めること，死に対する心がまえができること，心残りがないことなどである
鎮静を妥当とする倫理原則	1) 「**自律性原則**」：患者の自律的な意思を尊重すべきである 2) 「**相応性原則**」：好ましくない効果を許容できる相応の理由がある場合倫理的に妥当 3) 「**二重効果原則**」の②の原則：好ましい効果のみが意図されている

[*1] 家族とは，夫婦，親子，兄弟など患者と姻戚もしくは血縁関係にある人々，あるいは，情緒的，機能的，経済的に支援し合い患者が家族であると認識している人々
[*2] すべての治療が無効である，あるいは，患者の希望と全身状態から考えて，予測される生命予後までに有効で，かつ，合併症の危険性と侵襲を許容できる治療手段がないと考えられる場合をいう

2) 鎮静の展開

プロフィール

Aさん．70歳代，男性．妻と2人暮らし．

5年前に肺がんと診断され，手術療法，化学療法，放射線療法を施行した．緩和ケア外来を受診したときのAさんは，在宅酸素を利用して身の回りのことは自分でできていた．食事は嚥下障害のため経口摂取できず，胃瘻から経管栄養を注入していた．そして，「なるべく在宅で過ごし，状態が悪くなった場合に入院をさせてほしい．痛みが出た場合にはそれを和らげてほしい」と希望された．

Aさんは初診外来から約4カ月間は在宅療養し，呼吸困難が増悪したため，往診医からの連絡で夜間に緊急入院となった．このときすでに，酸素16l/分使用し，在宅でモルヒネの筋注とハイスコ®の舌下，ステロイドの注入で対応をしていた．入院時の呼吸数40回/分，酸素15l，SpO_2 90％前後，会話がやっとできる状態で表情はやや苦痛様であった．姿勢は起座位で，尿器での排尿や自己喀痰時に呼吸困難が増強した．多発肺転移病変に肺炎を合併した重度の呼吸不全と診断され，医師から家族に予後が日単位であるとの説明がされた．そして看護師からは，看取りの準備や付き添いについて話した．

Aさんの呼吸困難感は数日間は軽減していたが，肺雑・湿性咳嗽の悪化，痰の喀出が困難となるにつれて呼吸困難感は悪化していくばかりであった．SpO_2 60〜80％前後でモルヒネのレスキューの回数も多くなり，ベースアップをしていったが改善せず，入院から4日目に，本人と家族へ鎮静の提案を行った．

この時点で行っていた治療は，酸素15l，モルヒネ70mg，ステロイド16mg，臭酸化スコポラミン40mg，抗生剤，気管支拡張剤，維持輸液500mlを使用していた．また，看護ケアとして，口腔ケア，ネブライザーの実施，吸引，清潔ケア，排泄ケア，褥瘡の予防，そばにいること，家族ケアを継続して行っていた．

鎮静の提案から鎮静の実施 (表3)

■ 表3 鎮静の提案から実際まで

鎮静の提案

(1) 本人への鎮静説明と希望を確認する

現状の説明，今後予測されること，鎮静の説明

①「入院時から呼吸困難が続いており，モルヒネなどの薬剤を使用していますが対応できなくなることが予測されます．苦痛を和らげるために十分に手を尽くしていますが，意識を保った方法ですっきり症状をとることは難しいように感じています．苦しさをさらに和らげるためには，少しうとうとして過ごす方法もあります」

②「うとうとして苦しさが和らぐようにすると，苦しさはあまり感じませんが，ご家族とお話をすることは難しくなると思います」

《Aさんの反応》
「苦しいのだけはとってほしい．このまま眠ってしまってもかまわない．家族と話し合い，もう遺影も決めている」

つづく

(2) 家族への鎮静の説明と希望を確認する 鎮静の目的，与える影響，会わせたい家族の確認，鎮静後の治療やケア	① 「呼吸困難に対し，モルヒネ，ステロイド，気管支拡張剤，抗生剤などを投与し苦痛の緩和に努めていますが，十分に緩和できていない状態にあります．苦痛を和らげるために十分に手を尽くしていますが，意識を保った方法ですっきり症状をとることは難しいように感じています．苦しさをさらに和らげるためには，少しうとうとして過ごす方法もあります」 ② 「苦しさを和らげることが目的ですが，Aさんのからだはとても不安定になっているので，お薬を使って楽になったあと，お話ができるようになることは難しくなる可能性があります．また，状態の変化が急激であるためうとうとしたままで息をひきとられることになるかもしれません．もしものときにそなえて，お伝えしておいた方がよい方や，そばにいてもらった方がよい方はいらっしゃいますか」 ③ 「お薬で眠る状態になったからといって看護師や医師が診察にこなくなるということではありません．今までどおり，患者さんがなるべく快適に過ごせるように，お口やからだをきれいにしたり，部屋の環境を整えたりいたします」 **《Aさんの家族の反応》** 「痰がからんで自分で出せないことが今までもつらいことであった．本人が寝ていた方が楽なら寝かせてあげたい．本人もそのように望んでいる．会わせたい人にも会わせた」

チームカンファレンス

(1)「持続的に深い鎮静を行う要件」に沿って討議 A 医療者の意図 ・治療可能な要因について検討する B 患者かつ家族の意思 ・患者と家族の気持ちを確認する ・患者・家族の気がかりへの配慮 C 相応性 ・全身状態・生命予後を評価する D 安全性 ・鎮静方法を選択する	参加者：医師・看護師の計8名が参加． 時間：提案のあった日の夕方に30分間実施． 記録：チームで話し合い，合意に至った内容を「持続的に深い鎮静を行う要件」に沿って記述． → 痰の量が多く，1時間ごとに吸引を行っている．吸引後は一時的に咽頭喘鳴が落ちつくが，すぐに出現する．日勤だけでレスキューを7回使用しているが，本人から「苦しい」との訴えが続いている．最大限の治療は行っている． → 患者は要望している．家族も全員面談に出席しており，家族内でも一致して要望するとの言葉が聞かれている． → 鎮静を受ける前に行いたいことの確認はできている．面会者や葬儀の準備などをされている． → 苦痛は治療抵抗性であり，患者の生命予後は日単位（1週間以内）と推定される． → 持続的鎮静．ミダゾラム30mg（日）0.25m*l*/H持続皮下注射で開始する．

鎮静開始

(1) 患者の状態を観察する	血圧，脈拍，呼吸の状態，意識レベルなど
(2) 使用する薬剤を準備する 薬剤名，投与量，投与方法，Dr.callなどの指示を確認する	① ミダゾラム50mgの原液を0.25m*l*/Hで持続皮下注射あるいは持続静脈注射で開始する． ② 導入時には，0.25m*l*の早送りを実施する． ③ 覚醒時には，0.25m*l*の早送りを実施する． ④ それでも覚醒するあるいは早送りが続くようであればDr.callを行う．

つづく

	（3）鎮静を開始することを本人や家族に説明をする	① 鎮静の開始前に時間的な余裕があれば，面会したい方と会ってもらう．また，鎮静開始時に一緒にいたい，あるいはいた方がよいと思われる方は同席してもらえるように配慮する． ② 医師から十分な説明があり，患者や家族が同意していれば開始時に必ずしも医師が同席している必要はない．しかし，導入がうまくいかない場合もあるため，医師とは連絡をとれるようにしておいた方がよい．

鎮静開始後の評価

	（1）患者の状態を継続して観察する ＜評価項目＞ ・血圧，脈拍，呼吸の状態 ・苦痛の程度（苦痛の言語的訴え，表情，体動を基に評価） ・意識水準（日常的な看護ケアの範囲内での言語的刺激に対する反応，身体的刺激に対する反応を基に評価．意識水準の評価のために痛覚刺激を加える必要はない） ・鎮静による有害事象（せん妄，呼吸数，呼吸パターンの急激な変化など，舌根の沈下，誤嚥，循環抑制について評価）	① 導入から20分後，40分後，60分後に患者の状態を評価する． ② 目標とする鎮静が達成されていない状態では20分間に1回以上評価を継続する． ③ 目標とする鎮静が達成されている状態では各勤務（1日3回程度）で観察を継続する．
	（2）鎮静以外の苦痛緩和の手段について検討し続け，家族への説明や要望の確認を行う	① 鎮静開始後もカンファレンスなどで，鎮静の継続やケア内容，家族の反応などについて情報を共有し，評価していくことが必要である． ② このことは，患者のケアにかかわっているすべての医療スタッフの精神的負担の軽減にもつながる．
	（3）苦痛が緩和され，かつ，意識の低下，有害事象が最も少なくなるように投与量を漸増，漸減する	① 鎮静の水準に合わせて早送りを繰り返し，同時にベースアップを行っていく．
	鎮静中の看護	① 鎮静開始前と同じように，誠実に患者の尊厳に配慮して声掛けや環境整備などのケアを行う． ② ケアに関しては，患者・家族の意思，および，苦痛緩和を優先したケアを継続する．
	鎮静中の家族ケア	① 家族の心配や不安を傾聴し，悲嘆や身体的・精神的負担に対する支援を行う． ・「すやすやと休まれているようです．付き添われていて，何かご心配なことやこうしてあげられたらと思われていることはありますか」など，家族の反応をみたり，希望を確認する．

つづく

↓

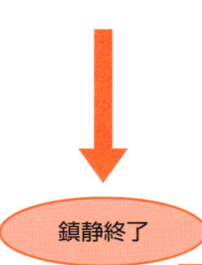

鎮静終了

② 家族が患者のためにできることを共に考える．
・そばにいる，声をかける，手足にやさしく触れる，好きだった音楽を流すなど．
③ 経過に従って必要とされる情報を十分に提供する．
・患者の状態，苦痛の程度，予測される変化など．

鎮静の評価を行う

・デスカンファレンスなどで鎮静の効果や妥当性についてチームで振り返る．

【鎮静の効果の指標】
身体的苦痛の緩和，精神的穏やかさ，人生の意味や価値を感じられること，家族との関係を強めること，死に対する心がまえができること，心残りがないことなど

鎮静効果の指標

① A さんの呼吸困難が緩和され穏やかな死を迎えることができる．
② 残された日々を A さんの家族が患者といることができ，少しでも後悔がないように心穏やかに過ごすことができる．

成果・変化

A さんは，ミダゾラム 50mg（10ml）の原液を 0.25ml/H の持続皮下注射で開始した．鎮静開始時には，0.25ml を早送りをして導入を行った．そばについて観察していたが 20 分後，苦痛表情は消え，呼吸 20 回／分，血圧の低下なく意識レベル JCS30 * であったため，ミダゾラムを 0.25ml/H をそのままで様子をみた．40 分後，60 分後も変化がなかったため，そのままの量でよいと判断し継続していった．その間，鎮静前と同じ看護ケアと治療を継続した．家族は付き添いを希望し，看護師は日々の状態を説明したり，患者の思い出話を行いながら，家族ケアを行った．

＊ JCS（Japan Coma Scale. 3-3-9 度方式）とは，覚醒，刺激に対する反応様式，意識内容の 3 点から意識障害を把握し，客観的，数量的に分類する方法．JCS30 は，痛み刺激を加えつつ呼びかけを繰り返すと，かろうじて開眼する反応をいう[4]．

鎮静を開始してから，2 日後に死亡退院となった．看取り時には，家族から A さんに「お父さんがんばったね．楽になってよかったね．お父さんが選んだ写真を飾るからね」と声をかけていた．医療者へは「お父さんが望んでいたことなので後悔はありません」と涙を流しながら話した．

① A さんは鎮静によって呼吸困難が緩和され穏やかな死を迎えることができた．
② 鎮静後も残された日々を家族が付き添うことによって A さんと一緒にいることができ，鎮静によって呼吸困難が緩和されたことで穏やかに過ごすことができ，後悔の言葉が聞かれなかった．

おわりに

　本症例は，緩和ケア病棟での鎮静の実際を述べた．緩和ケア病棟では鎮静カンファレンスは倫理面からもチームのあり方としても当然のことと考えて行っているが，一般病院で鎮静をする場合は，鎮静カンファレンスの開催さえもできなかったり，カンファレンスが開催されても，医師と看護師の意見に相違があったりして，チームとして合意に至るプロセスを踏むのも難しく，これでいいのかと悩みながら実施しているのが現状ではないかと思われる．そのため，今回の鎮静プロセスは，鎮静ガイドライン[1]にのっとって何を押さえておかなければならないかの詳細を記載したので，ぜひ根拠をもって一般病棟でも実現していただきたいと考えている．鎮静は特に看護師が倫理的なジレンマをもつ機会であるため，これまで体験した鎮静の症例を振り返る機会をもち，次につなげていただけることを願っている．

（小笠原利枝）

■ 文献

1) 厚生労働省厚生科学研究「がん医療における緩和医療及び精神腫瘍学のあり方と普及に関する研究」班 苦痛緩和のための鎮静に関するガイドライン作成委員会：苦痛緩和のための鎮静に関するガイドライン．日本緩和医療学会，2005．
2) 井村千鶴：鎮静（セデーション）Q84　鎮静について患者・家族にどう説明すればいいのでしょうか．一般病棟でできる緩和ケア Q&A，堀　夏樹 編，pp182-183，総合医学社，2005．
3) 森田達也：鎮静（セデーション）Q85　鎮静に使われる薬剤の使い方を教えてください．一般病棟でできる緩和ケア Q&A，堀　夏樹 編，pp184-185，総合医学社，2005．
4) 看護学大辞典．第5版，メヂカルフレンド社，2002．

各論 6. 看取りのケア

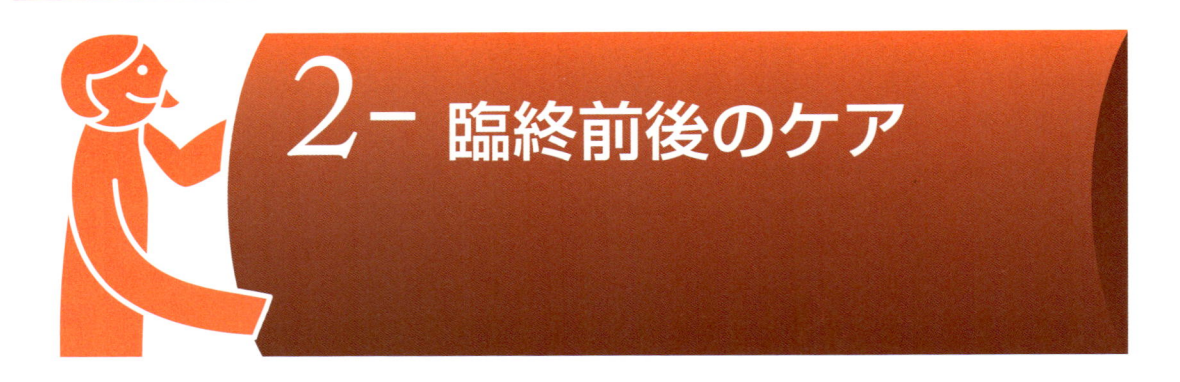

2 — 臨終前後のケア

はじめに

　がん患者の死の迎え方は，療養期間の長さや死に至るまでの経過により一様ではない．多くの終末期がん患者の家族は，患者のどんな小さな変化にも一喜一憂している．そして，患者が安らかであることをいつも望んでおり，家族にとっても「患者の最期の場面」は一生心に残る出来事となる．したがって，看取りのケアを提供する看護師は，① 最期まで患者がその人らしく過ごせるよう，② 家族が最期まで看取ることができるように援助する重要な役割を担っている．さらに，このようなケアを提供することは，家族の「グリーフケア」にもつながる．

　本項では，一般病院におけるがん患者の看取りのなかでも，「臨終前後の看取りのケア」に焦点をあてて説明する．

1) 臨終前のケア

　患者の死が迫った臨終前は，家族も緊張しており病室内では緊迫した時間が流れている．看護師は，こまめに訪室して家族の緊張を和らげながら患者を尊重したケアを提供する．また，訪室した短い時間のなかで，丁寧に患者・家族とかかわることが大切である．時には，家族へどうかかわったらよいか戸惑うので，表1に言葉かけの例を示したので参考にしていただきたい．

(1) 家族が看取りをどのように受け止めているか理解して援助する

　患者の看取りが近づいたら，早期の段階で患者・家族の病状の受け止めを把握する．看取りの経験の有無やその状況によっては，受け止め方に大きく影響を及ぼす．患者・家族の看取りの経験なども確認し，認識にずれが生じている場合は必要な情報提供を行う．患者への情報提供に関しては，どのように伝えるのかについて，家族と患者の意思を尊重した十分な話し合いがなされる必要がある．

■ 表1　家族への言葉かけの例

臨終前	「返答がないこともありますが，ご家族のお声は患者様には聞こえていらっしゃると思います．どうぞいつもどおりにお声をかけてください」 「○○さんは，いつもご家族に感謝されていました」 　など患者の家族への思いを伝える
死亡宣告時	「少し席を外させていただきますので，どうぞ皆さんでお過ごしください．その後に，おからだを綺麗にさせていただきます」
死後ケア後	「安らかなお顔をされていますね」 「患者様もご家族も，本当によく頑張られましたね」 「多くのことを教えていただき，ありがとうございました」 「○○さんにはこちらがいつも励ましていただきました」 「○○さんの担当をさせていただいて，本当にありがとうございました」 　など感謝の意を伝える

(2) 患者をどのように看取りたいか理解して援助する

　家族の付き添いなどでどのように過ごしたいかを患者もしくは家族と相談しておく．家庭の事情や個々の死生観から死亡後の連絡を希望する家族もいる．「最期は付き添わなければならない」など医療者の価値観の押し付けで家族が負担に思わないような配慮が必要である．

(3) 家族とともに看取りの過程をたどる

　看取りの経験のない家族は，「患者がたどる死の過程」の予測ができずに不安を抱く．また，呼吸の変化や喘鳴など状態の変化を目の当たりにしたときは，「苦しそう」と心配になる．そこで，家族の受け止めをみながら「状態の変化」について説明し，家族が患者の死を受け止める心の準備を促す援助が重要である．

● 家族が患者に寄り添えるように支援する

　患者の死が迫っている場合は，患者は点滴や酸素など様々な管につながれている場合が多く，家族は患者に近づけず，何もできないと無力感を感じていることが多い．その際には，看護師が家族の意向を確認しながら家族と一緒に口腔ケア，手浴，足浴やマッサージなどのケアを患者に行うことで，家族にも「患者の役に立てた」と実感をしてもらうことができる．

　不必要なベッド柵を外すなどして患者と家族の距離を縮めたり，家族が患者に寄り添ってスキンシップを図れるように配慮することが必要である．また，最期まで患者の耳は聞こえていることを伝え，患者の好きだった音楽をかけたり，思い出話をしたり，家族の思いを語りかけてもらうことは，家族の緊張をほぐし，家族の心を癒す「グリーフケア」にもつながる．

2）死亡宣告時のケア

（1）宣告に立ち会うべき家族や友人がそろっているかを確認する

● 家族の受け止めや環境が整ったことを確認してから死亡宣告を行う

　死亡宣告時は，「死に目に会えた，会えなかった」など家族の今後の思いに大きく影響する場合がある．患者の状態に合わせ，異変時は早期に家族に知らせることが必要である．また，急な変化であり，宣告に立ち会えない家族がいた場合には，その後に「ご家族のお気持ちは，患者様には十分に伝わっています」などの声かけなど，宣告時の立ち会いにとらわれない言葉かけも必要である．

　医師が呼吸停止・心停止・瞳孔散大ならびに対光反射の消失という死の三兆候をもって死亡確認とする．以前は死亡宣告時，病室に心電図モニターを運び込んだが，モニターの動きや数字に気をとられ，患者自身をみなくなってしまうこともあるため，現在は病室には運び込まないようにしている．

（2）患者との惜別の時間を確保する

　死亡宣告がされたら，すばやく酸素マスク，心電図モニターなどを除去して外観を整える．その後，一礼して退室し，家族だけの時間をもってもらう．

3）臨終後のケア

（1）家族とともに患者の闘病生活をねぎらい，患者への畏敬の気持ちを表す

　家族の了解がとれたら，死後ケアを行う．患者の習俗，儀礼を確認し，死に装束などはできるだけ患者・家族の希望に沿うようにする．死後ケアの考え方や方法については，その土地独自の慣習などもあるため方法については基準化されておらず，議論の必要とするところであるが，小林らの「エンゼルメイク」[1]も踏まえた手順を示す（表2）．

　ケアに入る際，家族に参加されるかどうか確認をする．実際に「退院の支度を一緒にされませんか？」「お化粧などご相談させていただけますか？」など声をかけると，ケアができることを知って喜ぶ家族もいる．しかし，体の変化などを目のあたりにし家族が苦痛を感じることもあるため，無理強いはしない．

　患者に対しては「○○さん，おからだを綺麗にさせていただきますね」など生前と同じような態度や声かけをしながらケアをすることが大切である．患者の生前のことを話題にすることで，「家族のグリーフケア」につながったり「医療者自身の癒し」になったりする．

■ 表2　死後ケアの手順

1. 管類を取り除く

(1) 身体に挿入されている管類を外し，必要時，医師が縫合する．
(2) 胃管などが挿入されている場合は，必ず吸引し，内容物を体内から除去した後で抜去する．
(3) ペースメーカーや埋め込み式静脈ポートなどからだに埋め込まれている管類は，現在では除去の必要がない場合が多いが，家族の希望や火葬場によっては除去の必要がある．家族とよく相談し，除去しない場合は，葬儀担当者に管類が入っていることを伝える．
(4) 腹水が多量に貯留している場合は，生前の姿に少しでも近づくように腹水穿刺を施行する．

2. 身体を清潔にする

終末期の患者は状態により十分な清潔ケアを受けられない場合が多い．そのため，身体を清潔にすることは，家族だけでなく医療者にとっても癒しにつながる．
(1) 全身清拭（シャワー浴をする病院もある）
　① 長期間入浴できなかった患者は，鼻・耳や耳裏の汚れが目立つ．蒸しタオルや綿棒を用いて清拭する．
　② 口腔内の汚れや出血が少しでも残っていると遺体からの異臭が強く，そのうえに詰め綿をした場合はさらに異臭を放つ．そのため，歯ブラシと洗浄水，吸引を用い，口腔内を十分に，また優しく洗い流す．
　③ 眼の汚れが残っていると異臭を放つ．眼脂は除去し，綿棒などで眼球表面・眼瞼の裏側の粘膜を傷つけないように優しく清拭する
　④ 陰部はお湯・石鹸で洗浄し，できるだけ清潔に保つ．
(2) 洗　髪
　髪は容貌の印象を大きく左右する．簡易洗髪は良い香りもし，予想以上のすっきり感とふわりとした質感が得られる．

3. 体液や排泄物の流出を防ぐ

小林は，死後は便を排出する反射・蠕動運動がないため，内容物は流出しない．異臭は体内での腐敗が原因であり，また詰め綿をしても，体内での腐敗が進み，内圧の上昇があると，詰め綿も押し出されてしまい，栓にはならないため，外傷や出血など特別な場合を除いて，詰め綿は必要ない．また，従来の腹部を圧迫し，便を押し出そうとする行為は，内臓を傷つけ結果的に腐敗を早める，といっている．
詰め綿の是非に関しては，慣習などもあるため，各病院で議論をし方法を考えていく必要がある．

4. 外観を整える

その人らしさを大切にするには，周囲の人の記憶に残る生前の容姿に近づけることが必要である．しかし，るいそう，黄疸，テープ跡，義歯が入らないなどのトラブルにより生前とイメージが異なることが多い．家族の意向を確認しながらのケアが必要である．
(1) 顎が落ちていて口が閉じない場合
　死亡確認後，なるべく早い時期に枕を入れて頭部を高くし，ロール上に丸めたタオルを顎の下に入れたり，チンカラー（図）を使用する方法がある．

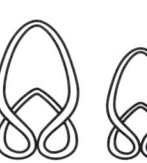

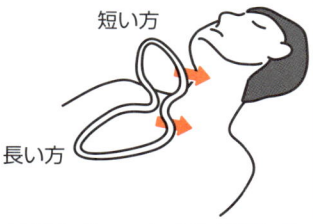

(2) 髭剃り
　1枚刃の剃刀（かみそり）を使用した場合，表皮を削ってしまうことになり，時間をおいてから傷が現れる（革皮様化現象）．傷をつけないようにシェービングクリームを十分使用し，電気剃刀や2枚や3枚刃の剃刀で優しく髭をそる．

つづく

(3) 化　粧
化粧前には十分に汚れを落とし，保湿しておく．クレンジングマッサージをしたあと，蒸しタオルでパックし，たっぷり乳液を付けると，患者の表情も穏やかになり，想像以上の効果が期待できる．化粧は，ナチュラルを基本とする．その後の皮膚の乾燥を考え，保湿力・油分の多いものがよい．化粧の際も家族に印象や希望を聞きながら施行するとよい．家族に顔色は死後時間が経過すると変化すること，必要時家族に化粧を足してもらうことを伝えておく．

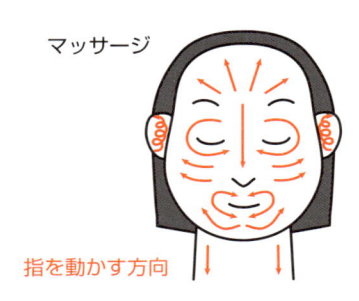

マッサージ

指を動かす方向

(4) 身支度
① 身に着ける衣類は患者のお気に入りのものや思い出の品を家族に準備してもらう．声をかけるタイミングは，家族の受容の状況によって異なるが，医師から「あと数日」と告げられたときに知らせると，比較的受け入れやすい．
② 手を結ぶこと：合掌させた手が離れないように紐などで結ぶ行為は，皮膚を傷つけ，浮腫の原因にもなる．また一度できた跡は消えないため，不自然な跡が残ってしまう．手は軽く組ませ胸の上に置く程度でよい．

(2) 遺族ケア

❶ 闘病経過を説明する

死亡宣告が終了したら，必要時には医師から今までの経過，死因などの説明がされる．また，病院によっては病理解剖を希望するかの有無も確認される．

❷ 死後のケアが終わったら，家族全員を病室に案内する

家族によっては，自分がどうしてよいか戸惑う人もいる．その際は，今まで同様に患者に声をかけ，一緒にタッチングをしたりして患者のそばまで誘導する必要もある．

❸ 霊安室へ移送する

葬儀社の介入の仕方は病院によって違うが，基本的には病室に葬儀社がお迎えにくる．

葬儀社のお迎えがきたら，家族には退室してもらい，搬送用のストレッチャーに患者を移動する．その後，患者とともに家族を霊安室まで案内する．

おわりに

患者の死の迎え方は一様ではなく，患者の人生や家族とのあり方が現れる場面でもあるといえる．患者と家族を1つの単位ととらえ，家族も看護を受ける対象であることを十分認識し，細やかなケアを提供する必要がある．また家族にとって，「患者を大切にしてもらえた」と思えることは，最大のグリーフケアにもなる．そのことを再認識し，丁寧なケアを提供していきたい．

(樋口さくら)

■ 文献
1) 小林光恵・エンゼルメイク研究会 編：改定版 ケアとしての死化粧 エンゼルメイクから見えてくる最期のケア．日本看護協会出版会，2007．
2) 藤原和子：これでわかった看取りのケアQ＆A．月刊ナーシング，27(3)：5-13，2007．

各論 6. 看取りのケア

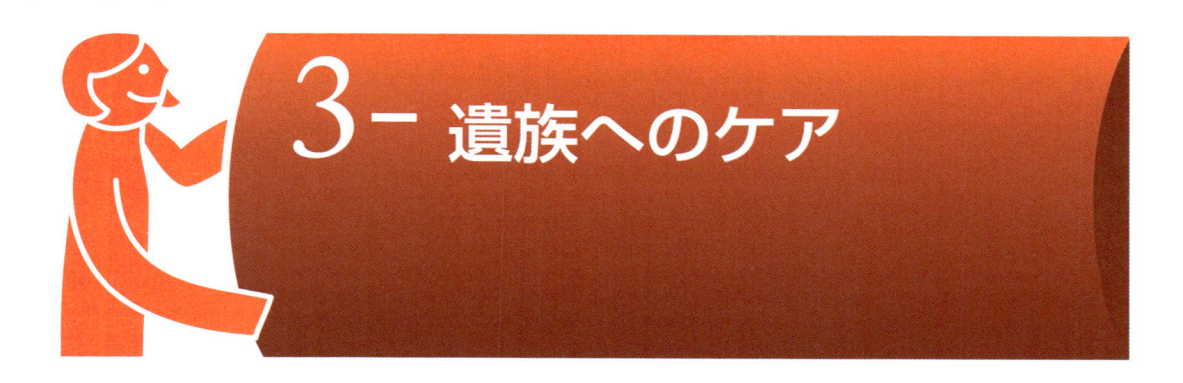

3 — 遺族へのケア

はじめに

　親が亡くなるときには過去を，配偶者が亡くなるときには現在を，子どもが亡くなるときには未来を失う，といわれるように，大切な人や愛する家族を失うということはつらく悲しいことである．長年寄り添った人がいない生活に順応することや日常の生活に戻ることは，時間のかかる大きな作業となる．この作業が順調に進まないと，病的悲嘆を引き起こす可能性がある．したがって，新しい生活に適応できるように，遺族へ援助することは重要なケアとなる．

　このようなケアは，看取りの前からも始められるものであり，患者の死に向けた準備を行っていく場合もある．また，患者の看取りを終えてからの「焼香，出棺などの一連の儀式」は，遺族の苦しみ，悲しみを知り，和らげることにもつながる．

　ここでは遺族への悲嘆のケアを中心に，焼香の仕方，出棺時の対応，剖検時の対応，死亡診断書について述べる．

1) 悲嘆へのケア

(1) 正常な悲嘆の心理過程

　大切な人の死は人生における危機であり，危機の段階は，悲嘆のプロセス，死の受容のプロセスともいえる．段階理論として様々なモデルがあるが，ここでは，アルフォンス・デーケンのモデル（表1）を参考に「正常な悲嘆の心理過程」について簡単に述べる．

　例えば，急変で亡くなられた場合は，遺族の精神的ショックが大きく，表1の1〜3の反応があることが大半で，大声で泣き叫んだり，何度も名前を呼んだりする姿がみられる．その際は，そっと遺族だけの時間を設けたり，その後の死後処置の時間を配慮したり，または感情の表出を助け，悲しみの思いに共感することが必要となる．無理に死に直面させるのではなく，遺族自身がどうとらえているのかを汲み取ることが大切である．

■ 表1　アルフォンス・デーケン「正常な悲嘆の心理過程」

1. 精神的打撃と麻痺状態	大切な人の死という衝撃により，頭のなかが真っ白になる．一種の防衛機制と考えられる．あまりこの期間が長いと好ましくない．
2. 認識	現実の受容を否定．まだ死ぬはずがない，まだ生きている，考える，事実を認められない．
3. パニック	死に直面した恐怖から極度のパニックに陥る．悲嘆のプロセスの初期にみられる現象であるが，未然に防ぐことが望ましい．
4. 怒りと不当感	悲しみとともに「なぜ自分だけが」という不当な苦しみを負わされるという激しい怒りが存在している．
5. 敵意とルサンチマン（恨み）	周囲の人々や故人に対し，敵意という形でやり場のない感情をぶつける．特に最後まで故人の側にいた医療関係者などがその対象となりやすい．
6. 罪意識	悲嘆の行為を代表する反応．過去の行いを悔やみ自分を責める．情緒的な保障作用の一種と考える．
7. 空想形成，幻想	空想のなかで，故人がまだ生きているかのように思い込み，実生活でもそのように振る舞う．
8. 孤独感と抑うつ	葬儀など慌しさが一段落すると，孤独，寂しさが襲ってくる．健全な悲嘆プロセスの一部であるが，早く乗り越えようとする努力と周囲の援助が必要である．
9. 精神的混乱とアパシー（無関心）	日々の目標を見失った空虚さから関心，やる気を失う．これも正常な悲嘆のプロセスの一部だが，積極的な努力により克服できる．
10. あきらめ―受容	事実を真実として受け止めていこうとする．自己の状況を"あきらめ"として見つめ，つらい現実に勇気をもって直面しようとする真剣な努力が始まる．
11. 新しい希望―ユーモアと笑いの再発見	忘れていた笑いが戻る．健康的な生活に欠かせないユーモアと笑いは復活のプロセスとなる．
12. 立ち直りの段階―新しいアイデンティティの誕生	以前の自分に戻るのではなく，苦悩に満ちた悲嘆のプロセスを経て，新たなアイデンティティを獲得し，より成熟した人格者へと変わる

(文献2)を参考に作成)

　いつ最期を迎えてもよいと準備している場合では，悲しみの気持ちがあるなかでも，「この人と過ごせて本当に良かった」「亡くなったときはこの服を着せたかった．似合っているし，喜んでいるだろう」「連休中に亡くなるなんて，父は皆が仕事を休まないで済むように配慮したのだろう」などの表1の11～12の反応がみられることもある．そのときは思い出話に耳を傾けたり，故人との共通の話をしたりするのもよいだろう．遺族は故人との思い出を抱きつつ，明日へのステップとして歩み始めることだろう．

　しかし，すべてがこのようなプロセスで進むわけではなく，悲嘆のプロセスは，亡くなられた方との関係や遺族各々の対処行動や死生観，喪失体験の有無，知性や人間的成熟度のレベルなど，個人によって異なる．したがって，① 遺族にパターン化を押し付けたり望んだりすることは適切ではない，② 遺族各々が独自の方法で，悲しみという自分自身の感情を整理すること，が最も重要なことになる．

(2) 悲嘆のケアの実際

　入院中の経過を知り予期悲嘆を抱えている遺族と，臨終の際に駆けつけた遺族とでは，故人との間柄にもよるが，悲嘆感情は異なる．遺族間でも悲嘆の段階は異なり，看取りの前より予測できる状況であれば，家族のサポート状況を前もって把握し，介入していくことも適切である．そして臨終時，死後処置，焼香時などの遺族の反応をとらえていくことが必要である．病的悲嘆が予測される場合は，遺族支援のグループがあること，心療内科，宗教家，カウンセラーという存在があることなどを情報提供することも役立つかもしれない．つまり，悲嘆のケアとは，① 感情を表現する場をつくる，② 悲しみを共感，共有する，③ 防衛反応（否認・現実逃避）を表している場合は励まさずに見守る，ことである．

2）焼香の仕方

　焼香とは，お香で自分を清めて故人を供養する儀式である．線香と抹香の方法がある．

　前者は線香での焼香で，火をつけ，炎を手で消し，砂の上に立てる．後者は抹香での焼香で，細かくした香をつまみ，香炉にパラパラと落として焚くものである．

　焼香の回数や方法は宗派や考え方，地方によって異なる．自分の宗派を知り，その回数分だけ焼香すればよい．一番大切なことは，心をこめて焼香する，ということである．図1に焼香の実際を示すので参考にしていただきたい．

1. 遺族に軽く一礼をして霊前まで進み，祭壇に向かって合掌する．

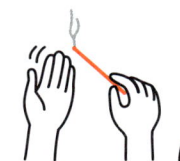

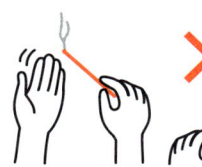

● 線香の場合

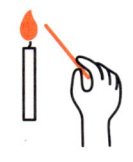

2. 右手で線香を取り，ろうそくに火をつける
3. 左手で仰いで消す．線香を香炉に立て，もう一度合掌してそのまま後ろに下がる
4. 息を吹きつけて消すことは好ましくない

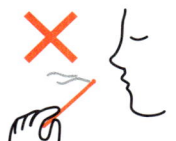

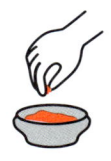

● 抹香の場合

2. 右手の親指と人差し指と中指の3本でひとつまみするのが一般的
3. そのまま目の高さにさげると同時に，軽く頭を下げ，目を閉じて追悼の気持ちを込める
4. できるだけ香炉に近づいて静かに落とす（宗派によりつまむだけで香炉に落とす場合もあるので，やり方としてはどちらでもかまわない）

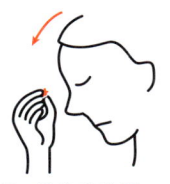

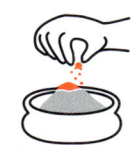

5. もう一度合掌してそのまま後ろに下がる．
6. 最後に遺族に一礼する．

図1　線香と抹香による焼香の実際

> **コラム**　天台宗や真言宗の場合，焼香は3回，線香は3本，日蓮宗の場合，焼香は1回，線香は1本，といわれているが，同じ宗派でも異なることもある．

3）出棺時の対応

　日本には古くから末期の水や北枕，左前合わせなどのしきたり，作法がある．日常と異なった方法を取り入れることで，不幸が重ならないようにという願いから，そういった慣習が生まれたともいわれている．それらは死者とのお別れの儀式であり，今では一般的な通過儀礼ともなっているようだが，葬儀，納骨，法事なども意味のあることであり，遺族がそういった儀式を通し，気持ちの整理をしていく大切なものであることを，私たちは認識することが必要である．

　死後の処置が済み，遺族はこれからどういう流れなのか，どう動けばよいのかわからないことが大半だろう．医師からの説明が終わり，死後解剖の有無にもよるが，遺体が霊安室へ行き，それから自宅に戻るのがよいのか，葬儀場へ運んでもらうのがよいのか，遺族の事情にもよるだろう．葬儀社の目途はあるか否かを確認し，必要時は情報提供し，このあとの大まかな流れを伝え，家族の都合を伺うことも必要である．また，お見送りする際の作法や遺族への言葉かけも看取りの大切な儀式・作業となる．人が亡くなる，ということにおいては，事務的な作業も同時に行うこととなり，慌しさもあるが，それらをスムーズに行うことも遺族を現実へ向ける支援へとつながると考える．

❶ 出棺時の実際

　故人の最後の見送りの場となる．棺が運ばれるとき，遺族の方がその後ろを歩んでいるとき，それまでの過程を思い描いたり，看護師自身も業務から一時離れ，霊柩車が発進する際に，心を込めて礼をし，見送ることとなる．遺族と話す機会があれば，あとに述べる遺族への声かけを参考に，お伝えするのもよい．

❷ 剖検時の出棺

　医学研究の見地から解剖を行うことがある．これは「病理解剖」あるいは「剖検」と呼ばれ，遺族の同意が必要となる．「どうしてこういう症状がでたのか」「どうして患者さんは亡くならねばならなかったのか」などの疑問に対し，病理形態学的解析により解答することである．医療の日進月歩においてもまだまだ解明されていない部分は多く，剖検により膨大な貴重なデータを引き出すことができる．遺族の方からみると，大切な家族が亡くなったというつらい現実のなかで，さらに遺体に傷をつける検査を行うわけである．

　臓器移植の同意を本人がしている場合には，できるだけ早く医師や申し込み先の大学病院などに連絡して打ち合わせを行う．献体の場合は，通常遺骨になってからの返還で，1～2年後に戻ってくる．通夜・葬儀を済ませてから献体先の大学病院・団体へ出棺する形をとるケースが多いようである．

　剖検は2時間前後（場合によっては数時間）ほどの時間を要す．遺族へは自宅への距離が近ければ，いったん自宅へ戻ってもらってもよいだろう．故人が亡くなり，心身ともに慌しかった場合もあり，休息を兼ねる意味やその後の葬儀についての準備の時間としてあてられる場合もあるかもしれない．遺族の表情や言葉を汲み取り，ねぎらいの声かけをすることが大切である．そのまま病院で待つ場合も同様に遺族の心情を配慮し，決して病院のペースで進めずに対応していくことが必要となる．

❸ 死亡診断書（死体検案書）（図2）

死亡診断書（死体検案書）は，①人間の死亡を医学的・法律的に証明する，②わが国の新統計作成の資料となる，という2つの大きな意義をもっている．医師が速やかに記入し，誤字脱字なく書類が作成できているかを確認していく．そして，行政手続きがスムーズに行えるように，それをどこで受け取ることができるのか，書類費用を含め，遺族へ伝えなくてはならない．また，入院費の精算方法についても伝える必要がある．

> **コラム** ① 旧字を用いた氏名の場合は，死亡診断書も旧字でなければいけない．行政に提出する書類なので，注意が必要．
> ② 死亡診断書の提出部数は地域により，2部または3部となる．
> ③ 病院から遺体を搬送する場合，法律上，死亡診断書の保持が必須である．

4）遺族への言葉かけ

遺族に対しては，何らかのお悔やみの言葉をいわなければいけない，と思いがちである．またどのような言葉を投げかけたらよいかわからない場合も多いだろう．言葉がなくとも，態度で弔意を表すことでもかまわない．挨拶は短めに心がけることも大切である．気持ちを込めることにより，遺族に伝わることだろう．

> **コラム** 会話例
> 「この度はご愁傷様です．心からお悔やみ申し上げます」
> 「お顔を拝見させてください」「安らかなお顔ですね」
> 「穏やかさがお顔に表れていますね」

何かいわなければ，しなければ，という気負いなく，人生の先輩に対し，いろいろ教わったことも振り返り，感謝の気持ちを伝えてもよいだろう．

> **コラム** 会話例
> 「看護（お世話）させていただき，ありがとうございました」
> 「多くのことを学ばせていただき，ありがとうございました」
> 「○○さんより，大切なことを教わりました」
> 「家族とはいいものだ，と感じました」

故人や遺族との関係もあるが，気持ちを込めて接することが大切である．

現在は少子高齢化，核家族化が進み，身近な人の死にかかわることが少なくなってきている．ゆえに，人が亡くなる，ということに違和感が生じ，うまく気持ちの整理ができないことも多いのだろうと考える．感情を素直に出すことができるように，また悲しみを共有できるように，

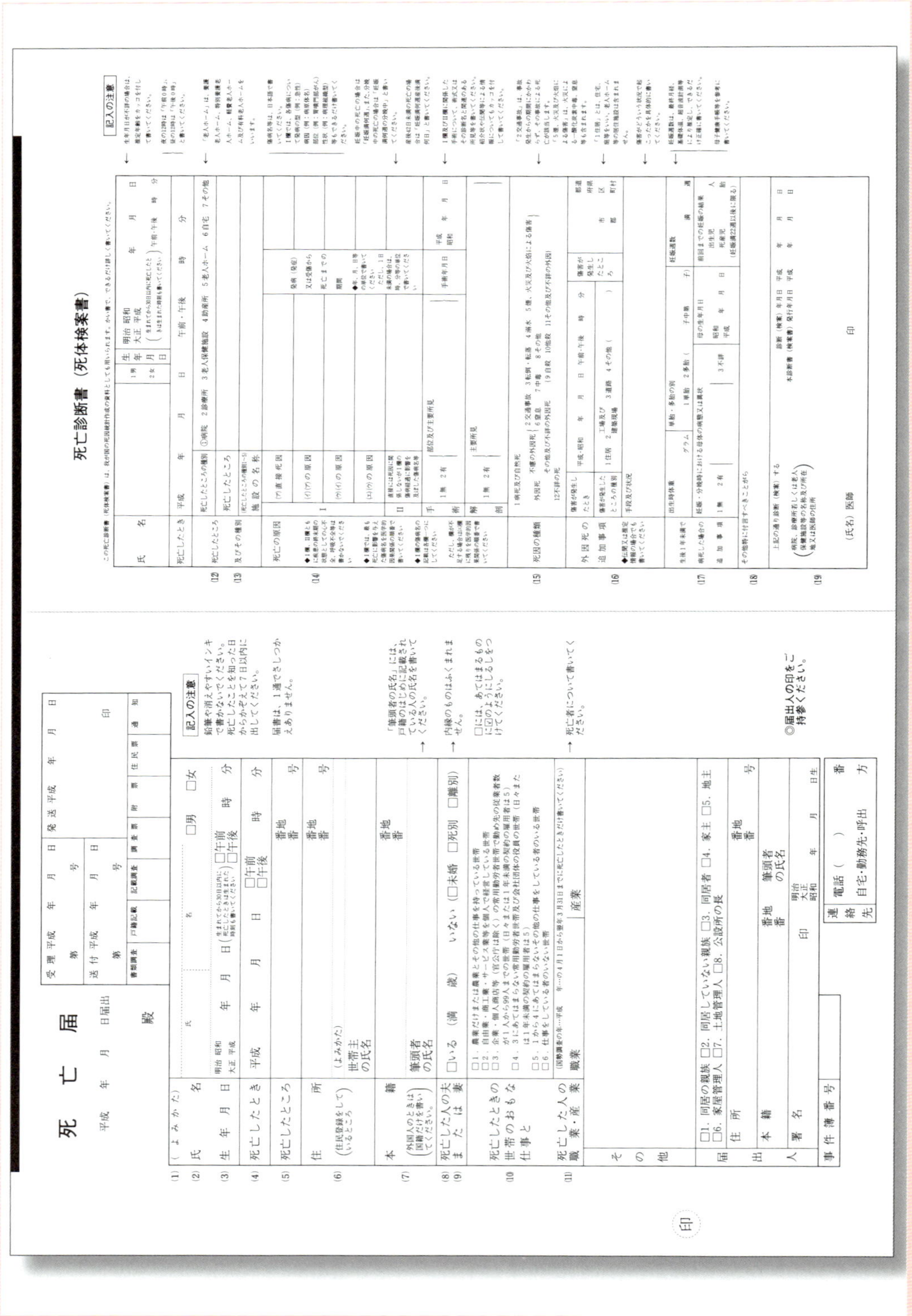

図2 死亡診断書と死亡届

遺族の気持ちに沿うことが大切である．

　看取りの過程では，心残りや悔いがあると悲嘆過程に影響するといわれている．私たち看護師は，病状が悪化してから寄り添うのではなく，出会ったときから寄り添う気持ちを大切にし，接していきたいものである．それが，真の患者・家族＝遺族へのケアになるのだと思う．

おわりに

　一般病棟では長期的な遺族ケアは難しいが，施設を去るまでの過程で少しでも心癒されるような介入が必要となる．回復までにかかる時間は人それぞれである．急がず，必ず気持ちの整理ができる日がくることを保障することも必要だろう．

　そして後日病院を訪れる遺族らと，以前の闘病生活を語ったりすること，遺族の休息や健康をうかがい知ることも大切なケアとなる．愛する家族が亡くなった場所に遺族が再度足を踏み入れることは，容易にできることではない．悲しみを思い出すこともあり，意を決して訪れていたり，長居はできない，という気持ちもあるかもしれない．訪れた遺族にはそのような配慮を行い，感謝の気持ちを伝えることも適切だろう．私たち看護師も，このようなかかわりをすることで，癒され，成長につながるのだろうと考える．

（玄海泰子）

■ 文献
1) ロバート・バックマン：死にゆく人と何を話すか．メヂカルフレンド社，1990．
2) 東　正明，近藤まゆみ：緩和ケア．pp172,173，医学書院，2004．
3) 藤原明子：看取りの心得と作法17か条．青海社，2004．
4) 特集/Q&Aがん看護専門看護師に聞く　一般病棟でのがん患者の看取り．ナーシング・トゥデイ，21(6)，2006．

各論 6. 看取りのケア

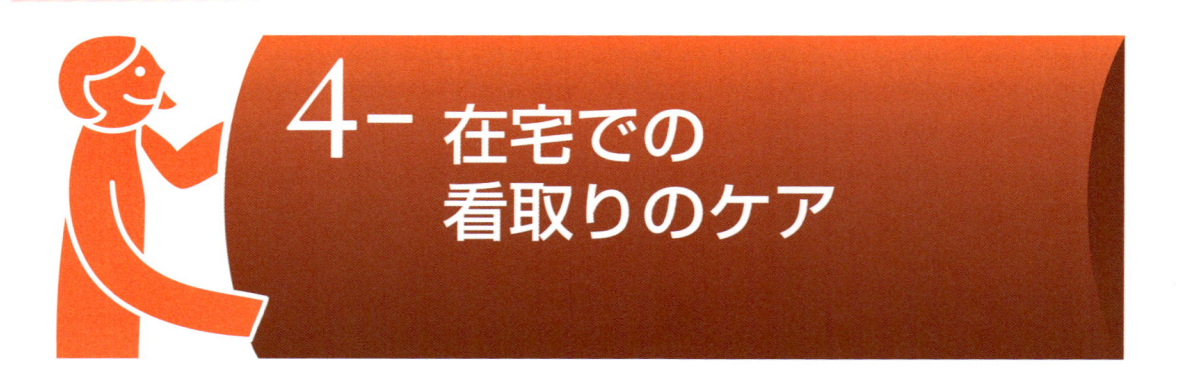

4 — 在宅での看取りのケア

はじめに

　自宅での死が大半であったわが国は，1977年を境に医療機関での死が急増して自宅で最期を迎える人は6%程度にすぎない（図1）．しかし，今日の国の政策や医療保険法の改正，国民の意識変革に伴い，自宅もしくは住み慣れた地域で最期を迎えるケースが増えていくことは間違いない．反面，核家族化や高齢者世帯・単独世帯の増加に伴う介護力の不足が考えられ，在宅療養者を地域がいかに支えていくかが今後の大きな課題である．

　在宅は，終末期がん患者（以下，利用者）が自分の価値観・人生観をもって今まで暮らしてきた場である．すなわち，"今を生きている意味"を模索しながら最期のその時までその人らしく積極的に生きることを支え，「患者・家族にとってできるかぎり良好なQOLを実現する」という緩和ケアの目標を達成するのに最適な場のひとつである．本項では，在宅での看取りのケアについて述べ，次に在宅における緩和ケア，在宅療養を維持していくための利用者とその家族への支援について述べる．

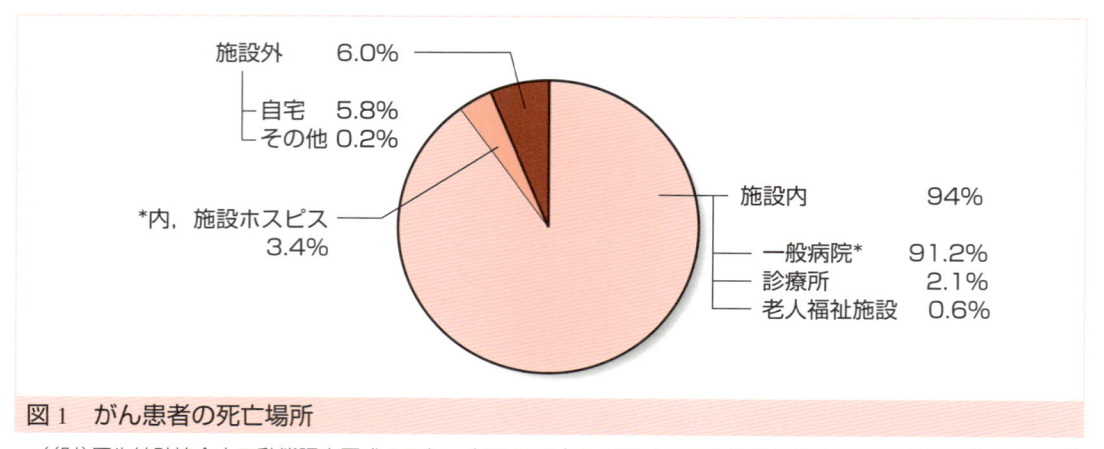

施設外　6.0%
　自宅　5.8%
　その他　0.2%
*内，施設ホスピス　3.4%

施設内　94%
　一般病院*　91.2%
　診療所　2.1%
　老人福祉施設　0.6%

図1　がん患者の死亡場所

（(財)厚生統計協会人口動態調査平成16年，全国ホスピス・緩和ケア病棟連絡協議会2005年度年次大会資料）

1) 在宅での看取りのケアの実際

（1）死の準備教育—臨死期に予測される主な変化を教える

死の準備教育は，在宅でのケアが始まったときから病状の変化をみながら，わかりやすく心を込めて誠意ある態度で行うことが必要である．つまり，一緒にケアを提供しながら，家族が利用者の「死にゆく過程」を自然に受け止められるようにかかわる．その過程と対応の方法を知っていれば，大事な人を看取るときでも慌てず冷静に対応ができる．そして，自分たちにできることは精一杯やったという，満足感や達成感を味わうことも可能になる．

❶ 傾眠傾向

臨死期に入ると，日中でもウトウトする時間が徐々に多くなっていく．声をかければ覚醒する場合もある．手を握ったり声をかけたり，あるいは静かに見守るのもいい．スキンシップをしながら傍に寄り添うことが大切である．聴覚は最後まで残ることを説明しておくと，大事なことを伝え切ったという満足感が家族に残る．

❷ バイタルサイン，特に呼吸の変化

徐々に血圧が低くなり，四肢冷感などが出てくる．それとともに尿量の減少がみられる．呼吸は努力様になり，リズムが不規則になってくる．無呼吸や死前喘鳴などがみられるが，これらは自然な経過で患者が苦痛を感じていないことも説明する．つまり，慌てた家族が救急車を呼んで，希望していた最期と違う形で看取ることがないように指導しておくことが重要である．

その他，終末期せん妄や意識障害なども，死にゆく過程での自然な経過であることを理解してもらう．

> **コラム　退院時の在宅調整で重要なこと—在宅ケアのキーパーソンの見極め**
> 患者が入院している間に，すべての家族が病院に訪れるわけではない．よく面会に来る家族だからといって日常生活などの指導をしても，実際にケアを提供する家族は別な人だということもある．したがって，入院中に在宅へ移行した場合，誰が中心になってケアを提供するのかを理解して指導することが重要である．そして，ケアの負担が1人に集中しないように，家族でケアの分担が可能なのか，どのような社会資源が活用できるのかを調整しておく必要がある．
> また，訪問看護師と事前に面談し，在宅での療養生活をイメージできるような調整も重要である．

> **コラム　死の準備教育**
> 「死」という言葉は医療者も避けがちであるが，「急変」などといった比喩的ないい方をすると家族はそれが「死」を意味しているとは思わず，死が直前に迫ってきていることを理解できない場合もある．必ずしも死という言葉を使う必要はないが，家族が今の状況を正しく把握できるような話し方を，心をこめて行う必要がある．また，死後のケアの際に着せる服や遺影などの具体的な準備をすることが家族の心の準備につながる場合もある．

（2）在宅での死亡確認

死亡確認をする医師がいない場合は検死扱いになるので，事前に主治医と協議して在宅での看

取り支援，死亡確認の可否，死亡時の連絡体制などを確認しておく．在宅での死亡確認は，24時間対応可能な場合と深夜の死亡時は翌朝になる場合もあるので不手際がないように調整しておく．

（3）死後のケア

　基本的には家族とともに行うので，家族それぞれの年齢や状況に合わせてケア内容を調整する．例えばカテーテル抜去や胃腸内容物の排出などに立ち会いたくない家族に配慮したり，幼児であるお孫さんには手を拭いてもらったりする．家庭にあるバスタオルとごみ袋でケリーパッドを作成（p.109参照）し，洗髪を行う場合もある．故人が希望されていた装束を着せ，愛用していた化粧品でメイクする．生前の面影を失わないように，口が閉じない場合は枕を高くしたり，眼が閉じない場合はガーゼやティッシュペーパーを水で湿らせて被せたりするとよい．ケア中は故人の思い出を語ったり，家族へねぎらいの言葉をかけながら行う．

（4）グリーフケア―悲嘆作業・喪の作業

　亡くなられたあとに手紙やカードを送ったり，お焼香に自宅を訪問したりして家族の心身の状況を確認する．家族の思いを傾聴しながら「できるかぎりのことはしてあげられた」と家族が自信をもち，これからの人生を生きていく力を得ていくプロセスを支援する．長期間に及ぶ悲嘆や抑うつなど病的な悲嘆が生じた場合は，カウンセリングや精神科などの受診が必要になるので状況に応じた適切なケアが受けられるように遺族に寄り添っていくことが大切である．

　また，看護師やヘルパーなどの専門職も時には傷つき，大きなストレスを感じていることもある．専門職自身もケアされるような職場環境や，デスカンファレンスなどを通して次のケアに向き合えるように癒されることも大切である．

2）在宅療養における緩和ケア

　終末期がん患者の在宅療養では，日常生活のケアとともに緩和ケアが重要になってくる．
　医療者が側にいない在宅では，起こりうる症状を予測して医療チーム間で方針を共有しておくことが最も重要である．症状コントロールの実際は他項（p.29）に委ね，ここでは在宅で主に使用される医療機器をいくつか紹介する．医療機器は医療保険の適用になるので，医事課とも連携して利用者の経済負担への配慮を行う．

（1）疼痛マネジメント

❶ 点滴による薬剤投与

　在宅用輸液ポンプは，生活の支障にならないように，また家族でも簡単に操作できるように工夫されている（図2～5）．また，ベストなどのオプションを利用して輸液をしながら社会復帰することも可能で，その人の生活の幅を広げるとともに自己実現を果たすこともできて生活の質を維持できる．

4- 在宅での看取りのケア 191

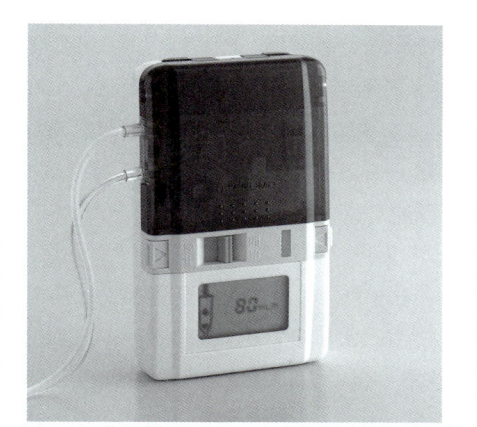

カセット式の専用輸液ルートを使用するなど工夫が施されている．閉塞や気泡混入，バッテリー交換などを音声で知らせてくれる機能も付いている．

図2 カフティーポンプ®（テルモ）

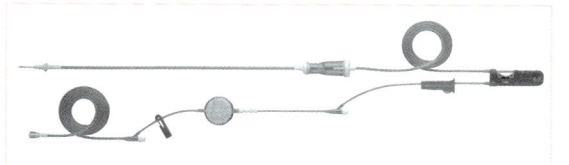

図3 カフティ用チューブセット（テルモ）

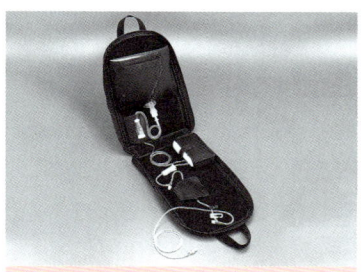

図4 キャリーパック（テルモ）

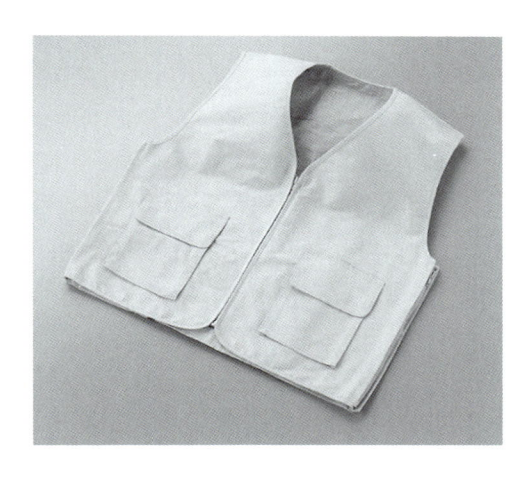

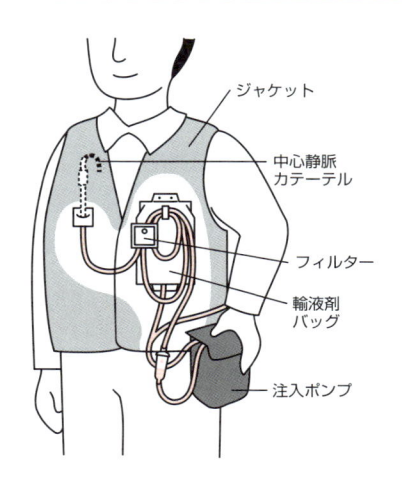

（イラスト／宮崎歌代子，鹿渡登史子編：在宅療養指導とナーシングケア 退院から在宅まで2 在宅中心静脈栄養法／在宅成分栄養経管栄養法．p21，医歯薬出版，2002より）

図5 ベスト（テルモ）

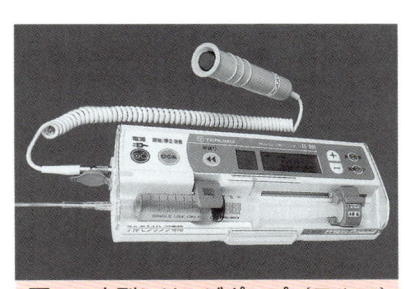

図6 小型シリンジポンプ（テルモ）

図7 セーフティロックセット（テルモ）

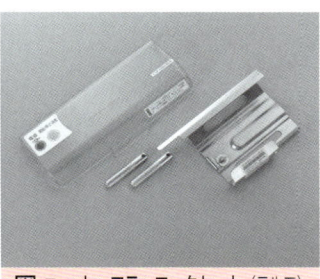

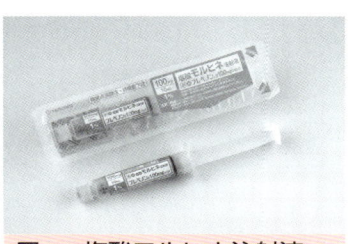

図8 塩酸モルヒネ注射液（プレフィルドシリンジ）（テルモ）

❷ **持続注入器を用いた薬剤投与**（図6〜8）

a. **携帯型シリンジポンプ**

　在宅でオピオイドを使用する場合，医療者以外の者がオピオイド製剤を取り出せないように管理した状況でないと使用できない．病棟で使用するシリンジポンプと同型であるが，これに鍵付きのオプション部品を取り付け使用する．鍵は薬剤師・看護師もしくは医師などが管理し，製剤の充填を行う．PCA（patient controlled analgesia）機能も付いている．

b. **バルーン型ディスポーザル注入器**

　本体内部のバルーン内に薬剤を充填し，バルーンの収縮する力によって薬剤が持続的に押し出され，注入される仕組み．メーカーによっては，バルーンではなくスプリングの圧力や真空により生じる圧力で薬剤を押し出すタイプなどがある．PCA機能が付いているものもある．

(2) 呼吸困難マネジメント

　呼吸困難に対しては，在宅酸素療法（home oxygen therapy；HOT）を導入する（図9）．呼吸困難感や痰の喀出困難などがあるときには，スクィージングの手技を指導する（図10）．

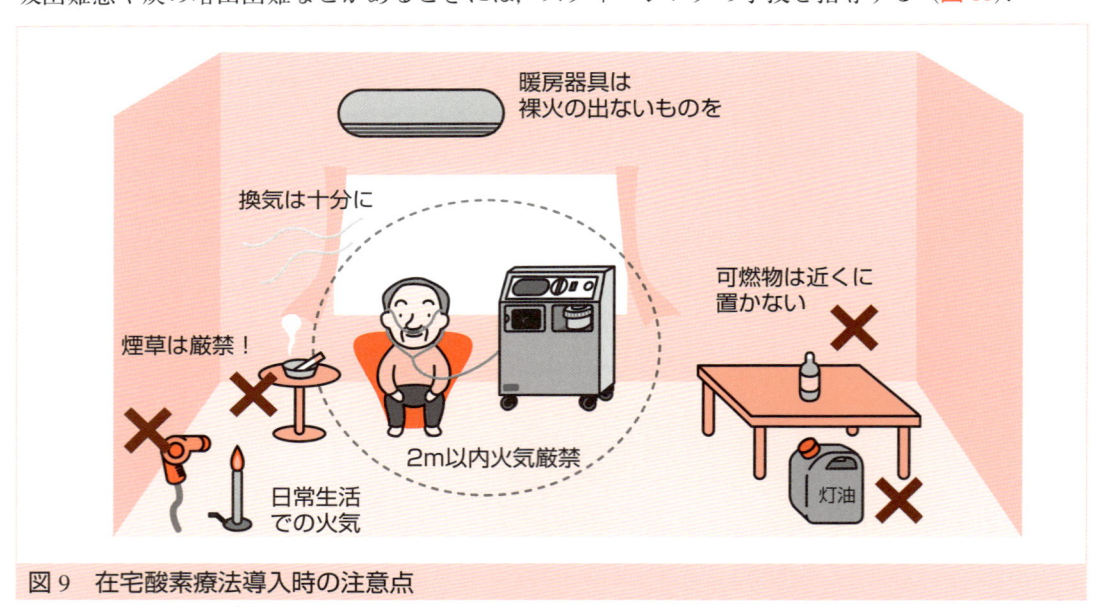

図9　在宅酸素療法導入時の注意点

（宮崎歌代子，鹿渡登史子編：在宅療養指導とナーシングケア 退院から在宅まで1 在宅中心静脈栄養法／在宅成分栄養経管栄養法．p22，医歯薬出版，2001より）

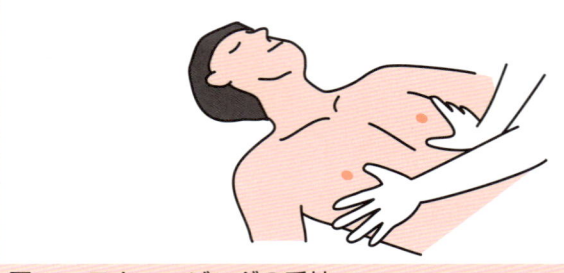

図10　スクィージングの手技

3）在宅療養の維持から看取りまでの支援

（1）社会資源を活用した在宅ケアマネジメント

　様々な社会資源を活用し，利用者の生活の質を維持して自己実現が図れるようマネジメントを行う．介護保険の利用者であれば介護支援専門員がいるが，そうでない場合は特に訪問看護師がリーダーシップを図ってマネジメントを行うことが必要である．各自治体が独自のサービスを実施している場合も少なくないので，地域の情報を得ておく．また，医療相談室や退院調整看護師などと連携しながら進めるのもよい．

> **コラム　在宅医療チーム**
>
> 　医師，看護師，薬剤師，栄養士，歯科医，歯科衛生士，理学療法士，作業療法士，介護支援専門員，ヘルパー，入浴サービス，福祉用具貸与業者，配食サービス，民生委員，ボランティア，近所の人，宗教家などで構成される．また，行政職員（介護福祉課や生活保護課など）や，ケースによっては地域の小中学校の教員などともチームを組む．
>
> 　在宅におけるチームの特色は，1人ひとりの利用者ごとに全く違う組織に所属する各職種で構成されることである．初めて会う人たちとチームを組むことが多く，そのなかで良好な関係を構築しながら協働していかなければならない．
>
> 　医療・保健・福祉をはじめ多職種で構成されるチーム内において，利用者の全体像（心身の状況や家族状況など）を把握しやすい看護師がリーダーシップを図り，多職種間の懸け橋的役割を果たし，利用者の生活全体を支えていくことが求められる．その際，擁護者（アドボケイト）として，利用者の人としての尊厳が守られているか，適切な医療が受けられているか，不利益が生じていないか……など倫理的感受性をもって，1つひとつのケースと向き合うことが大事である．尊厳や倫理原則に反しているようなことがあれば，チーム内のカンファレンスを通して多職種で検討していくことが必要である．

（2）在宅における介護支援

　清拭や入浴，更衣，排泄，食事などの生活を維持していくために，家族が介護できるように指導する．医療者ではない家族が終末期がん患者の介護をするということは，心身ともに大きな負担となることが少なくない．そこで，その家族の介護力，理解力，年齢などを考慮しながら，利用者を介護するにあたって必要度の高いものから指導していく．病院と同じやり方を一方的に指導するのではなく，生活の場であること，専門職ではない家族が行うこと，家族自身にも仕事や生活があることなどを配慮して指導を行う．骨転移など疼痛が強いときなどは看護師が中心になって行うこともある．またヘルパーなどの他職種に対して指導することもある．

　家族もケアの対象者であるという考え方は，緩和ケア・在宅ケアの基本的な考え方である．家族の心身の状況も観察しながら，疲労が強い時にはレスパイトケア*を提供することも大切である．様々な感情を素直に表現できるような信頼関係を築いておくと，グリーフケアへつなげることができる．

*レスパイトケア：在宅で幼児，障害者，高齢者などの養育や介護を行っている家族の休養のための支援．

(3) 自己実現への援助

利用者と家族が在宅療養に慣れて日常生活を維持できるようになったころに，利用者が希望している事柄に対して可能なかぎりそれが実現できるよう支援する．

筆者は，「最期に家族と旅行に行きたい」「思い出の地に外出したい」「やり残している仕事を整理したい」「母親としての役割を遂行するために子どもを連れて帰郷し，先祖のお墓参りや親戚回りをして"家族の連続性"を守りたい」などと希望される人々と出会った．また，「日常を穏やかに過ごせる」ことだけを切に願う人々もいらっしゃる．身体面・精神面・社会面など，様々な側面からアセスメントを行い，必要であれば社会資源を活用しながら利用者の希望の実現に向けてプランを立てていく．

(4) 意思決定への支援

病状の進行とともに，「自宅で療養をするのか」「積極的な治療を終了して緩和ケアを選択するのか」「最後まで自宅にいて家で看取るのか」などの治療方法や療養の場所などを意思決定する局面に遭遇する（表1）．また，「緩和ケア病棟への入院」を意思決定していても，入院のタイミングやオピオイドの導入など様々な場面で意思決定をしなくてはならない．その際，利用者と家族が意思決定できるように，看護師はあせらず寄り添っていくことが大切である．時には情報提供をしたり，利用者・家族はどうしたいと考えているのかを確認したり，共に考えたりする．利用者のなかには「自分たちの希望を言っていいのか？」と驚かれる場合もあるが，緩和ケア・在宅ケアの理念である"その人らしく生きる"ことを支えるためには，まずその人がどうしたいと考えているのかを知ることから始まる．

意思決定が困難な場合は，それまでのかかわりのなかで理解した利用者の価値観・人生観などを考慮しながら，家族と話し合いながら，そっと背中を押してあげることも必要である．

利用者・家族の療養生活は，毎日が迷いの連続である．看護師が「最期のその時まで寄り添い続けることを保証する」ことが，何よりも大切である．看護師という専門職の立場を見失うことなく共に考え，悩み，迷い，悲しみ，笑いながら一緒に考える姿勢が，利用者と家族の意思決定を支える大事なケアとなるのである．看護師自身の考えや価値観を押し付けることなく，利用者・家族が選択した事柄を「あれでよかったんだ」と自信をもって肯定できるようにかかわっていくことが重要である．

■ 表1　意思決定を行う際の主な内容

① 療養する場の選択
② 家族介護の選択
③ 利用する社会資源の選択
④ 看取りの場や方法の選択
⑤ 治療法の選択
⑥ 延命治療に関すること
⑦ 病状悪化時の対応

おわりに

　病院では在宅療養が困難と思われるケースでも，利用者・家族に「家に帰りたい」「家で看取りたい」という希望があれば，訪問看護師，地域のマンパワー，社会資源を駆使してケアを調整すれば在宅での療養が可能になることが少なくない．利用者の残された時間を「どのように過ごしたいか」という利用者・家族の気持を大事にしながら，"その人らしく最期まで生きる"ことを在宅医療チームで支えていくことが重要である．

　医療制度の変革などに伴い，これからは在宅もしくは住み慣れた地域での看取りが増加すると考えられる．地域でいかに支えていくかが今後の大きな課題となる．そのためにも，まずは病院と地域の看護師が連携・協力していくことが重要になってくる

（中島朋子，千﨑美登子）

■ 文献
1) 角田直枝：在宅緩和ケアを進めるための条件整備．訪問看護研修テキストステップ2　緩和ケア，川越博美・他 編，pp3-13，日本看護協会出版会，2005．
2) 角田直枝：在宅の援助．ナースのためのホスピス・緩和ケア入門，ターミナルケア10月増刊号，pp122-132，三輪書店，2002．
3) 宮崎和加子：在宅での看取りのケア　家族支援を中心に．pp100-101，日本看護協会出版会，2006．
4) 川越博美：在宅ターミナルケアのすすめ．日本看護協会出版会，2002．

索引

■あ
アポクリン腺　110
アロマセラピー　13
　　──の活用　14, 16
アロマセラピー・マッサージ　12
　　──の看護ケアへの取り入れ方　16
　　──の施行時の注意点　18
　　──の手技　18
アロマレシピ　19
悪液質　98
浅い鎮静　169
圧切替型エアマットレス　119
圧迫療法　76
安全　24
安全性　170
安楽な体位　74
　　──の調整　118, 120

■い
生きる力　134, 135
意思決定　194
意味づけ　133, 134, 136
　　──へのアプローチ　136
意味を見いだすプロセス　136
遺族ケア　180
遺族への言葉かけ　185
陰部洗浄　110
　　──の仕方　115
陰部の清潔保持　115

■う
ウレタンフォーム素材のマットレス　119
うつ病　91, 92
運動療法　76

■え
エアマットレス　119
エネルギー代謝量　109
栄養障害　98
栄養・水分補給　99, 100

■お
オピオイドの種類　31
オピオイドの反応性　31
嘔気・嘔吐　57
　　──のアセスメント　58
　　──のケア　58
　　──の要因　58

■か
カンジダ症　52
カンファレンス　173
がん医療におけるQOLの研究　140
がん患者・家族のQOL　142
がん患者と配偶者の関係性　148
がん患者の褥瘡予防　117
がんサバイバー
　　──におけるQOLの意味　142
　　──のQOL　143
　　──のQOLモデル　140
がん体験　133
下部尿路障害　64, 68
化学療法　8
家族　127, 170
　　──との信頼関係　23
　　──のアセスメント項目　129
　　──のニード　128
家族発達段階　162
看護師へのサポート　151
患者自身の緩和方法　32
間欠的鎮静　169
間欠（的）導尿　66, 68
関係存在としてのスピリチュアルペイン　4
緩下剤　114
緩和ケア　1, 190
　　──の原則　1
緩和困難　169
環境　24, 25
簡易ケリーパッド　109

■き
キワニスドール　157, 158
気化熱　108
気管支拡張剤　40
希死念慮　95
　　──のある患者へのケア　96
　　──のある患者への治療　95
希望　133, 134
　　──の尊重　133
共感　90, 96, 97

■く
グリーフケア　190, 193
苦痛緩和　169

■け
ケア・ギヴァー　127
下痢　61
　　──の要因　61
経口摂取　99
経腸栄養法　100
経尿道的カテーテル　67
経皮経食道胃管挿入術（PTEG）　100, 101
経皮内視鏡的胃ろう造設術（PEG）　100, 101
傾聴　90, 97
血尿のケア　67
倦怠感　45, 46
倦怠感スケール　46, 47
原因治療　38

■こ
コ・サファラー　127
コーピング　134
　　──としての意味づけ　136
コミュニケーション　97, 137
コントロール感覚　126
子どもの死の概念　154
子どもの悲嘆　155
子どもへの病状説明　156
呼吸困難　35
　　──のアセスメント　37
　　──の原因　35
　　──のマネジメント　38
　　──を抱えるがん患者の観察ポイント　36
呼吸理学療法　40
誤嚥　107
口腔ケア　53, 107
　　──のポイント　54
口腔内観察事項　54
口腔内乾燥　51, 107
口腔リハビリテーション　55
口内炎　51
抗不安薬　39
骨転移　70
骨盤底筋体操　67
根治治療　6

■さ
最期の迎え方　23
在宅医療チーム　193
在宅ケアマネジメント　193
在宅酸素療法　192
在宅中心静脈栄養（HPN）　100, 102
在宅調整　189
在宅用輸液ポンプ　190
在宅療養　188, 190
酸素療法　38
残尿感のアセスメント　113

■し
シャワー浴　108
ジレンマ　175

死後（の）ケア　178, 190
　　──の手順　179
死生観　124
死前喘鳴　189
死についての説明　159
死の準備教育　189
死別ケアプログラム　160
死別体験　164
死亡確認　189
死亡診断書　185
　　──と死亡届　186
死亡宣告　178
自己実現　194
自尊感情　112
自尊心　66
自律存在としてのスピリチュアルペイン　4
自立度　105
事前指示書　126
持続注入器　192
持続的鎮静　169
時間存在としてのスピリチュアルペイン　4
実存的意味づけ　134
実存的支援　133
社会資源　193
社会的安寧　141, 144
社会的苦痛　2
手術療法　9
腫瘍の浸潤や転移　65
腫瘍の増大　59
受容　90
臭酸化スコポラミン　171
羞恥心　105, 110
出棺時の対応　184
消化器症状　57
　　──の緩和ケア　57
症状緩和　122
焼香　183
上部尿路障害　64, 68
状況的意味づけ　134
食事摂取の工夫　114
食事の環境　99
食事の形態　99
褥瘡ケア　117
　　──の実践　123
褥瘡発生のリスクアセスメント　118
褥瘡発生リスク　117
褥瘡予防（の）ケア　118, 122
身体症状　24
身体的安寧・症状　141, 143
身体的苦痛　2
身体的苦痛症状　105
神経因性膀胱　65
信頼関係　24

進行抑制治療　6

■す
スキンケア　74
スクィージング　192
ステロイド　40, 171
スピリチュアルペイン　2, 3, 134
　　──のサイン　4
スピリチュアルな意味づけ　136
スピリチュアルな支援　133
スピリチュアルな側面　26
スリーブ　76
水分・食事摂取の工夫　114
水分バランス　108
水分補給　61, 99, 100

■せ
セルフマッサージ　75
せん妄　81
　　──の症状　82
　　──の診断　82, 83
　　──の治療　83
　　──の発症要因　82
せん妄状態にある患者へのケア　84
生活の質　140
生命の質　140
清潔ケア　105
精神的安寧　141, 144
精神的苦痛　2
精油　13
　　──の吸収経路　13
　　──の作用　14
　　──の副作用　14
脆弱な皮膚に対するケア　122
石鹸清拭　108
舌苔　52, 107
舌乳頭萎縮　53
洗顔　106
洗髪　109
全身清拭　108, 109
全人的痛み　125
全人的苦痛　2, 69, 70
全人的視点　32
全体像　22
　　──の把握プロセス　22

■そ
その人らしさ　22, 24, 27
相応性　170
相互理解　26
葬儀への子どもの参列　159
存在の意味　27

■た
唾液　51
体圧コントロール　74
体圧分散マットレス　118
　　──の選択　119
体位の調整　120
体位変換　120

対症療法　6
大横　113
脱水予防　61
弾性ストッキング　76
弾性包帯　76

■ち
チーム医療　48
蓄尿障害　64
中心静脈ルート　100, 102
腸内ガス　59
鎮静　169
　　──の益　170
　　──の害　170
　　──の効果の指標　170
　　──を妥当とする倫理原則　170
鎮静効果の指標　174
鎮痛剤の評価ポイント　30
鎮痛剤の有効性　30

■て
デスカンファレンス　151, 174
手足浴　108
天枢　113

■と
トータルディスニア　40
トータルペイン　2, 3, 62
　　──の看護ケア　5
疼痛緩和の目標　32
疼痛マネジメント　29
　　──の過程　30
統合医療　12

■な
内面の理解　26

■に
日常生活　32
入浴　108
尿管カテーテル　68
尿失禁　65, 70
　　──のケア　66
　　──の予防策　67
尿道留置カテーテル　116
尿閉　65, 67, 70
尿漏れ　70
尿路閉塞　64

■ね
寝心地　119

■の
濃厚流動食品　99

■は
バンテージ　76
配偶者　147
　　──のニード　128
排出障害　64
排泄介助　68
排泄機能　111
　　──の障害　69

排泄ケア　113
　　──のアセスメント　112
排泄行為　70, 112
排泄姿勢の保持　66
排泄のマネジメント　111
排泄パターン　61
排泄方法の工夫　114
排尿困難　67
排尿姿勢　68
　　──の保持　65
排尿障害　64
　　──のアセスメント　65
　　──の原因　64
　　──の定義　64
排便　61
排便コントロール　61
反回神経麻痺　107
半消化態栄養剤　100
■ひ
ひげ剃り　107
悲嘆　181, 190
　　──のケア　183
悲嘆反応　155
頻尿　65
頻尿・残尿感のアセスメント　113
■ふ
フェルディ式複合的理学療法　75
フロセミド　40
不安　86
　　──の治療　88
　　──の分類　86
　　──のレベルと反応　87
不安状態にある患者へのケア　88
浮腫　72
　　──のアセスメント　73
　　──の観察　73
　　──の分類　73

部分浴　108
深い鎮静　169
腹水貯留　59
腹部膨満感　59
　　──のケア　60
　　──の要因　59
　　──への対処　60
腹部マッサージ　113
腹腔穿刺　60
■へ
便秘　61
　　──にきくツボ　113
　　──のアセスメント　112
　　──の要因　61
■ほ
補完代替療法　12
放射線治療　9
■ま
マッサージ　12, 16, 18, 74
■み
ミダゾラム　172, 174
身の回りの援助　24
看取り　27
　　──のケア　176
■も
モルヒネ　39, 171
■や
薬物療法　39
■ゆ
揺らぎ　128
輸液　77
　　──の調整　115
輸液治療のガイドライン　100
輸液療法　100

■よ
予期(的)悲嘆　23, 26, 124, 125, 156
抑うつ　91
抑うつ気分　91
抑うつ状態　91
　　──でみられやすい症状　91
　　──にある患者の治療　92
　　──にある患者へのケア　92
■ら
ライフサイクル　148
■り
リラックス　78
リンパ浮腫　73
リンパマッサージ　78
リンパ漏　73
臨終前後の看取りのケア　176
■れ
レスキュードーズ　29, 30, 109
レスパイトケア　193
レッグバック　68
霊的安寧　141, 145
■ろ
老親　165
■その他
DNR　126
HPN　103
PCA機能　192
PEG　100, 101
PTEG　100, 101
performance status（PS）　102
QOL　26, 100, 140
QOLを配慮したケア　143

ナーシング・プロフェッション・シリーズ
がん看護の実践-1
エンドオブライフのがん緩和ケアと看取り　ISBN978-4-263-23779-3

2008年2月10日　第1版第1刷発行
2011年3月20日　第1版第3刷発行

編　者　嶺　岸　秀　子
　　　　千　﨑　美登子
発行者　大　畑　秀　穂
発行所　医歯薬出版株式会社
〒113-8612　東京都文京区本駒込1-7-10
TEL.（03）5395-7618（編集）・7616（販売）
FAX.（03）5395-7609（編集）・8563（販売）
https://www.ishiyaku.co.jp/
郵便振替番号　00190-5-13816

乱丁，落丁の際はお取り替えいたします　　印刷・三報社印刷／製本・榎本製本

Ⓒ Ishiyaku Publishers, Inc., 2008. Printed in Japan

本書の複製権・翻訳権・翻案権・上映権・譲渡権・貸与権・公衆送信権（送信可能化権を含む）は，医歯薬出版㈱が保有します．
JCOPY ＜(社)出版者著作権管理機構　委託出版物＞
本書の無断複写は，著作権法上での例外を除き禁じられています．複写される場合は，そのつど事前に(社)出版者著作権管理機構（電話03-3513-6969，FAX 03-3513-6979，e-mail：info@jcopy.or.jp）の許諾を得てください．

ケアの質を高めるエキスパートナースの知識と技法のポイントを提供！

ナーシング・プロフェッション・シリーズ

- 看護実践で役立つ専門的な知識・技術の取得を目指す手引き書.
- 経験豊かな編著者による，臨床で有用な情報を，わかりやすく具体的に紹介.
- スキルアップに欠かせない，実務必携シリーズ.

がん看護の実践シリーズ!!

ナーシング・プロフェッション・シリーズ
がん看護の実践-1

エンドオブライフの
がん緩和ケアと看取り

◆嶺岸秀子・千﨑美登子 編
◆B5判　212頁　定価3,780円（本体3,600円 税5%）　ISBN978-4-263-23779-3

ナーシング・プロフェッション・シリーズ
がん看護の実践-2

乳がん患者への看護ケア

◆嶺岸秀子・千﨑美登子 編
◆B5判　202頁　定価3,675円（本体3,500円 税5%）　ISBN978-4-263-23780-9

ナーシング・プロフェッション・シリーズ
がん看護の実践-3

放射線治療を受ける
がんサバイバーへの看護ケア

◆嶺岸秀子・千﨑美登子・近藤まゆみ 編
◆B5判　182頁　定価3,780円（本体3,600円 税5%）　ISBN978-4-263-23782-3

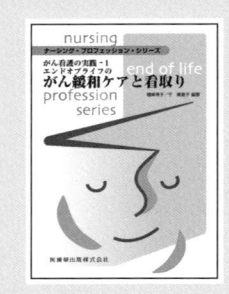

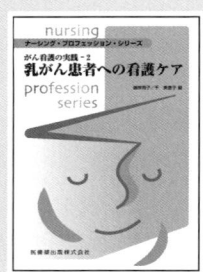

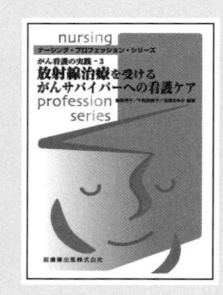

がんサバイバーシップ
がんとともに生きる人びとへの看護ケア

◆近藤まゆみ・嶺岸秀子 編著
◆B5判　216頁　定価3,990円（本体3,800円 税5%）　ISBN978-4-263-23484-6

- がん体験者がその診断・治療を乗り越えて，がんとともに生きる多様な道程に，保健医療従事者がパートナーとして共に存在し，支援するために必須の内容をまとめた書.
- 新しいがん看護の潮流である「がんサバイバーシップ」の概念・考え方・歴史・ステージなどを理解し，ダイナミックに変化していくそのプロセスに寄り添っていく看護インターベンションを多角的に解説.

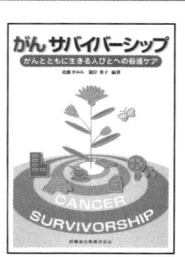

主要目次 BOOK I　がんサバイバーシップ　BOOK II　支援　BOOK III　がん体験者を理解する—パートナーシップを通した変化

医歯薬出版株式会社　〒113-8612 東京都文京区本駒込1-7-10　TEL03-5395-7610　FAX03-5395-7611　http://www.ishiyaku.co.jp/